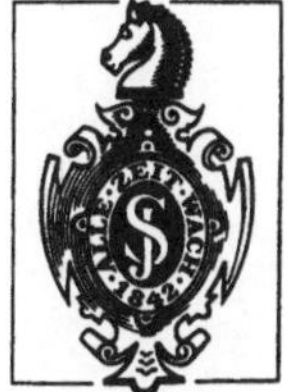

Eberhard Amelung (Hrsg.)

# Ethisches Denken in der Medizin

## Ein Lehrbuch

Mit Beiträgen von
E. Amelung, K. Gahl, F. Heubel, F. J. Illhardt, H. G. von Manz,
M. Nüchtern, H. Rebscher, D. Ritschl, U. Schlaudraff, H. Schmidt,
T. Schroeder-Kurth, J. Schwarz, A. Thierhoff

Springer-Verlag
Berlin Heidelberg New York
London Paris Tokyo
Hong Kong Barcelona
Budapest

Prof. Dr. theol. EBERHARD ARMIN AMELUNG, Th.D.
Institut für Theologie und Gesellschaft
Fakultät für Sozialwissenschaften
Werner-Heisenberg-Weg 39, W-8014 Neubiberg
Bundesrepublik Deutschland

ISBN-13:978-3-540-53175-3

Die Deutsche Bibliothek – CIP-Einheitsaufnahme
Ethisches Denken in der Medizin – Ein Lehrbuch / E. Amelung (Hrsg.).-
Berlin; Heidelberg; New York; London; Paris; Tokyo;
Hong Kong; Barcelona; Budapest: Springer, 1992
ISBN-13:978-3-540-53175-3  e-ISBN-13:978-3-642-84309-9
DOI: 10.1007/978-3-642-84309-9

NE: Amelung, Eberhard [Hrsg.]



Satz: Reproduktionsfertige Vorlage vom Autor
19/3130 - 5 4 3 2 1 0 – Gedruckt auf säurefreiem Papier

# Vorwort

Wenn alle Menschen in einer gemeinsamen Kultur mit festgeschriebener Wertordnung leben würden, wenn bei allen Menschen diese Wertordnung in demselben Glauben begründet wäre, wenn alle Menschen so handeln wollten, wie sie im Sinne dieser einen Wertordnung sollten und dann auch so handeln würden, wie sie wollten, dann brauchte man keine ethische Reflexion und kein Lehrbuch der Ethik. Jeder Mensch wüßte unter diesen Bedingungen genau, wie er sich in jedem Augenblick zu verhalten hätte, jeder würde die gleichen Empfindungen hinsichtlich des Lebens und des Todes, hinsichtlich des Leids und der Freude, hinsichtlich des Streites und des Friedens, hinsichtlich des Eigentums und des Konsums haben.

Natürlich hat es einen solchen Zustand in keiner Gemeinschaft oder Gesellschaft in geschichtlicher Zeit je gegeben, und natürlich hat die Vorstellung, es könnte ihn je geben, die Qualität einer Horrorvorstellung, denn sie würde das Ende der Geschichte als menschlicher Geschichte anzeigen. Aber zugleich ist in den Wenn-Sätzen die Erinnerung an das Paradies aufgehoben und es ist das antizipiert, was uns von den Endzeiten der Gesellschaften gesagt ist, seien sie das Reich Gottes oder die Klassenlose Gesellschaft oder das Nirwana.

Wir leben in einer Gesellschaft, in der „Ethik" in den vergangenen Jahrzehnten einen wachsenden Stellenwert erhalten hat. In vieler Hinsicht wird nach einer neuen Ethik gerufen und vielerorts wird die ethische Reflexion institutionalisiert. Mannigfaltig sind auch die Erwartungen, die mit dem Ruf nach Ethik verbunden sind und ebenso unterschiedlich sind die Gründe für diesen Ruf. Sie sind so verschieden, daß sie vielfach nur schwer auf einen Nenner zu bringen sind. Solche Gründe sind:

- Die Menschen handeln immer wieder anders, als sie eigentlich wollen, sie verstoßen gegen ihre eigenen Wertvorstellungen. Die Bibel rechnet dieses Phänomen der Sünde zu. Auch wer sich darunter nichts mehr vorstellen kann, wird dennoch nicht darauf verzichten wollen, zwischen dem Wollen von Menschen einerseits und ihrem gewollten oder faktischen Handeln andererseits einen notwendigen Zusammenhang zu sehen, der allein Identität ermöglicht.
- Die Menschen definieren ihre Individualität im Unterschied zu den überkommenen Moralvorstellungen und wollen diese auch ausleben; sie wollen anders sein als ihre Umgebung und deshalb anders handeln, als man von ihnen

erwartet. Dieses Phänomen kennzeichnet die Neuzeit seit der Aufklärung in besonderem Maß. Man kann es ganz allgemein als den Freiheitsdrang des Individuums bezeichnen, man kann es aber auch als ein Phänomen der Entfremdung interpretieren und der Tatsache zurechnen, daß zwischen dem eigentlichen Sein des Menschen und seiner Existenz ein Zwiespalt besteht. Im Gegenzug dazu suchen diese Menschen der Neuzeit aber auch immer wieder nach Gemeinschaft und zeigen sich anfällig für totalitäre Systeme.

– In einer kleiner werdenden Welt berühren und überlappen sich die Kulturen. Der islamische Türke im Berliner Bezirk Kreuzberg lebt und denkt in anderen Begründungszusammenhängen als sein spanischer Nachbar und beide müssen bisher nie bedachte Probleme reflektieren, wenn ihre Kinder in deutsche Schulen gehen oder mit Deutschen befreundet sind.

– Da sind schließlich die ständig zunehmende Differenzierung und Spezialisierung, die die heutige Welt kennzeichnen. Der Ruf nach Ethik steht für das Bedürfnis nach klaren Begriffen, die dem einzelnen helfen, in einer komplex und schwer überschaubar gewordenen Umwelt Entscheidungen zu fällen; sie sollen soziale Integration von Einzelnen und Gruppen ermöglichen.

Orientierung und Integration können nicht befohlen werden. Wenn überhaupt, so werden sie gemeinsam gefunden. Das gilt auch für die Ethik. Sittlichkeit, Moral und Ethik implizieren zunächst und überwiegend Beschreibungen und Beurteilungen von gelebtem Leben; dieses aber ist Leben in Gemeinschaft. Man kann Sittlichkeit, Moral und Ethik zwar auch losgelöst vom Alltag in abstrakte Systeme projizieren und diese Systeme mit einem allgemeinen Anspruch auf Gültigkeit versehen. Aber dadurch gelten sie noch nicht. Sie gelten erst dann, wenn sie überzeugen, wenn sie in das gemeinsame Leben als Argumentationsbasis aufgenommen sind und im sozialen und persönlichen Bereich zur Begründung des Handelns herangezogen werden.

Instrument des Verstehens in einer differenzierten Gesellschaft ist vor allen Dingen die Kommunikation. Sie hat in unserer Zeit einen hohen Stellenwert gewonnen und wird in vielen verschiedenen Formen ausgeübt, weil sie gerade in der differenzierten Gesellschaft der Spezialisten unabdingbar ist. Deshalb ist diese Gesellschaft gekennzeichnet durch Sitzungen, Tagungen, Kongresse und Konferenzen, in denen allerdings meist keine Entscheidungen gefällt werden. Sie alle erscheinen deshalb häufig als überflüssig, sind aber für den Informationsfluß zwischen den einzelnen spezialisierten Bereichen ebenso unabdingbar notwendig wie für die Vermittlung von Wertvorstellungen, ohne welche eine moderne Gesellschaft nicht existieren kann. In den letzten Jahrzehnten sind deshalb auch viele Institutionen der Kommunikation entstanden, in der Nachkriegszeit in Westdeutschland u.a. die kirchlichen Akademien.

Den Tagungen in den evangelischen Akademien verdankt auch dieses Buch seine Entstehung, insofern sich die für die Probleme der Medizin zuständigen Tagungsleiter im Jahre 1977 mit Medizinern und Ethikern zu einer medizinisch-ethischen Konsultation beim Leiterkreis der evangelischen Akademien in Deutschland zusammengefunden haben. In halbjährlichen Konferenzen wurde in den folgenden Jahren das weite Gebiet der Medizin mit Hilfe von Experten im

Blick auf die jeweilige ethische Problematik durchschritten. In der Zeitschrift für *Evangelische Theologie* (6/1981) wurden erste Arbeitsergebnisse vorgelegt.

Der vorliegende Band ist ein weiteres Ergebnis dieser Gespräche. Aufbau, didaktische Vorstellungen und Begrifflichkeit wurden in mehreren Sitzungen erörtert. Für die redaktionelle Überarbeitung der Texte und die Endform des Manuskripts trägt aber der Unterzeichner allein die Verantwortung. Er hat sich die Arbeit geteilt mit Herrn Dr. Dr. Hans Georg von Manz, M.A., dem er für viele weiterführende Gespräche dankt.

Bei der Bearbeitung der Texte erwies sich als ein wesentliches Problem, daß sowohl der Begriff der Ethik allgemein als auch der Begriff der medizinischen oder ärztlichen Ethik insbesondere erstaunlich unterschiedlich gebraucht wird.[1] Bei einem und demselben Autor findet man z. T. sehr unterschiedliche Interpretationen des Begriffs. Zwei Gründe scheinen dafür maßgeblich zu sein. Der erste liegt darin, daß die Grenze zwischen dem sachgemäßen und dem ethisch begründeten Handeln fließend ist (s. 1.2). Der zweite Grund liegt in der Spannung, die zwischen den Normen besteht, die sich in der Praxis des Alltags herausgebildet haben (a), und den Normen, die in der Tradition überliefert wurden und die diejenigen gebrauchen, die über die Begründung von Handeln nachdenken (b). Diese Spannung hat das Gespräch zwischen den Theoretikern der Ethik (den „Ethikern") und den Praktikern im Arbeitskreis immer stark geprägt, so wie sie natürlich auch Kennzeichen der allgemeinen Diskussion ethischer Probleme ist. Da ein Teil der Autoren dieses Bandes selbst zu den Praktikern gehört, ist die Spannung allerdings Teil ihrer Existenz. Die Normen im ersteren Sinn (a) haben sich in der Regel als praktikabel, vernünftig und als gesellschaftlich legitimierbar erwiesen, die Normen im zweiten Sinn (b) werden als vernünftig begründet erfaßt, insofern sie in der Geschichte unserer Kultur tradiert werden. Dennoch besteht zwischen den aus einer ethischen Theorie abgeleiteten Normen (b) und denen, die den Entscheidungsbedarf der Praxis widerspiegeln (a), in der Regel eine Diskrepanz, die sich auf das Verständnis von Ethik auswirkt. Die Diskussionen unter den Teilnehmern des Arbeitskreises haben zwar dazu geführt, daß sich die Interpretationen der Begrifflichkeit aneinander angenähert haben, für den aufmerksamen Leser sind aber nach wie vor Unterschiede sichtbar.

Das vorliegende Buch nennt sich zwar ein „Lehrbuch", aber Herausgeber und Autoren sind sich dessen bewußt, daß man Ethik eigentlich nicht in dem herkömmlichen Sinne lehren kann, wie man Anatomie, Krankenpflege oder Geschichte der Medizin lehrt. Eine gute Erziehung kann Menschen beibringen, sich moralisch zu verhalten, Vorbilder können helfen, in konkreten Situationen rich-

---

[1] Einen kleinen Überblick über Typen der Ethik bringt Dietrich Ritschl (1989). In der Literatur und der Argumentation im täglichen Leben wird zwischen den Argumentationstypen allerdings meist nicht so sauber unterschieden.

tig zu entscheiden, ein langes Training macht es möglich, emotional richtig zu reagieren. Aber das Durcharbeiten eines Ethiklehrbuchs kann nur wenig dazu beitragen, ein sittlich richtig handelnder Mensch zu werden.

Und dennoch hat ein Lehrbuch der Ethik einen Sinn. Denn Gegenstand der Ethik ist das Begründen von Handlungen. Dieses Begründen muß stimmen, wenn die Identität eines Menschen und seine Integration in das gesellschaftliche Umfeld gelingen soll, wobei zu dieser Integration durchaus auch der bewußte und begründete Widerspruch gegen das Umfeld gehören kann. Das vorliegende Buch will in all seinen Teilen dazu helfen, daß die Leser in die Lage versetzt werden, das Begründen und das Handeln auf einander zu beziehen. Es will dazu anregen, „Ethik zu denken", nach-zu-denken im vollen Sinne des Wortes, um im Nachdenken von Vorgedachtem das Nachdenken einzuüben.

In Kapitel 1 wird der Rahmen des Nachdenkens aufgezeigt und es werden zugleich in den „Spannungserfahrungen" Situationen angegeben, in denen medizinethische Probleme ihre Ursachen haben. In Kapitel 2 werden die drei Bereiche skizziert, in denen diese Probleme zu orten sind. Kapitel 3 stellt die aus der Tradition entnommenen Instrumente vor, mit deren Hilfe sich das Nachdenken vollzieht. Dabei wird deutlich, daß die Wahl der Mittel für die Art des Argumentierens wichtig ist. In Kapitel 4 wird zunächst ein Modell vorgestellt, das Schritte zur verantwortlichen Urteilsbildung skizziert, anschließend werden die „Ethikkommissionen" behandelt und schließlich das Verhältnis zwischen Medizin und Recht thematisiert. In Kapitel 5 werden Lebensschicksale, mit denen es Ärzte und Pflegepersonal zu tun haben, berichtet und reflektiert. Hier kommen die Autoren z. T. relativ ausführlich zu Wort, weil es den Lesern ermöglicht werden soll, die Gedankengänge derjenigen, die entscheiden mußten oder am Entscheidungsprozeß teilnahmen, im einzelnen nachzuvollziehen. Kapitel 6 versucht, einige der angeschnittenen Probleme im Rahmen der allgemeinen gesellschaftlichen Entwicklung zu systematisieren. Die Modelle, die in Kapitel 7 vorgestellt werden, sollen zeigen, wie sich das Nachdenken im Rahmen von institutionellen Ordnungen vollziehen kann. Eine Sammlung von ethischen Kodizes (Kapitel 8) und ein Überblick über vorhandene Literatur zum Thema (Kapitel 9) dienen dem gleichen Ziel.

Die einzelnen Kapitel bauen aufeinander auf, sie können aber auch einzeln gelesen und bearbeitet werden. Die Verweise sollen dem Leser helfen, die Querverbindungen zu erkennen.

Wie alle Arbeiten über medizinische Ethik kämpft das vorliegende Buch mit den grundlegenden Schwierigkeiten einer Ethik in dieser Zeit. Der Leser wird sicherlich am Ende der Lektüre dieses Buchs nicht unbedingt wissen, was nun richtig und falsch, was gut und schlecht ist. Er wird aber hoffentlich gelernt haben, zu begründen, warum er das eine für gut und das andere für schlecht hält.

Die Entstehung von Gemeinschaftsarbeiten ist i. allg. komplizierter als die eines Buchs aus einer Hand. Auch die Fertigstellung dieses Bandes hat erheblich länger auf sich warten lassen als ursprünglich angenommen worden war. Der Herausgeber dankt den Mitautoren sowohl für das Vertrauen, welches sie zum

Ausdruck brachten, als sie ihm ihre Manuskripte überließen, als auch für die Geduld, mit der sie seine Arbeit begleiteten. Prof. Dr. Diethard Amelung (Rottach) und Prof. Dr. Felix Anschütz (Darmstadt) haben sich der Mühe unterzogen, das Manuskript durchzuarbeiten; ihnen sei für viele wichtige Hinweise gedankt.

München, im Juli 1991                                    EBERHARD AMELUNG

# Inhaltsverzeichnis

# Autorenverzeichnis


Prof. Dr. theol.
EBERHARD AMELUNG, Th.D.

Institut für Theologie und Gesellschaft
Fakultät für Sozialwissenschaften
Werner-Heisenberg-Weg 39
8014 Neubiberg


Prof. Dr. med.
KLAUS GAHL

Städtisches Krankenhaus
Salzdahlumer Str. 90
3300 Braunschweig


Dr. med.
FRIEDRICH HEUBEL

Institut für Pharmakologie und
Toxikologie der Philipps-Universität
Marburg
Lahnberge
3550 Marburg


PD Dr.
FRANZ JOSEF ILLHARDT

Institut für Geschichte der Medizin
Universität Freiburg
Stefan-Meier-Str. 26
7800 Freiburg


Dr. med. Dr. phil.
HANS GEORG VON MANZ

Fauststr. 64
8000 München 82


Dr. theol.
MICHAEL NÜCHTERN

Ev. Akademie Baden
Vorholzstr. 5
7500 Karlsruhe


Dipl.-Kfm.
HERBERT REBSCHER

Bonner Straße 30
5206 Neunkirchen-Seelscheid 1

Prof. Dr. Dr.
DIETRICH RITSCHL

Ökumenisches Institut der Universität
Heidelberg
Plankengasse 1
6900 Heidelberg


Pfarrer
UDO SCHLAUDRAFF

Romstr. 52
3400 Göttingen


Dr. theol.
HELMUT SCHMIDT
ANNEGRET THIERHOFF

Ev. Fachseminar
Karlsruhe-Rüppurr
Diakonissenstr. 28
7500 Karlsruhe 51


Prof. Dr.
TRAUTE SCHROEDER-KURTH

Institut für Anthropologie
und Humangenetik
Im Neuenheimer Feld 328
6900 Heidelberg


Dr. jur. et theol.
JOACHIM SCHWARZ

Ev. Pfarramt
Asemwald-Schönberg
Im Asemwald 32 / 2-5
7000 Stuttgart 70

# 1 Einführung

## 1.1 Worum geht es?

Stellen Sie sich vor, ein Mensch steht vor einem weiten, verschneiten Feld. In der Ferne am Horizont liegt sein Ziel, aber der Weg dorthin ist zugeweht. Der Mensch muß sich einen Weg suchen und reflektiert deshalb über die günstigste Möglichkeit, das Feld zu überqueren. Wenn er meint, den Weg gefunden zu haben und wenn er ihn geht, hinterläßt er eine Spur, die Spur einer rational begründeten Entscheidung.

Ein anderer Mensch mit demselben Ziel folgt ihm. Er steht vor der Entscheidung, ob er der Spur des ersten folgen soll oder einen neuen Weg bahnen will. Er versucht, die Rationalität der Spur zu erkunden. Seine Reflexion ist aber durch die vorhandene Spur bedingt. Folgt er der Spur und folgen ihm andere, entsteht ein Pfad. Das geht so lange, bis eines Tages jemand meint, er habe einen besseren Weg gefunden. Er verläßt den ausgetretenen Pfad der vielen aufgrund einer bewußten Entscheidung gegen die Überlegungen, die zu diesem Weg geführt haben. Die nach ihm kommen, müssen nun wieder reflektieren, welches der bessere Weg ist. Vielleicht gibt es dann für eine gewisse Zeit zwei Wege mit gleichem Anspruch, bis sich schließlich doch einer von beiden als derjenige erweist, der bequemer ist oder schneller zum Ziel führt. Je breiter er ist, desto weniger Gewicht kommt der Entscheidung derjenigen zu, die den Weg wählen.

Mit der Hilfe dieses Bildes lassen sich einige Probleme verdeutlichen, die sich bei der Reflexion von ethischen Problemen in der Medizin ergeben und mit denen sich Autoren und Leser dieses Lehrbuchs auseinandersetzen müssen.

Versuchen wir, das Bild zu deuten. Der Weg, der erst von einem, dann von mehreren und schließlich von vielen gegangen wird, symbolisiert die *Moral* einer Gesellschaft. Sie wird dadurch gebildet, daß viele Menschen gleiche oder ähnliche Entscheidungen fällen, daß viele in ähnlicher Weise handeln, so daß schließlich die Erwartungshaltung in einer Gesellschaft oder in bestimmten Gruppen einer Gesellschaft entsteht, daß *man* so und nicht anders handeln müsse. Kein vernünftiger Mensch geht doch einen anderen Weg, wenn er das vorgegebene Ziel erreichen will! Aus dem Indikativ einer solchen Feststellung folgt leicht: kein Mensch *darf* einen anderen Weg gehen und schließlich: jeder

Mensch *muß* diesen Weg gehen. Die Begründung für diesen Imperativ könnte beispielsweise lauten, daß der Staat inzwischen große Aufwendungen vorgenommen und den Weg ausgebaut habe, oder daß nur auf diesem Weg die von der Gesellschaft allgemein anerkannten Ziele, z. B. die soziale oder militärische Sicherheit, erreicht werden können. Es ist also moralisch, diesen Weg zu gehen, so zu handeln, wie es die Mehrheit der Mitglieder einer Gruppe, bzw. wie es die Mehrheit der Mitglieder einer Gesellschaft erwartet. Unmoralisch ist derjenige, der sich nicht so verhält. Da es in einer modernen Gesellschaft sehr unterschiedliche Erwartungen hinsichtlich des Verhaltens der Mitglieder gibt, ist das Urteil unmoralischen Verhaltens schnell gefällt. Dies ist uns allerdings meist nicht bewußt, weil wir den Begriff der Moral i. allg. nur für den Bereich des Sexuellen gebrauchen.

Der Mensch, der meint, er habe einen besseren Weg gefunden, verläßt den Weg der Moral aufgrund einer bewußten Entscheidung und setzt sich damit dem Vorwurf aus, ein Abweichler zu sein, ein Alternativer, einer, der es anders machen will. Aber er folgt seinen Prinzipien, wenn er die gewohnten Pfade verläßt, um das Wagnis eines neuen Weges zu unternehmen.

Was wir hier im Bild dargestellt haben, ist das Verhältnis von Moral und Ethik, wie es sich in unterschiedlichen Gesellschaften darstellt (s. auch 3.1). Die folgenden beiden Definitionen lassen sich daraus ableiten:

*Moral* stellt den Zusammenhang her zwischen dem, was der einzelne tut, und dem, was die Gesellschaft für gut hält. *Moralisch* handelt ein Mensch, der sich den Erwartungen der Gesellschaft entsprechend verhält.[1]

*Ethik* stellt den systematischen Zusammenhang her zwischen dem, was wir tun und dem, was *wir* für gut halten. *Ethisch* verhält sich ein Mensch, der seinen eigenen Prinzipien folgt. Er wertet sie höher als die Erwartungen der Gesellschaft und sieht seine Identität gefährdet, wenn er daran gehindert wird, seinen Prinzipien zu folgen.

Ethik und Moral können sich decken, und in vielen Fällen werden sie es auch weithin tun; aber sie brauchen sich nicht zu decken. Eine ethische Entscheidung

---

[1] Folgt man Jürgen Mittelstraß, so hat man in der modernen Wirtschaftsethik die „Ethik" in unserem Sinn unter den Begriff der „Moral" subsumiert. „War die Idee der Ökonomie als ‚moral science' noch mit der Rechtfertigung von Zwecken verbunden, so geht es jetzt im wesentlichen nur noch um die Verträglichkeit von Zwecken und die Zweckmäßigkeit von Mitteln unter gegebenen (verträglichen) Zwecken. Eine allgemeine Theorie rationaler Entscheidung operiert auf der Basis gegebener (individueller und gruppenspezifischer bzw. gesellschaftlicher) Präferenzstrukturen. Diese wiederum bilden die Basis einer Nutzenabwägung. Entsprechend ist im Rahmen dieser Entscheidungstheorie Rationalität auf eine Kalkulation des optimalen Nutzens eingeschränkt. Bedürfnis- und Nutzenkritik fallen aus diesem Rahmen heraus. Das heißt: Während die klassische Ökonomie noch Subjekte unterstellte, die ihren Nutzen in Kenntnis ihrer wahren Bedürfnisse zu maximieren suchen ... kommt es in der modernen ökonomischen Theorie auch auf diesen Gesichtspunkt (die kontrafaktische Rede von ‚wahren' und ‚vernünftigen' Bedürfnissen) nicht mehr an. Zwischen einer empirischen und einer vernünftigen Natur des Menschen wird nicht mehr unterschieden" (Mittelstraß 1985, S. 22).

kann unmoralisch sein, wenn sie den Erwartungen der Gesellschaft nicht entspricht; eine moralische Entscheidung kann den eigenen Überzeugungen widersprechen und dazu führen, daß der Mensch sich selbst nicht treu bleibt. Man kann den Unterschied an einem Beispiel aus unserer Geschichte verdeutlichen. Die Männer des 20. Juli 1944 handelten im Sinne der deutschen Gesellschaft des Jahres 1944 bei ihrem Versuch, die Zentralfigur des politischen Systems zu beseitigen, in höchstem Maß unmoralisch. Aber ihr Handeln war *ethisch* verantwortet, denn sie folgten den Prinzipien, die ihnen ihr Gewissen vorschrieb, denen zufolge das Dritte Reich ein Unrechtsstaat war. Es hat viele Jahre gedauert, bis diese Prinzipien Teil der politisch-gesellschaftlichen Moral in der Bundesrepublik wurden, auf deren Basis nunmehr das Handeln der Männer und Frauen des 20. Juli als gerechtfertigt anerkannt wird. Dieses Beispiel soll zeigen, daß aus den ethischen Prinzipien einzelner die moralischen Kategorien von vielen werden können.

## 1.2  Berufliches Alltagsverhalten

Das Bild des Weges, der von vielen begangen wird, gilt nicht nur für unser Alltagsverhalten, sondern auch für das *berufliche Alltagsverhalten*. Auch hier gilt, daß ein Mensch einen Weg geht, indem er nach intensiver Reflexion Mittel einsetzt, um ein bestimmtes Ziel zu erreichen, daß ihm andere darin folgen und daß daraus schließlich eine Arbeitsroutine wird. Untersuchungsmethoden oder Produktionsmethoden stellen sich als einfacher und selbstverständlicher heraus, Behandlungsverfahren bewähren sich, organisatorische Abläufe erweisen sich als zweckmäßig und rationell. So verfährt *man*, so verhält *man* sich, so müssen die Dinge organisiert werden, wenn eine Aufgabe *sachgemäß* erledigt werden soll. Sich der Sache, nämlich der gestellten Aufgabe gemäß zu verhalten, heißt also, Wege zu gehen, auf die sich die Fachleute geeinigt haben. Die Kategorie des „Sachgemäßen" ist das Ergebnis einer Übereinkunft derer, die überwiegend mit dieser Sache zu tun haben, sie häufig erprobt und angewandt haben. Man verhält sich also dann sachgemäß, wenn man sich den Erwartungen der überwiegenden Mehrheit der Mitglieder einer Gruppe entsprechend verhält.[2]

Wir erkennen hier eine Parallelität der Begriffe und Beschreibungen. Moralisches Verhalten im Alltag und sachbezogenes Verhalten im Berufsalltag entsprechen sich. Dies gilt für alle Berufe in einer Gesellschaft.

Ausbildung heißt – in unserem Bild gesprochen – Einen-Weg-gehen-Lehren und -Lernen. So wie jeder Mensch zu einem bestimmten Alltagsverhalten erzo-

---

[2] Die hier angestellten Überlegungen entsprechen der Definition von „medizinischer Indikation", wie sie in der Fallbeschreibung „Lebensverlängerung wider Willen?" (s. 5.5) angewandt wird.

gen wird – die Fachleute sprechen hier vom Sozialisationsprozeß, dem das Kind unterworfen ist und dem sich Erwachsene unterwerfen müssen, wenn sie sich an neue Lebensumstände gewöhnen müssen – so muß jeder Mensch lernen, mit dem „Handwerkszeug" seines Berufes umzugehen. Es wird ihm gezeigt, welche Aufgaben sich ihm stellen werden und wie er sie nach dem bisherigen Stand von Wissen und Erfahrungen am besten lösen kann. Damit wird aber zugleich der Erwartungshorizont aufgezeigt, in dem er sich bewegen wird.

## 1.3    Ethik als Tugendlehre?

Man kann zwei verschiedene Arten von Können unterscheiden. Sie werden eigentlich von allen, die einen Beruf ausüben, erwartet, also auch von den Menschen, die im therapeutischen Bereich (Ärzte, Schwestern und Pfleger) tätig sind. Es sind erstens die *technischen Fertigkeiten*, angefangen vom Umbetten eines Kranken bis hin zu den schwierigsten Operationen. Es ist zweitens das, was man die *personalen Fähigkeiten* nennen kann. Dabei handelt es sich einerseits um so simple Dinge wie Pünktlichkeit, Sauberkeit, Höflichkeit, die natürlich auch im Alltagsverhalten höchst wünschenswert sind und selbstverständlich auch in anderen Berufsgruppen ihre elementare Bedeutung haben. Es gehören dazu andererseits die Fähigkeiten zum Teamwork und zur Organisation der Arbeit ebenso wie die Fähigkeiten, Entscheidungen schnell fällen oder das richtige Wort zur rechten Zeit sagen zu können, kurz, die Sensibilität für die Bedürfnisse der Mitmenschen.

Traditionell hat man die personalen Fähigkeiten als *Tugenden* bezeichnet und im Blick auf die einzelnen Berufe differenziert beschrieben. Ethik, sowohl im Blick auf das Alltagsverhalten als auch auf das Berufsalltagsverhalten betrachtet, ging in ihnen auf. So sprach man in der deutschen Geschichte z. B. von den Tugenden des preußischen Beamten, des deutschen Offiziers, aber auch des hanseatischen Kaufmanns oder des Wissenschaftlers[3]. Die Beschreibung solcher Haltungen war immer mit einem Katalog von Handlungen verbunden, die *man* nicht tat. Geschah es dennoch, wurde das betreffende Mitglied aus der Berufsgruppe oder aus dem „Stand" oft ausgeschlossen oder zumindest erhielt es einen öffentlichen Verweis.

An der Art und Weise, wie man den Stellenwert der Tugenden bestimmt, werden schon wesentliche Vorentscheidungen im Blick auf ein System der medizinischen Ethik getroffen. Für manche Leser werden die erwarteten Fähigkeiten allgemein menschliche Tugenden sein, die zwar selbstverständlich nicht jeder von Haus aus mitbringt, die nun aber auch nicht als berufsspezifisch herausgestellt werden sollten. An dieser Auffassung ist richtig, daß die personalen Fä-

---

[3] Die Tugenden des Wissenschaftlers beschreibt und diskutiert sehr lehrreich Jonas (1985, S. 91 f.).

higkeiten in der Tat jedermann das Leben erleichtern; sie sollten deshalb auch nach Möglichkeit von jedermann erworben und praktiziert werden. Das schließt nun allerdings nicht aus, daß bestimmte personale Fähigkeiten für die Ausübung eines bestimmten Berufes in besonderer Weise und nicht in gleicher Weise für alle Berufe wichtig sind. Das Problem kann hier nicht im Detail diskutiert, sondern nur beispielhaft illustriert werden: Ein Philosoph oder ein Lehrer muß nicht unbedingt die Fähigkeit zum Teamwork haben; es muß auch nicht der Schornsteinfeger unbedingt für menschliche Situationen besonders sensibel sein; ein Handwerker braucht im Normalfall nicht unbedingt schnelle Entscheidungen fällen zu können. Die oben genannten Tugenden sind also personale Fähigkeiten, die im Blick auf die therapeutischen Berufe besonders wichtig, aber vielleicht auch für andere Berufe spezifisch sind.

Man könnte sich allerdings auch auf den Standpunkt stellen, daß diese Fähigkeiten zwar berufsspezifisch, aber nicht erlernbar sind. Ein Arzt oder eine Schwester – so lautet das Argument – müßten die Sensibilität für den Menschen, die Fähigkeit im Team zu arbeiten usw. mitbringen, sie sei gewissermaßen die Grundlage der Berufswahl und, wer sie nicht habe, sollte diesen Beruf nicht ergreifen. Dem ist entgegenzuhalten, daß solche Fähigkeiten im vorhinein schwer zu prüfen sind. Sie können deshalb wohl auch kaum zum Kriterium einer beruflichen Qualifikation erhoben werden.

Auch an diesem Argument ist richtig, daß die personalen Fähigkeiten, sei es z. T., sei es im ganzen, manchen Menschen gewissermaßen angeboren sind. Sie sind dann in dieser Hinsicht die „geborenen" Ärztinnen und Ärzte, Pfleger oder Schwestern. Andere bringen die personalen Fähigkeiten nicht mit, sondern erlernen sie, wenn es gut geht, durch den Umgang mit Vorbildern. Wenn es nicht gut geht, versagen sie in dieser Hinsicht zum Schaden der Patienten. Um dem entgegenzuwirken, hat man in der westlichen Welt vor Jahren mit Erfolg damit begonnen, die personalen Fähigkeiten systematisch einzuüben. Die Balint-Gruppen, die weiter unten besprochen werden, haben die Aufgabe, die persönliche Sensibilität zu erhöhen (vgl. 7.3).


## 1.4 Handeln ist bedingt durch Ordnungen


Das berufliche Alltagshandeln gewinnt seine der Moral entsprechende Qualität durch die ihm eigene routinehafte Wiederholung. Bestimmte Handlungsformen institutionalisieren sich, d. h. sie werden zu ungeschriebenen und dann auch zu geschriebenen, d. h. schriftlich fixierten Ordnungen[4]. Sie verbinden den einzelnen mit den vielen und regulieren in mannigfaltiger Weise das Zusammenleben. Grundlegend gehört die Sprache als ein Regelsystem der menschlichen Kom-

---

[4] Vgl. die schematische Darstellung S. 13. Hier handelt es sich um die Ebene D.

munikation zu solchen Ordnungen; in umfassender Weise muß man ihnen z. B. zurechnen: die Wirtschaftsordnungen, ebenso Haus- und Berufsordnungen (ärztliche Kodizes), aber auch die Ordnung der Sprechstunden und die Arbeits- und Stundenpläne. Es handelt sich um den Bereich gesellschaftlicher Institutionalisierung, der sich noch nicht so stark verfestigt hat, daß er voll rechtlich geregelt ist. Von Land zu Land in unterschiedlicher Weise besteht zwar eine Tendenz zur Verrechtlichung, aber auf dieser Ebene der Institutionalisierung von Alltags- und Berufsalltagshandeln geht es noch nicht um Recht. Vielfach geht es um „fair play". Man kann auch einmal gegen eine solche Ordnung verstoßen, ohne daß dieser Verstoß sofort und notwendigerweise zur gesetzlich geregelten Bestrafung führt.

Alltagsroutine verfestigt sich schließlich durch die Ordnungen hindurch und über sie hinaus, v. a. in den Gestalten von Recht, Technik und mancherlei Organisationen. Im *Recht* sind die bewährten Regeln menschlichen Zusammenlebens institutionalisiert, auf deren Befolgung jede Gesellschaft bestehen muß, wenn sie überleben will. Von daher bestimmt es unser Alltagshandeln in hohem Maß. – Ein gutes Beispiel für den Prozeß einer sich allmählich verfestigenden Alltagsroutine ist die Pflicht, Krankenblätter ordnungsgemäß zu führen. Was für den Arzt zunächst ein bloßes Hilfsmittel war, wurde auf dem Weg über die organisatorische Erleichterung im Großbetrieb zu einer rechtlich bindenden Verpflichtung. Auf diese Weise wird aus dem Alltagshandeln Recht (vgl. S. 13, Ebene E).

Dieser Bereich ist das Feld der Standes- und der Gesundheitspolitiker. Im Verlauf der vergangenen 200 Jahre ist auch das Gesundheitswesen zunehmend Objekt staatlichen Handelns geworden. Dies geschah einerseits dadurch, daß Berufsalltagshandeln aufgenommen und verrechtlicht wurde. Andererseits wurden und werden ethisch begründete Regelungen gewissermaßen von außen in das System eingebracht; sie bedingen dann Berufsalltagshandeln. Ethik in der Medizin hat es auch mit diesen politisch bedingten Institutionalisierungen zu tun (vgl. dazu 2.2).

Die *Technik* nimmt in fast all ihren Gestalten Alltagshandeln auf. Sie ist gewissermaßen das Ergebnis des nachdenklichen Gehens eines oft begangenen Weges. Mit Hilfe der Technik erleichtert sich der Mensch das Gehen. Er erfindet den Wagen, die Eisenbahn, das Auto, aber er wird auch in zunehmendem Maße davon abhängig. Die Technik erweitert des Menschen Möglichkeiten, vergrößert seine Macht über die Natur und den Menschen, sie bedingt sein Handeln – sein Alltags- und sein Berufsalltagshandeln.

Für die Bestimmung des Bereiches, in dem ethische Reflexionen relevant sind, muß eine weitere Ebene anvisiert werden, die aber selbst noch nicht die Ebene der ethischen Reflexion ist (vgl. S. 13, Ebene B). Alltagshandeln und Berufsalltagshandeln stehen in einem ständigen Dialog mit Theorien, die das spezifische Verhalten legitimieren. Es ist ein weites Feld, das Weltbilder, Geschichtsbilder, Menschenbilder, kulturelle Normen und Werte, aber auch Berufsbilder, persönliche Vorbilder, wissenschaftliche Theorien zum jeweiligen Berufshandeln und die Artikulation vernünftiger Alltagserfahrung umfaßt. Es handelt sich einerseits und überwiegend um die Begründungen dessen, was *man* tut. Dazu gehört aber auch die Kritik an dem, was man herkömmlicherweise tut, die Kritik an den traditionellen Moralvorstellungen ebenso wie die Kritik an der vorherrschenden Lehre im Hinblick auf das Berufsalltagshandeln. Es gehören also die Theorien der Schulmedizin in diesen Bereich, aber auch die Begründungen alternativmedizinischen Handelns.

All diese Begründungs- und Argumentationskomplexe sind Teil der weltanschaulichen, der wissenschaftlichen und der politischen Auseinandersetzung, sind aber auch Ergebnis der unterschiedlichen Alltagserfahrungen, welche die Menschen nun einmal machen. Als solche sind sie noch keine ethische Reflexion im eigentlichen Sinn, denn für jeden dieser Komplexe kann man Fachwissen heranziehen, kann man sich auf Fachleute beziehen und für ihre Behandlung kann man Sachwissen und Sachlichkeit fordern.

## 1.5 Spannungserfahrungen

Berufliches Alltagsverhalten folgt also normalerweise bestimmten Regeln, die so häufig angewandt worden sind, daß sie als selbstverständlich gelten. Über das Selbstverständliche aber denkt man nicht mehr nach, denn die tägliche Praxis rechtfertigt seine Geltung als das „sachlich Richtige" und das „Sachgemäße".

Manchmal ist es aber anders. Es kommt vor, daß diese Selbstverständlichkeit des Handelns erschüttert wird. Ein Arzt schreibt einen Leserbrief in der *Frankfurter Allgemeinen Zeitung* (FAZ, vom 9. April 1985, S. 10):

> Nicht als Medizinstudent habe ich das Spannungsfeld Humanität und Technik zum ersten Mal erlebt, auch nicht als junger Arzt in den verschiedenen großen und kleinen Krankenhäusern. Erst als meine Kinder krank wurden, erst als ich sie mit Platzwunden, Blinddarmentzündung ... im Krankenhaus abgeben sollte, wurde mir klar: hier darf man niemanden allein lassen.

Ein Rollenwechsel hat dazu geführt, daß die alltägliche Arbeit anders angesehen wurde, und der hiermit verbundene Verfremdungseffekt führte zu einem Vorsatz, der wiederum die alltägliche Arbeit beeinflussen wird. Es muß nicht immer ein Rollenwechsel sein, sondern unsere These lautet allgemein, daß ethisches Nachdenken „Anlässe" hat, die über das berufliche Alltagsverhalten hinausführen und das Selbstverständliche fraglich werden lassen. In der Wahrnehmung solcher Anlässe und im Umgang mit ihnen praktiziert jeder seine „Ethik".

Worum es dabei geht, soll an einigen Beispielen von Spannungserfahrungen verdeutlicht werden.

## Bericht aus einer Apotheke

Ich hatte Nachtdienst in meiner Apotheke, als eine junge Frau kam und Medinox-Schlaftabletten verlangte. Medinox ist verschreibungspflichtig. Sie versicherte, es würde ihr regelmäßig von den Ärzten verschrieben. Ich versuchte, den behandelnden Arzt telefonisch zu erreichen – ohne Erfolg. So gab ich ihr aus der Packung vier Tabletten heraus, damit sie über die Nacht komme, und sagte, sie solle zum Arzt gehen, um sich ein Rezept für den Rest der Packung zu holen. Am nächsten Tag telefonierte ich mit dem Arzt, der mir sagte, die Betreffende gehöre zur Drogenszene und bekäme von den Ärzten Medikamente verschrieben, damit sie nicht härteren Drogen verfalle. Die Ärzte, zu denen sie abwechselnd ginge, hätten ihr nach vieler Mühe auch schon einen Therapieplatz besorgt, den sie aber nicht in Anspruch genommen hätte. Weil die Ärzte keine Mittel hätten, sie von ihrer Sucht zu befreien, müßten sie weiter mitspielen, um Schlimmeres zu verhüten, sagte der Mediziner. Als Apotheker kann ich wohl auch nichts *anderes* tun, als mitzumachen – mit schlechtem Gewissen, um Schlimmeres zu verhüten. Oder hätte ich *anders* handeln sollen? Wenn die Betroffene nichts ändern will, müssen dann alle mitspielen? Hat einer der Beteiligten die Pflicht, sich intensiver einzusetzen? Ist das Recht der Betroffenen auf Selbstbestimmung zu respektieren, auch wenn es Selbstzerstörung einschließt?

## Zwischen unterschiedlichen Erwartungen

Eine Frau mit metastasierendem Ovarialkarzinom liegt im Sterben. Sie ist aus dem Krankenhaus entlassen worden, weil sie zu Hause sterben möchte. Der Mann ruft mich in der Praxis an, damit ich die ambulante Betreuung übernehme. Ich spreche mit der Klinik ab, daß sie für den Notfall ein Bett für die Patientin reserviert und vereinbare mit der Gemeindeschwester, daß sie die Patientin zweimal am Tag besucht. Dem Ehemann verspreche ich, zweimal am Tag zu kommen, auf Anruf auch in der Nacht. Ich besuche die Patientin am Morgen des nächsten Tages und erfahre am frühen Nachmittag auf meiner Besuchstour, daß sie gestorben ist. Die Gemeindeschwester versorgt den Leichnam, ich kann erst nach 17.00 Uhr hinkommen, um den Totenschein auszustellen. An der Tür beschimpft mich der Ehemann und erklärt, daß die Bestattungsinstitute nach 18.00 Uhr 70 DM mehr für die Überführung verlangen und zieht sich voll Zorn mit den Worten zurück: „Gehen Sie und tun Sie Ihre Pflicht!" Bestürzt über diese Reaktion habe ich mich gefragt: Was steckt hinter dieser Haltung? Was will der Mann damit? – Ich habe doch nur den Wunsch der Patientin, zu Hause zu sterben, respektiert und unterstützt. Habe ich aber vielleicht nicht bemerkt, daß der Mann überfordert war, daß er seine Frau vielleicht lieber in der Klinik sterben lassen wollte? Aber wessen Wünschen bin ich verpflichtet? Höre ich eher das, was ich will, was ich selber für gut und richtig halte? Und wenn der Wunsch des Patienten und der des Angehörigen nicht übereinstimmen, ist dann die Regel, daß der Arzt dem Patienten verpflichtet ist, ausreichend?

## Schuld und Wahrheit

Bei einer Tubensterilisation vergißt der Arzt einen Tupfer in der Bauchhöhle der Frau, was innerhalb kurzer Zeit zum Darmverschluß führt. Der mit Metallstreifen markierte Tupfer wird bei der Abdomenübersichtsaufnahme identifiziert und eine Laparotomie vorbereitet. Der Anästhesist legt vor der Narkose eine Magensonde. Trotzdem kommt es zum Hochwürgen von Mageninhalt. Der Tupfer wird gefunden, aber es entwickelt sich eine Aspirationspneunomie, an der die Patientin stirbt. Obwohl der Narkosezwischenfall die Todesursache war, übernimmt der Arzt, der den Tupfer vergessen hatte, die Schuld und sagt es dem Ehemann. Der Ehemann verzichtet auf eine Strafanzeige. – Ich habe den Mut des Kollegen zunächst sehr bewundert. Aber ist es richtig, daß der Chirurg den möglichen Fehler des Anästhesisten und damit die unmittelbare Todesursache verschweigt und die Schuld allein auf sich nimmt? Auf welche Wahrheit hat der Ehemann Anspruch?

## Leiden mindern – Leben verlängern?

Ein 4jähriger Junge, der an einer myeloischen Leukämie leidet und große Schmerzen hat, wird zu uns in die Kinderklinik eingeliefert. Er wird bald sterben und erhält Morphium. Die Schwestern meinen, die Dosis reiche zur Dämpfung der Schmerzen nicht mehr aus und sollte erhöht werden. Der Stationsarzt lehnt das mit der Begründung ab, er dürfe niemanden morphiumsüchtig machen. Die Schwestern sind über diese Begründung entsetzt und tragen sie mir als dem zuständigen Oberarzt vor. Ich erhöhe daraufhin die Medikation. Aber ich frage mich: Warum lehnt der Kollege die Erhöhung der Morphiumdosis ab? Aus Trotz gegenüber den Krankenschwestern, aus Trotz gegenüber dem Tod? Und: Ist den Schwestern das Leiden des Kindes bedrängender als sein baldiger Tod? Wie müßte die Verständigung zwischen Stationsarzt und Krankenschwestern sein?

## Keine Zeit zum Gespräch

Ich hatte mich auf unserer internen Station sehr um eine offenbar altersdepressive Patientin gekümmert und oft über längere Zeit an ihrem Bett gesessen und mit ihr gesprochen. Der Frau taten diese Gespräche gut. Am 4. Tag stürzte die Stationsschwester während eines intensiven Gesprächs mit der Frau ins Zimmer und herrschte mich an: „Vergeuden Sie hier nicht die kostbare Zeit, heute klemmt es an allen Ecken, und Sie sitzen hier herum!" – Ich war sprachlos vor Scham und Zorn. Ist denn nicht mehr Zeit, sich um einen Patienten einmal richtig zu kümmern? Oder hatte ich wirklich die viele Arbeit auf der Station übersehen? Hätte ich etwas anders machen sollen?

## Herr über Leben und Tod

Auf unserer Intensivstation liegen immer wieder Menschen mit apallischem Syndrom ohne Aussicht auf Besserung. Wenn in einem akuten Notfall die Geräte gebraucht werden, ordnet der diensthabende Arzt an, welcher Patient „von der Maschine kommt". Wir Pflegekräfte führen die Anordnung durch, aber wir fühlen uns schuldig und schieben gleichzeitig die Schuld auf den Arzt. Wir fragen uns, was müßten wir ändern?

**Gnädige Lüge**

Auf unsere gynäkologische Station in einem Kreiskrankenhaus wird eine 30jährige Frau, Mutter von drei Kindern, verheiratet mit einem arbeitslosen Psychologen, zu einem Schwangerschaftsabbruch eingewiesen. Der Frauenarzt der Patientin hatte ihr, offenbar wissend um die schwierige materielle Situation der Familie, eine medizinische Indikation („drohende Suizidgefahr") bescheinigt. Mit dieser medizinischen Indikation konnte die Frau in unser Krankenhaus eingewiesen werden, das aufgrund einer Verordnung des Trägers Abtreibungen aus sozialer Indikation nicht durchführte. Vor dem Eingriff hatte unsere Oberärztin ein längeres Gespräch mit der Patientin. Als sie am nächsten Tag den Eingriff durchführte, sagte sie zu mir, während die Patientin in der Narkose lag: „Ich werde ihr sagen, die Schwangerschaft sei sowieso nicht in Ordnung gewesen, sonst kommt diese Frau darüber nicht hinweg, daß sie den Abbruch gewählt hat!" – Ich bin hin- und hergerissen, ob ich diese „gnädige Lüge" richtig finden soll oder nicht.

## 1.6   Impulse zur ethischen Reflexion

Was der Apotheker, die Ärzte und Pflegekräfte erzählen, hat sie irritiert und nachdenklich gemacht. Sie haben erkannt, daß in der Wirklichkeit ihres Berufsalltags Brüche vorhanden sind, Probleme liegen, die mit den herkömmlichen Mitteln der Routine allein nicht zu lösen sind.

Ethische Reflexionen beginnen meistens mit Irritationen. Es wird eine Spannung erfahren zwischen dem, was man gelernt und bisher als sinnvolle Lebensgestaltung betrachtet hat, und den elementaren Forderungen, mit denen man plötzlich konfrontiert wird. Man wird sich eine solche Differenzerfahrung, solche Erfahrung der Brüche innerhalb der Wirklichkeit und innerhalb ihrer Interpretationen, Begründungen und Normierungen kaum komplex genug vorstellen können. Es sind nicht irgendwelche abstrakten Werte oder Normen, die in Spannung zur Wirklichkeit stehend entdeckt werden, sondern ganz konkrete Idealbilder und normative Vorstellungen, die in der Lebensgeschichte der Beteiligten Bedeutung erlangt haben: der Sinn des Berufes, das Bild vom Arztsein, Ideale des Helfens und Pflegens. Womöglich werden die Ideale und Lebensziele auch erst in dem Moment bewußt, wo sie anläßlich einer ganz bestimmten Erfahrung als bedroht erscheinen. Betroffen, womöglich sogar verletzt, wurde das Gewissen der Beteiligten, wenn sie fragen: Was sollen wir jetzt tun? Warum wurde dies und nicht jenes gewünscht, angefordert, getan? Was sollen wir jetzt tun, nachdem die Dinge im Rahmen herkömmlicher Begründungen keinen rechten Sinn mehr machen. Man sieht sich einer Forderung gegenüber gestellt, der man mit dem „man tut das so" nicht mehr gerecht wird. Sie ist die ethische Forderung.

Wer die Beispiele noch einmal durchliest, mag den Einwand haben, es handle sich doch bei vielen nicht um ethische, sondern um juristische, organisatorische, organisationspsychologische, versicherungsrechtliche und ähnliche Probleme. In der Tat reichen alle Beispiele für die ethische Problematik in diejenigen Bereiche hinein, die das Verhalten im Berufsalltag strukturieren und regeln. Gerade diese Regeln bewahren den Berufsalltag vor der „ethischen Dauerreflexion". Und dennoch sind sie in der spannungsvollen Differenzerfahrung der Betroffenen „aufgehoben": noch gelten die Regeln und sind gegenwärtig und zugleich zeigt sich ihr Unvermögen, das Verhalten so zu regeln, daß alle Beteiligten der Ansicht sind, die Probleme seien „richtig" gelöst worden. Das „Ethische" zeigt sich meist nur in, mit und unter diesen fachlichen Fragen. Aber die ethische Reflexion unterscheidet sich von der fachlichen Wahrnehmung eines Problems dadurch, daß sie nicht anders kann, als die Lebensgeschichte und Identität der beteiligten Personen miteinzubeziehen, weil sie auf dem Spiel stehen. In der Betroffenheit der ganzen Person, nicht bloß in einer Funktion oder Rolle ist der einzelne mit einer Frage befaßt, wenn er sie als ethische wahrnimmt und zu einer neuen Lösung gedrängt wird. Gegenüber der fachspezifischen, im Grunde sektoriellen und nach Funktionen differenzierten Wahrnehmung eines Problems zeichnet sich die ethische Reflexion darüberhinaus durch die Tendenz aus, den Horizont zu erweitern, über das Fachliche hinaus nach Ursachen und Absichten zu fragen und das Problem neu zu regeln.

In den Beispielen und in den letzten Überlegungen sind schon die wesentlichen Impulse angegeben, die die ethische Reflexion in Gang bringen. Sie lassen sich unter drei Aspekten zusammenfassen:

1) Entwicklung der Technik und Umgang mit ihr;
2) Begegnung mit einem individuellen Schicksal, auch dem eigenen;
3) divergierende Theorien des Berufsalltagshandelns, auch in Gestalt von widerstreitenden Zielsetzungen und Anordnungen.

*1) Technik*

In der zweiten Hälfte des 20. Jahrhunderts ist uns besonders deutlich bewußt geworden, was schon immer gegolten hat: Die Entwicklung der Technik schafft ethische Probleme, die frühere Generationen so nicht kannten. Ob wir an die Atomindustrie denken, an die Intensivmedizin oder die Gentechnologie, immer entstehen durch technische Neuerungen Probleme, die mit herkömmlichen Kategorien nicht befriedigend gelöst werden können. Die Menschen stehen vor der Frage, ob ein neuer, mit Hilfe der Technik begehbarer Weg wirklich gegangen werden darf. Dabei gehen die Meinungen auseinander. Während die einen in den neuen Möglichkeiten, welche die Entwicklung von wissenschaftlicher Erkenntnis und Technik bietet, eine Fortführung und Ausweitung bisheriger Möglichkeiten sehen, erkennen die anderen darin einen qualitativen Sprung menschlicher Fähigkeiten.

*2) Begegnung mit dem individuellen Schicksal*

Ethische Reflexion wird weiterhin angestoßen durch die Begegnung mit einem individuellen Schicksal (vgl. 2.1). Jeder Mensch führt zwar sein je besonderes Leben, das von dem jedes anderen Menschen verschieden ist, aber dieses individuelle Leben wird durch den Berufsalltag bis zu einem gewissen Grade eingeebnet, wird regelhaftem Handeln und normierten Entscheidungen unterworfen. Das gilt für den, der handelt – z. B. wenn er in einer staatlichen Verwaltung tätig ist – und für den, der Gegenstand der Handlung ist. Immer werden Menschen zu Typen zusammengefaßt, zu Nummern anonymisiert.

Das gilt nun auch im Rahmen des therapeutischen Handelns, und es geschieht unter mancherlei Aspekten: um die Diagnose zu finden und die Symptome unter Gesetzmäßigkeiten einordnen zu können, um Zeit zu sparen, aus organisatorischen Gründen, z. B. zur computergerechten Aufarbeitung des Falles. Aus individuellen Schicksalen werden Fälle. Es geschieht als Routine und um Routine zu ermöglichen.

Die oben als „Spannungserfahrungen" geschilderten Beispiele und vielfache Erfahrung darüberhinaus zeigen immer wieder, daß jede Erkrankung mit einem sehr individuellen Einzelschicksal verbunden ist, das sich der Routine entzieht und deshalb die ethische Reflexion der Beteiligten herausfordert. Dabei zielt diese Reflexion oft auf eine Regelverletzung, die innerhalb des Gesamtrahmens routinierter Vorgänge und institutioneller Abläufe durchaus zu einem Wagnis wird (vgl. 5.4). Aber ethisch begründetes Handeln stellt eigentlich immer ein Wagnis dar[5].

### 3) Divergierende Theorien

Ethische Reflexion wird in Gang gesetzt, wenn Theorien des Berufsalltagshandeln divergieren und diese Divergenzen aus dem Widerstreit der Theorien nicht aufgelöst werden können. Natürlich geht es dabei zunächst um eine wissenschaftliche Auseinandersetzung über die besser begründete Praxis, aber wenn, wie z. B. bei dem Gegenüber von schulmedizinischen und alternativmedizinischen Theorien, ein Anspruch auf Wissenschaftlichkeit von beiden Seiten erhoben wird, dann schiebt sich die Entscheidung in den Bereich der ethischen Reflexion. Das mag zunächst wenig überzeugend klingen, weil es unserem Anspruch an wissenschaftlich begründetes Handeln, das von einer Einheit der Wissenschaft ausgeht, widerspricht. Der Praktiker steht aber unter Entscheidungszwang und muß die getroffene Entscheidung begründen. Er muß legitimieren, warum er dieses oder jenes Wissenschaftsmodell bevorzugt, warum er diesen und nicht jenen Weg geht.

Die Entwicklung der Technik, die Begegnung mit dem individuellen Schicksal und der Widerstreit der Meinungen führen zu ethischen Reflexionen. Den bisher geschilderten Zusammenhang kann man graphisch darstellen (Abb. 1). Die Pfeile, die quer über das Bild verlaufen, geben die Impulse zur ethischen Reflexion an. Wenn eine solche Reflexion Handeln begründet, kann sie – sofern sie übernommen wird – zu einer allgemeinen Theorie werden, welche die Erwartungen der Gesellschaft oder ihrer Gruppen begründet.

---

[5] Wie diese Überlegungen auf einen konkreten Fall angewendet werden können, hat Schlaudraff gezeigt (1989).

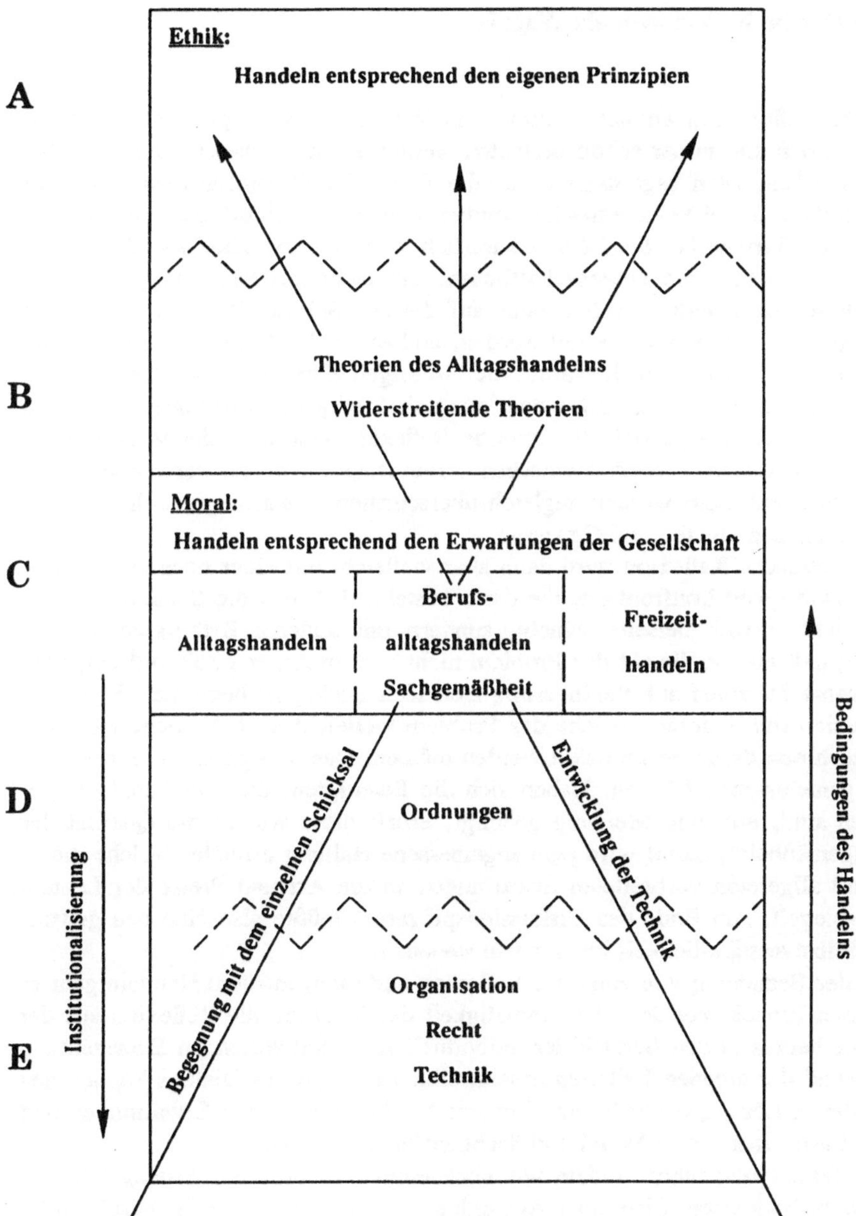


Abb. 1. Impulse zur ethischen Reflexion

## 1.7  Ethische Reflexionen als Wagnis

Ethische Reflexionen enthalten immer ein Wagnis. Das hängt u. a. damit zusammen, daß sie immer schon bestritten werden können, ehe sie eigentlich begonnen haben. Man sagt dann etwa, die Frage der Organtransplantation, der Sterbehilfe u. ä. sei keine ethische, sondern eine wissenschaftliche, eine medizinische oder juristische. Sie ist dies natürlich *auch*; sie tritt aber als ethische ins Bewußtsein, wenn die wissenschaftlichen, die medizinischen und juristischen Hypothesen sich widersprechen oder auf dieses „Schicksal" nicht anwendbar sind. Nun muß ethisch reflektiert werden, und es wird gefragt, warum man dieses und nicht jenes tun soll, warum die bisherigen Kategorien nicht ausreichen, eine Entscheidung zu begründen oder nur unbefriedigende Lösungen begründen können. Dabei bewegt sich die ethische Reflexion innerhalb der wissenschaftlichen, juristischen und medizinischen Argumentationen; sie verwendet deren Kategorien und diese werden zugleich überschritten. Dann beginnt die Diskussion im eigenen Herzen und Gewissen.

Diese ethische Reflexion wird dann aber vielleicht mit einer noch elementareren Schwierigkeit konfrontiert, die darin besteht, daß man die Spannungserfahrung nicht einfach beiseite schiebt, sondern mit anderen Beteiligten darüber spricht; daß man vielleicht das Problem nicht nur im Ärger rasch zudeckt, sondern versucht, einen auf Veränderung zielenden Dialog zu beginnen. Es ist die Diskussion mit anderen, welche das Problem vielleicht auch kennen, vielleicht aber auch erst dafür sensibilisiert werden müssen. Damit beginnt die Suche nach einer gemeinsamen Lösung. Haben sich die Beteiligten, die nun Fachleute geworden sind, auf eine Meinung geeinigt, erhält diese wieder die Qualität der „Sachgemäßheit"; damit wird jene angemessene Haltung erreicht, welche die in Zukunft allgemein verbreiteten Erwartungen an die Art und Weise der Lösung widerspiegelt. Am Ende des Diskussionsprozesses müßte also eine neu gewonnene Selbstverständlichkeit im Handeln stehen.

Bei der Beziehung von ethischer Reflexion und sachgemäßem Handeln geht es um einen Prozeß, bei dem die Einmaligkeit der Situation die Reflexion aus der Routine heraus in den Bereich der individuell zu verantwortenden Entscheidung auf Grund der eigenen Kriterien hineintreibt. Im Wege des Dialogs können neu gefundenen Lösungen wiederum Horizont für die allgemeinen Erwartungen und damit Basis einer neuen Moral und Sachgemäßheit werden.

Wir fassen zusammen, indem wir noch einmal zu unserem Anfangsbild des Weges zurückkehren. Sich einer Ausbildung zu unterziehen, heißt, berufsalltägliches Handeln lernen, heißt, „den Weg gehen lernen". Wir haben gesehen, daß es geschehen kann, daß ein Mensch kommt und meint, er habe einen besseren Weg gefunden. Er verläßt den Weg der Moral, den des berufsalltäglichen Handelns aufgrund einer bewußten Entscheidung. Er geht einen anderen Weg zu demselben Ziel. Die nach ihm kommen, müssen nun wieder reflektieren, welches der bessere Weg sei, der alte ausgetretene oder der neue. Sie werden Gründe und Gegengründe gegeneinander abwägen und eine Entscheidung fällen

müssen. Vielleicht gehen nun viele den neuen Weg, vielleicht kaum einer und
der Weg verweht wieder. Vielleicht gibt es auch über einen längeren Zeitab-
schnitt hinweg zwei Wege mit gleichem rationalem Gewicht.

Von der gängigen Moral, d. h. in unserem Kontext, vom beruflichen Alltagshandeln bewußt und begründet abzuweichen, bedeutet in jedem Fall, eine ethisch
begründete Entscheidung zu fällen, es sei denn, es handelt sich um eine spontane
Reaktion, die aber im Rückblick ethisch reflektiert und legitimiert werden muß.
Ethik hat es mit solchen Entscheidungen zu tun. Sie reflektiert neue Wege und
neue Ziele, neue Zwecke und neue Mittel, z. T. dadurch, daß sie die alten in
einem neuen Licht sehen lehrt oder in einen neuen Begründungszusammenhang
stellt.[6] Überall, wo diese Fragen gestellt werden, wird ein ethischer Diskurs aufkommen. Jeder Diskurs aber bindet die Reflexion der neuen Wege und Ziele an
traditionelle Denkstrukturen, an Methoden des Denkens und Argumentierens,
die in der Vergangenheit gebraucht, aber auch wieder verworfen wurden, wieder
aufkamen und eventuell auch wieder verschwunden sind. Ethik als wissenschaftliche Disziplin und d. h. als methodisch geleitetes Denken hat eine lange Tradition (vgl. 3.1). Mit ihr muß sich jeder ethische Diskurs auseinandersetzen, ihr
gegenüber muß er sich bewähren.

## 1.8  Ethik als methodisch diszipliniertes Denken

Mit den letzten Bemerkungen ist eine zweite Ebene der ethischen Reflexion thematisiert worden, auf der sich die Reflexion vom konkreten Alltag gelöst hat und
zu einer selbständigen Beschäftigung geworden ist. Der einzelne wird mit den
ethischen Problemen seines Alltags- und seines Berufsalltagshandelns konfrontiert, wenn die als Routine erwarteten Reaktionen auf besondere Situationen
nicht mehr ausreichen. Der einzelne in der Gruppe ebenso wie der einzelne, der
über das Berufsethos oder die Berufsmoral in der Gruppe nachdenkt, und
schließlich der Wissenschaftler, der Praxis reflektiert, sie alle beschäftigen sich
mit Ethik in der Form von Begründungszusammenhängen, die System geworden
sind.

So unmittelbar der Anlaß solcher Reflexion sein kann, Ethik ist in diesem
letzteren Fall vom konkreten Handeln abgehoben, ist ein eigenständiges System
und Beschäftigungsfeld geworden. Sie kann jeweils als Theorie der Moral der
Gesellschaft, als Theorie eines Berufsethos oder z. B. als Theorie von Strukturen

---

[6] Das hier verwendete Bild hat seine Grenze darin, daß die ethische Reflexion sich nicht
nur auf neue Wege, sondern auch auf neue Ziele richtet. Die Zweck-Mittel-Relation ist
Thema nicht nur der traditionellen philosophischen und theologischen Ethik, sondern
auch der heutigen politischen Ethik und der Wirtschaftsethik und schließt natürlich in der
medizinethischen Reflexion die Diskussion um den Gesundheitsbegriff ein.

des Gesundheitssystems dargestellt und diskutiert werden. Die Mehrzahl der Arbeiten in der medizinischen Ethik liegen auf dieser Ebene. In der heutigen Zeit geht es vielfach darum, von den Handlungsnormen aus, die sich aufgrund eines vorgegebenen Berufsethos ergeben, die Handlungsalternativen und ihre ethische Bedeutung für solche Praxisfelder zu entdecken, die sich durch die Entwicklung von Wissenschaft und Technik als neuartig herausstellen. Im vorliegenden Buch werden beide dieser angegebenen Ebenen dargestellt.

Zum Abschluß muß aber doch noch einmal auf das Reflektieren des einzelnen handelnden Subjekts zurückgeblendet werden. Zwar nicht in der gleichen Abstraktheit oder der gleichen Abgehobenheit vom Alltag, wie es in der wissenschaftlichen Diskussion geschieht, aber doch losgelöst von der unmittelbaren Situation bewahren wir alle ein mehr oder minder durchdachtes Normensystem in uns. Wir nennen es oft fälschlicherweise unsere „Ethik". Nach traditioneller Auffassung betrachtet man es als Ausdruck des Gewissens. Angelegt wurde es in Erziehung und Sozialisation, ausgebildet wird es im reflektierten und reflektierenden Leben. Diese jeweilige persönliche Privat- oder Berufsethik ist ein Konglomerat von mehr oder weniger reflektierten Begründungszusammenhängen, die sich aus den oben erwähnten Bildern und Theorien, aber auch aus Normen und Werten und nicht zuletzt aus mancherlei Vorurteilen zusammensetzen. Da sich das Leben meist in mehreren Feldern abspielt, kommt es leicht zu getrennten Normensystemen im Blick auf das Alltags- und das Berufsalltagshandeln, auch zur sog. doppelten Moral, die darin besteht, daß der Mensch sich im Beruf für andere Normen stark macht, als er sie im privaten Bereich gelten läßt.

Von der „Ethik" im personalistisch angegebenen Sinn werden nun häufig auch adjektivische Zusammensetzungen abgeleitet wie „ethische Gesinnung", „ethisch problematisch", „ethische Kodizes", „medizinethische Grenzen" und viele andere mehr. All diese Ausdrücke sind sprachlich problematisch, weil sie nämlich eine sprachliche Kurzform darstellen, die meist mehr verdunkelt, als daß sie die Sache erhellt. Greifen wir den Ausdruck „ethisch problematisch" heraus. Wer den Ausdruck benutzt, meint damit, daß z. B. bestimmte Aspekte eines Sachverhalts auf Grund einer subjektiven Beurteilung problematisch sind. Dabei setzt er zugleich voraus, daß die Kriterien, mit deren Hilfe er die Situation als problematisch beurteilt, von allen anderen am System Beteiligten mehr oder weniger geteilt werden und daß er somit den Anspruch auf Allgemeingültigkeit erheben kann.

Ähnlich ist es mit den „ethischen Richtlinien" bzw. den „ethischen Kodizes". Bei ihnen handelt es sich um gruppenspezifische Begründungszusammenhänge, Richtlinien für ein moralisch und damit sachlich begründetes Handeln. In dem, was sie ablehnen, gehen sie immer von möglichen oder wirklichen Handlungen aus (z. B. heute bei dem viel diskutierten Problem der Versuche an Feten), die dann aber von der Mehrzahl der Fachleute aufgrund von je persönlichen, aber dann auch gemeinsam geteilten Wertungen als moralisch nicht verantwort- oder begründbar eingestuft werden.

Beim Gebrauch des Begriffs der „Ethik" haben wir es in unserer Welt mit zwei sprachlichen bzw. begrifflichen Problemen zu tun. Mit der Säkularisierung und dem weltanschaulichen Pluralismus, der Grundlage unseres freiheitlichen Systems ist, haben wir auch die Subjektivierung des Ethikbegriffs bekommen. Der damit gegebenen Schwierigkeit in der Beurteilung von Phänomenen wollen wir häufig dadurch entgehen, daß wir den Begriff der „Ethik" dennoch als Absolutum verwenden. Die ganz persönliche Beurteilung einer Sache erfährt aber dadurch nur scheinbar eine Verstärkung, daß man sie als „ethisch" klassifiziert. – Damit verbunden ist die zweite Schwierigkeit, die darin besteht, daß der Begriff der „Ethik" für „das Gute an sich" gesetzt wird. Eine „ethische" Gesinnung ist dann eben eine „gute" Gesinnung. Man meint bei diesem Gebrauch nicht mehr überzeugend nachweisen zu müssen, daß das Gute auch wirklich gut ist und für wen es gilt. Auch bei dieser Art des Gebrauchs des Begriffes „Ethik" soll das Problem der subjektiven Bedingtheit von Urteilen in unserer Welt umgangen werden.

Wegen der schwierigen begrifflichen Probleme soll die nachstehende Aufstellung den Ort der Ethik unter Zuhilfenahme des Begriffs der „Verantwortung" noch einmal zusammenfassend abgrenzen:[7]

- Es gibt eine *ethisch* verantwortete Praxis. Ihre Besonderheit liegt darin, daß sie in meinen eigenen, sehr persönlichen Prinzipien begründet ist. Adressaten dieser Verantwortung sind: das Ich und Gott. Ort der Verantwortung ist: das Gewissen.
- Es gibt eine *moralisch* verantwortete Praxis. Sie steht parallel zu der sachlich (d. h. medizinisch/technisch/wirtschaftlich/politisch etc.) verantworteten Praxis. Adressaten dieser Verantwortung sind: die interessierten Menschen und Gruppen, die Experten, die Öffentlichkeit, die Institutionen der Wissenschaft, des Gesundheitswesens. Ort dieser Verantwortung ist: die Öffentlichkeit.
- Es gibt eine *juristisch* verantwortete Praxis. Sie bezieht sich auf die Gesetz gewordenen Ordnungen. Adressaten dieser Verantwortung sind: der Staat und – in durch das Zivilrecht vermittelten Formen – der andere Mensch. Orte dieser Verantwortung sind: das Gewissen und die Gerichte.


## Zusammenfassung

Ethik in der Medizin entfaltet sich einerseits als individuelle Reflexion, die immer dann einsetzt, wenn als Routine erlernte berufliche Verhaltensweisen entweder durch die Begegnung mit dem einzelnen Schicksal oder durch die Entwicklung der Technik aufgebrochen werden. Ethik in der Medizin tritt andererseits als systematisierter Begründungszusammenhang auf, wenn die Reflexion

---

[7] In den Beispielen, die das Verhältnis des einzelnen zum Gesundheitssystem beleuchten, kommt der Begriff der „Verantwortung" in besonderer Weise zum Tragen (zu dem Begriff in der Ethik vgl. 3.1.4).

individueller Verhaltensweisen in Auseinandersetzung mit der Tradition oder der Theorie anderer gesellschaftlicher Bereiche überindividuell geleistet wird. Sie ist dann normative Theorie vom beruflichen Alltagsverhalten.

# 2 Die drei Ebenen medizinethischer Probleme

Ethische Fragen brechen da auf, wo die Beziehung der Menschen zueinander und
zu ihrer Umwelt (zu Tieren und Pflanzen und zur Erde überhaupt) weder durch
die Kenntnis natürlicher Bedürfnisse noch durch wissenschaftliches Fachwissen,
noch auch durch die Berufung auf Recht und Gesetz regelbar sind. Nicht nur
schieben sich ethische Fragen sozusagen in die Lücken – in die Freiräume – der
natürlichen Bedürfnisse, der wissenschaftlichen Einsichten oder der geltenden
Gesetze hinein, sondern sie richten sich auch sehr direkt an die Regelungen, die
von dort kommen. Ethische Fragen „beklagen" also nicht nur, daß die menschlichen Beziehungen durch die Kenntnis natürlicher Bedürfnisse (Essen, Schlafen,
Sexualität usw.), durch die Ergebnisse der Wissenschaften und durch das Recht
nicht voll „abgedeckt" sind, sondern nicht selten rufen sie solche Regulatoren
menschlichen Lebens in die Schranken, problematisieren oder kritisieren sie.
Aber sie brechen doch immer in der „Erfahrung des Mangels" auf. Ethisches
Fragen entsteht oft im Erschrecken über ein Loch im Gefüge der Lebensgestaltung, über Versäumnisse im kritischen Prüfen der Entwicklung, über die Gefahren der Eigenmächtigkeit des Natürlichen, der Wissenschaft und ihrer Auswirkungen in der Technologie, auch in der Enttäuschung über Rechtsprechung und
juristisch begründete politische Entscheidungen.

Wenn diese allgemeine Beschreibung richtig ist, so folgt, daß das ethische
Fragen seinen Grund nicht in der Kenntnis der natürlichen Bedürfnisse des Menschen hat, auch nicht in den Wissenschaften oder in der Jurisprudenz. Das
bedeutet konkret, daß bei ethischen Fragen in den Gebieten der politischen
Ethik, der Wirtschaftsethik oder der medizinischen Ethik nicht von vornherein
die Politologen, die Ökonomen oder die Ärzte die Fachleute sind oder einen
Vorrang haben. Diese Einsicht ist für viele schmerzlich und fast ehrenrührig,
weil das Prestige des Berufs und die persönlich-ethische Verantwortlichkeit an-
getastet erscheinen. Aber, wer möchte in einer Welt leben, in der die Entscheidungen politischer Ethik den Politikern oder Politologen, die Weichenstel-
lungen in der Wirtschaftsethik den Geschäftsleuten und – das betrifft uns näher
noch – die Regelungen und Ziele medizinischer Ethik den Medizinern überlassen
werden?

Ethisches Fragen bricht in der „Erfahrung des Mangels" auf und hat seinen
Grund nicht im Fachwissen. Aber mehr noch: Fragen nach Ethik konstituiert

kein eigenes „Fachwissen". Im Gebiet des ethischen Fragens sind wir letztlich
alle Laien. Unser Menschsein und unsere Reflexionskraft sind gefordert, wenn
wir nach Ethik fragen, nicht ein Fachwissen. Das bedeutet zugleich, daß Spezialisten in medizinischen Fächern (oder in der Politik oder Ökonomie) beim Aufbrechen ethischer Fragen ihre Entscheidungen nicht an ethische Fachleute delegieren können, denn letztlich gibt es die nicht.

Die Ethik unterscheidet sich von anderen systematischen Fragefeldern oder
auch Wissenschaften schon dadurch, daß in ihr jeder vernünftige Mensch mitreden kann. Man verlangt von einem verantwortlich urteilenden Menschen, der
sich zu einem *ethischen* Problem äußert, keine Fachausbildung in der Ethik. Ja,
man wird auch mit Fug und Recht sagen können, daß ein Spezialist für Ethik,
z. B. ein Professor auf einem Lehrstuhl für philosophische oder theologische
Ethik, in einer Krisensituation mit seiner Stimme nicht automatisch ein größeres
Gewicht hat, als ein anderer, verantwortlicher und innerlich beteiligter Mensch.
Diese ungemeine Erweiterung des Bereichs der Komponenten und des Fragefel-
des „Ethik" im Vergleich zu anderen Feldern wird oft außer acht gelassen. Entweder wird „Ethik" viel zu eng als ein „Fach" für Spezialisten verstanden, oder
sie wird der reinen Willkür preisgegeben. Nicht selten rekurrieren darum Ärzte
auf ihre eigenen Spezialgebiete und neigen dazu, bei ethisch schwierigen Fragen
„den Ethiker" oder „die Stimme der Theologie" herauszufordern, um ein delikates ethisches Problem zu lösen, so, als sei der Arzt als medizinischer Spezialist
von der ethischen Entscheidung entbunden. Andere wiederum neigen dazu, be-
denkenlos bei ethischen Problemen mitzusprechen, so, als müßten sie nicht beachten, welche Modelle für ethische Begründungszusammenhänge es eigentlich
gibt. Im Gebiet der Ethik liegt also eine große Freiheit, eine Chance, verborgen,
aber zugleich auch eine beachtliche Menge von Gefahren.

In der medizinischen Ethik wird dies besonders kraß deutlich. Auch hier wird
man nicht behaupten wollen, ein Spezialist für medizinische Ethik wisse besser
als ein verantwortlicher Angehöriger der Patientin, ob die sterbenskranke alte
Frau hospitalisiert werden oder ob sie – unter der Gefahr der Verkürzung ihres
Lebens und bei der Belastung ihrer Angehörigen – zu Hause sterben solle. Auch
bei komplexen Entscheidungen wird man kaum sagen können, daß die Spezialisten automatisch zu einem besseren Urteil als andere gelangen können. Und
trotzdem gilt auch hier, daß die Urteilenden, die keine Ausbildung in philosophischer oder theologischer Ethik haben, nicht einfach übersehen dürfen, daß es
in der Ethik nicht nur um die Äußerung von persönlichen Präferenzen und subjektiven Meinungen geht. Sie müssen sich bemühen, „objektiv", d. h. die verschiedenen Varianten der Entscheidung abwägend, nachzudenken und entsprechend zu handeln. Hierbei können ihnen die „Berufsethiker" behilflich sein,
wenn sie sie lehren, Konsequenzen verschiedener Handlungsmöglichkeiten zu
bedenken und sie gegeneinander abzuwägen. Das ist keine akademische, jedoch
unbedingt eine intellektuelle Aktivität, für die die Betreffenden eine Klarheit des
Nachdenkens und einen gewissen Grad von innerer Ruhe benötigen. Zugleich
muß auch gewährleistet sein, daß der am ethischen Urteil Beteiligte innerlich

nicht distanziert und künstlich „neutral" ist, sondern auch die Bereitschaft zeigt, sich bei den Konsequenzen seines bzw. ihres Urteils behaften zu lassen.

Man tut gut daran, die „medizinische Ethik" nicht einfach als ein großes, ungeordnetes Feld von Problemen zu sehen, sondern sinnvolle Unterscheidungen und Einteilungen zu treffen. Es gilt v. a., folgende zwei Unterscheidungen nicht aus dem Auge zu verlieren:

1) Man muß bei der Beschäftigung mit jeder Art von medizinethischen Problemen in äußerster Klarheit den *Unterschied* zwischen den *ethischen* und den *medizinisch-sachlichen* Aspekten des Problems erkennen. Nichts ist verwirrender und hinderlicher für die Entstehung einer verantwortlichen Entscheidung, als die leider so oft vorgenommene Verwechslung von ethischen und medizinischen Urteilen (s. 1.2). Ähnliches gilt freilich ganz entsprechend in den Gebieten der politischen Ethik und der Wirtschaftsethik. Auch hier gilt es, die ethischen Komponenten des Problems als solche zu identifizieren und zunächst einmal von den mit ihnen verwobenen Sachproblemen abzuheben. Nicht anders steht es in der medizinischen Ethik. Durch eine Fülle von schlechten Gewohnheiten und wirren Erwartungen und Urteilen ist jedoch in der gesamten medizinischen Welt die Meinung schier unausrottbar, ein Arzt könne wegen seiner medizinischen Qualifikation ein medizinethisches Problem eher lösen als ein anderer Beteiligter. Solange die Bemühung um die klare Unterscheidung der medizinischen und ethischen Komponenten eines Problems nicht gelingt, ist im Grunde alles Reden über Medizinethik sinnlos, weil es auf einer Vermischung und letzten Unklarheit aufgebaut wäre. Praktisch heißt dies, daß bei einem medizinethischen Problem, das z. B. einen individuellen Patienten betrifft, in jedem Fall sogleich der Versuch gemacht werden muß, die sachlich-medizinischen Aspekte der Situation des Patienten von den ethischen Dimensionen der Gesamtproblematik abzutrennen. Die beiden verhalten sich zueinander wie die Hälften eines Kreises. Ihre Zusammengehörigkeit ist natürlich unbestritten und macht das Problem als solches aus, aber die verschiedenen Ebenen der Problematik müssen mit den ihnen entsprechenden Sachurteilen angegangen werden. Das Bild des halbierten Kreises hat sich im Unterricht in medizinischer Ethik bewährt. Die beiden Hälften können auch noch durch Unterteilungen differenziert betrachtet werden, so daß finanzielle, versicherungstechnische, psychologische und gesundheitspolitische Faktoren sowie Forschungsinteressen differenziert wahrgenommen werden müssen, um die eine Hälfte des Gesamtproblems voll erfassen zu können. Ebenso steht es auf der anderen Hälfte, der Seite der ethischen Problematik. Auch hier gilt es, sinnvolle Einzelaspekte zu unterscheiden und dann gebündelt zu betrachten.

2) In der europäischen und amerikanischen Literatur ist seit etwa 1960 eine Erweiterung der Thematik der *medizinischen Ethik* zu beobachten. Bis dahin galt nur die *ärztliche Ethik* als eigentliche Medizinethik. Es hat sich in den letzten Jahren herausgestellt, daß das *Gesamtgebiet der medizinischen Ethik* viel breiter ist und seinerseits in drei große Felder eingeteilt werden muß, damit die jeweilige Wirklichkeit der ethischen Problematik Gerechtigkeit erfährt und die Spur nach sinnvollen Lösungen nicht verloren geht. Diese ungemeine Ver-

breiterung des Blickfeldes hat gewiß mit den Neugestaltungen des Gesundheitssystems in verschiedenen Ländern nach dem 2. Weltkrieg zu tun, sicher auch mit der rasanten Entwicklung medizinischer Technologie und mit dem Kostenanstieg in der medizinischen Versorgung der Bevölkerung und nicht zuletzt mit dem allgemeinen Erschrecken über die Fülle der ungelösten Probleme im Hinblick auf die Ernährung und Gesundheit der Menschen in den Ländern der Dritten und Vierten Welt. Die Einbettung medizinischer Sachprobleme – auch scheinbar hochspezifischer Fragen der Forschung oder scheinbar ganz individueller Beziehungen zwischen Arzt und Patient – in einem breiten sozialen Kontext wird heute viel deutlicher gesehen als noch vor wenigen Jahrzehnten.

Die Aufteilung des gesamten Problemfeldes der medizinischen Ethik in drei sich überlappende, aber doch hinlänglich unterscheidbare Problem- und Aufgabenbereiche sieht so aus:

1) Der Bereich des direkten diagnostischen und therapeutischen *Kontaktes* zwischen *Ärzten, Therapeuten, medizinischem Personal* und *Patienten,* sowie ihren Angehörigen (der Bereich der „interaktionellen" Beziehungen);

2) der Kreis der *Gesundheitspolitik* und *-versorgung,* des Krankenhaus- und des Krankenkassenwesens, auch der Fragen der Pharmaindustrie und überhaupt des Fortschrittes in medizinischer Forschung und Technologie (die „strukturellen" Probleme);

3) der Bereich der *Gesundheitserwartungen* und des tatsächlichen Gesundheitsverhaltens der Bevölkerung, einschließlich der Einstellung zu Krankheit, Schmerzen und zum Tod.

Im *ersten* Problemfeld scheinen die Mediziner das letzte Wort haben zu wollen (bis vor kurzem jedenfalls), im *zweiten* stehen sie im Kontakt und nicht selten im Konflikt mit Juristen, Finanzexperten und der Öffentlichkeit, im *dritten* sind Eltern, Ärzte, Lehrer und die Massenmedien am Werk. Man möchte zunächst vermuten, daß der erste Bereich den zweiten und dann der zweite den dritten beeinflußt, aber es spricht vieles dafür, daß der Einfluß in umgekehrter Richtung stärker ist. Die Erwartungen und das Verhalten der Bevölkerung, die Ängste und Gewohnheiten und Vorlieben – von finanziellen Faktoren gar nicht zu reden – bestimmen zum großen Teil die Gesundheitspolitik und damit auch die Struktur der Versicherungen und des Krankenhauswesens. Und dieser Bereich übt bestimmte Zwänge aus auf das tatsächliche Verhalten der Ärzte gegenüber den Patienten und umgekehrt. Zudem ist es wichtig, daran zu denken, daß Gesundheitspolitik und Fragen des Fortschritts der Forschung und Technologie gar nicht abtrennbar sind von den großen sozial- und weltpolitischen Zusammenhängen. Die medizinische Unterversorgung des größten Teiles der Menschheit stellt an sich schon das größte medizinethische Problem dar.

In bezug auf den *ersten* der drei genannten Problemkreise möchte man sich verantwortliche Ärzte und Therapeuten wünschen, denen diese Dimension der Probleme bewußt ist und die neben der intellektuellen Einsicht und persönlichen Einsatzbereitschaft auch die ethische Kultur, Reife und Erfahrung haben, wichtige Entscheidungen zu treffen und Richtlinien zu erstellen und zu vertreten.

Man möchte darum auch beklagen, daß die Ärzte in ihrer Ausbildung im deutschen Sprachbereich herzlich wenig, wenn überhaupt, von kompetenter Seite her mit medizinethischen Überlegungen und sorgfältigen Reflexionen in Berührung gebracht werden. Dies ist schon in den Niederlanden, teilweise in Großbritannien und nahezu an allen bedeutenderen Ausbildungsstätten in den USA ganz anders. Freilich kann man sich fragen, ob medizinethische Sensibilität, Kompetenz und Reife durch Kurse oder Lehrbücher vermittelt werden können (s. 7.1). Immerhin ist die Resonanz medizinethischer Aktivitäten an den verschiedenen Humanity Departments in den Medical Schools in den USA recht beachtlich.

In bezug auf den *zweiten* Problemkreis möchte man sich eine radikale und wirklichkeitsnahe Analyse der Strukturen und die Bereitschaft zu entscheidenden Neuerungen im jeweiligen nationalen und im internationalen Gesundheitswesen wünschen. Bislang sind aber die internationalen Gesundheitsorganisationen mit ihren Richtlinien und Forderungen weitgehend einflußlos geblieben. Ein echter Lernprozeß oder Austausch zwischen verschiedenen Ländern und Kulturen hat noch kaum begonnen. Ebenso bestehen völlig unterschiedliche und unbefriedigende internationale Regelungen im Hinblick auf pharmazeutische Produkte, ihre Verwendung, ihren Export und ihre Preise.

Im *dritten* Problemkreis liegt die größte Fülle von unerledigten Aufgaben. Schulen und Kirchen, Elternhäuser und Massenmedien haben in der Gesundheitserziehung trotz vieler Bemühungen die ständig anwachsenden Gefahren nicht genügend bannen können. Alkoholismus und Drogenmißbrauch (auch durch mangelnde Verantwortung der Ärzte in überzogener Verschreibung von Medikamenten), eine fahrlässige Einstellung zur physischen und psychischen Gesundheit, die Ausklammerung von Behinderten und die Tabuisierung von Krankheit und Tod im Alltag signalisieren die ungelösten Probleme, die sämtlich eine direkte Rückwirkung auf medizinethische Entscheidungsmuster haben. Über diese und ähnliche Klagen ist leicht ein breiter Konsens zu erreichen, nicht aber über Maßnahmen zur Behebung der Mißstände.

Probleme aus dem Bereich der medizinischen Ethik sind in den vergangenen zwei Jahrzehnten in zunehmender Häufigkeit reflektiert, diskutiert und der Öffentlichkeit bewußt gemacht worden. Dabei hat sich herausgestellt, daß folgende Grundeinstellungen und Gewohnheiten der Sache kaum dienlich sind:

- das Festmachen der medizinischen Ethik in erster Linie an Grenzfällen statt am Alltag;
- die Suche nach einem angeblich existierenden ethischen Totalsystem, von dem her dann Einzelurteile abgeleitet werden;
- die Bestrebung, ethische Probleme mit der einfachen Alternative „richtig/falsch" anzugehen, so, als seien ethische Urteile nach dem Modell der Mathematik zu fällen;
- die Reduktion medizinischer Ethik auf ärztliche Berufsethik, so als bestünde von den drei oben genannten Problemfeldern der medizinischen Ethik nur das erste;

– die Unterschätzung der sozialpolitischen und weltpolitischen Dimensionen
medizinethischer Fragen und schließlich
– die Verwechslung von Berufsroutine mit echter ethischer Verantwortung.
Es steht wohl außer Frage, daß die Vielschichtigkeit medizinethischer Gedankengänge und Begründungszusammenhänge hohe Anforderungen an Praktiker und Theoretiker stellen und daß begründete Entscheidungen nicht nur emo-
tionales Engagement voraussetzen, sondern auch das Bewußtsein für den Reich-
tum unserer kulturellen und religiösen Traditionen. Auch wenn viele am therapeutischen Prozeß Beteiligte dadurch überfordert sind, besteht kein Grund, sie
aus ihrer Verantwortung für die ethische Dimension zu entlassen.


**Zusammenfassung**

Ethisches Fragen hat seinen Grund nicht in der Kenntnis der natürlichen Bedürfnisse des Menschen, in den Wissenschaften oder in der Jurisprudenz, sondern in
der „Erfahrung des Mangels."

Ethik steht in der Gefahr, entweder viel zu eng als ein „Fach" für Spezialisten
verstanden zu werden, an die ethische Probleme delegiert werden können, oder
sie wird der reinen Willkür preisgegeben, so als ginge es dabei nur um die
Äußerung von persönlichen Präferenzen und subjektiven Meinungen. Ethik dagegen bemüht sich, „objektiv" zu sein, d. h. die verschiedenen Varianten und
Konsequenzen der Entscheidung abwägend, nachzudenken und entsprechend zu
handeln.

Im Bereich der medizinischen Ethik ist es deshalb sinnvoll, zu unterscheiden
zwischen den *ethischen* und den *medizinisch-sachlichen Aspekten* eines Problems. Bei den ethischen Komponenten eines Problems sind letztlich alle Laien;
auch die Ärzte mit ihrem medizinischen Fachwissen haben keinen Vorrang.

Das Gesamtgebiet der medizinischen Ethik umfaßt nicht nur den Bereich der
*ärztlichen Ethik*, sondern auch den Bereich der *Gesundheitspolitik und -versor-
gung* sowie den Bereich der *Gesundheitserwartungen* und des *tatsächlichen Gesundheitsverhaltens der Bevölkerung*.


## 2.1  Die Ebene der interaktionellen Beziehungen


In der Beziehung von Arzt oder Therapeut und Patient – erst recht freilich auf
den anderen oben genannten Ebenen breiter sozialer Wirklichkeit – stoßen die
beteiligten Menschen nicht wie geschichtslose Wesen aufeinander. Charakterisierungen eines Menschen – z. B. auf Karteikarten – nach Beruf, Alter,
Hautfarbe und Familienstand oder gegenwartsbezogene Diagnosen seiner auf-
getretenen Krankheitssymptome sind arge Reduktionen der eigentlichen Wirklichkeit eines Menschen. Sie sind wie Einzelbilder, wie momentane Ausschnitte

aus einem Ganzen, aus einer Geschichte. Vielleicht repräsentieren sie das Ganze zufällig recht gut, vielleicht geben sie aber auch ein trügerisches Bild.

Aus *zwei Quellen* können wir lernen (oder daran erinnert werden, wenn wir es schon erfahren haben), daß „der Mensch das ist, was er über sich erzählen könnte". Die eine Quelle ist die hebräische Bibel, das *Alte Testament* mit seiner stark ausgeprägten Art, menschliche und soziale Wirklichkeit nicht abstrakt, sondern durch das Erzählen und Nacherzählen von konkreten Geschichten einzufangen. Diese Quelle ist durch die Wissenschaft neu erschlossen worden, denn seit einigen Jahrzehnten ist die alttestamentliche Wissenschaft nach einer langen Zeit, in der das Alte Testament in übersystematischer Weise wie eine Sammlung von „Wahrheiten" gelesen worden war, der Wiedergabe von *Wahrheit* durch das *Erzählen von Geschichten* auf der Spur. Die Menschen im alten Israel wollten nicht bestimmte Konzepte ausdrücken, sondern ihre Geschichte mit ihrem Gott und mit sich selber erzählen, reflektieren, kritisieren und freilich auch weiterführen.

Die andere Quelle ist die *Psychoanalyse*. Alle analytisch orientierte Psychotherapie beruht auf der Einsicht, daß ein Mensch das „ist", was er oder sie von sich erzählen und berichten können, was sie als ihre „Geschichte" erlebt haben und auch ausdrücken können. In der einschlägigen amerikanischen Literatur, sowohl in der Theologie als auch in der Psychotherapie, ist das ins Deutsche mehr oder minder unübersetzbare Wort „story" in den letzten Jahrzehnten oft verwendet worden, um diesen Sachverhalt anzuzeigen. Es geht darum, daß nicht nur eine Gruppe oder ein Volk – wie z. B. Israel –, sondern auch ein individueller Mensch seine Geschichte, seine „story" „bewohnt".

Unter „bewohnen" versteht man dabei das Akzeptieren seiner eigenen Geschichte, von der frühesten Kindheit über die Entwicklungsjahre bis hin zum jungen Erwachsenen, zum mittleren Alter und zu den Situationen des Älterwerdens, mit allen Gefahren, Niederlagen, Erfolgen und glücklichen Erfahrungen. Ein psychisch gesunder Mensch akzeptiert diese „story", ein psychisch Kranker lebt mehrere Geschichten, mehrere „stories" parallel nebeneinander, er kann sie nicht integrieren, erlebt sich nicht als einen ganzen, runden, erlebniskräftigen Menschen. Das entscheidende Therapieziel in der Psychotherapie (wenn sie angeleitet ist von der Theorie der Psychoanalyse), ist ganz zweifellos dieses: Der Patient soll seine eigene Geschichte, seine „story", sehen, verstehen und v. a. auch akzeptieren lernen; er soll in ihr seine Identität finden und bejahen, so daß ein Weiterleben möglich und sinnvoll wird (Ritschl 1982).

Diese Sicht des Therapieziels kann auch die Überlegungen zur medizinischen Ethik in Gestalt der ärztlichen Ethik entscheidend bereichern. Die großen psychosomatisch orientierten Ärzte der Heidelberger Schule, etwa Ludolf von Krehl (Jacob 1985), Richard Siebeck (1949) und Viktor von Weizsäcker (1943, 1951), mögen als hervorragende Vertreter eben jener Sicht gelten, die niemals darauf verzichten wollten, einen Patienten in seiner „Gesamtstory" zu sehen. Die biographische Anamnese ist ein entscheidender Bestandteil dieser psychosomatischen Sichtweise. In neuer Form finden wir diese theoretische Grundeinstellung auch durch Michael Balint (1951) und A. Dührssen (1981) ausführlich begründet und vertreten (s. 7.3). Sie wird heute in hunderten von Balint-Gruppen in vielen Ländern von Ärzten und Therapeuten eingeübt. Es geht hier nicht um Einzelexperimente einer besonderen Schule, sondern um die konsequente Anwendung dessen, was viele erfahrene Praktiker ohnehin wissen: die momentane Erkrankung des Patienten und das mit dieser Erkrankung vielleicht gegebene ethische Problem sind wie ein Einzelbild aus einem langen Film aufzufassen. Der „Film" ist das Gesamt der Geschichte, der „story" des Patienten in der vielfältigen Verflechtung seiner Beziehungen zu den Angehörigen, den Berufskollegen und letztlich – von ganz großer Wichtigkeit freilich – auch zu Vater und Mutter in der entscheidenden Zeit der frühen Kindheit.

Diese Einsichten kommen der medizinischen Ethik darum zugute, weil auch sie ihre Entscheidungen nicht nur auf der Basis momentaner Einsichten oder durch die Anwendung übergeordneter Prinzipien, aus denen einfach deduziert wird, begründen kann. Zur Entscheidung steht das Leben, die Art und Weise zukünftigen Lebens von bestimmten Menschen; diese Entscheidung ist auf die institutionelle und die kulturelle Ebene bezogen. Die Probleme betreffen wirklich lebende Menschen und nicht theoretische, ethische Sachverhalte. Auch jede ethisch begründete ärztliche Entscheidung bestimmt den Fortgang einer Geschichte, einer „story" eines Menschen oder einer Gruppe. Die abgeschätzte Weiterführung dieser „story", die antizipierte „story", ist der Fluchtpunkt, auf den hin ärztliche Entscheidungen getroffen werden.

Wenn dies richtig ist, so berühren sich die theoretischen Überlegungen zur Frage der Therapieziele weitgehend mit den grundsätzlichen Erwägungen zur Zielsetzung medizinischer Ethik. Diese Erfahrung bestimmt besonders die heutige Praxis der Allgemeinmedizin (Ritschl 1988) in den USA, der sog. „family medicine", aber auch die Arbeit der Balint-Gruppen (Luban-Plozza u. Balint 1978) und die psychosomatisch orientierte Medizin im allgemeinen (s. 7.3). Die Deckung von Therapiezielen und Kriterien ärztlich ethischer Entscheidungen, die so offensichtlich erscheint, wenn die Gesamtstory eines Patienten (oder einer Gruppe oder gar einer Bevölkerung) nicht aus dem Auge verloren wird, hat jedoch ihre Grenzen. Das „Weiterleben" eines einzelnen Patienten etwa ist nicht immer und ohne Probleme zugleich als das Ziel therapeutischen Handelns und als ethisch geboten zu verstehen. Das „Weiterleben" kann auch die Form der Ars moriendi annehmen und die ärztliche Begleitung die zum sinnvollen Sterben sein (Ritschl 1985). Bedenkt man diese offenen Probleme, so zeigt sich schnell, wie unscharf die oft gepriesene, alte Maxime des *nihil nocere* letztlich ist. Weder die Festlegung der Therapieziele i. allg. noch die Leitlinien für medizinethische Entscheidungen lassen sich auf einfache Formeln bringen.

Bei den Überlegungen über die Interaktionen zwischen Arzt und Patient, Angehörigen und Patient, Ärzten und medizinischem Personal im Hinblick auf einen Patienten darf nicht die Tatsache übersehen werden, daß all diese Personen ihrerseits ihre Geschichte, ihre „story" haben. Der Kontrast zwischen der „story" eines Patienten und der anderer Menschen kann durch Generationsunterschiede, kulturelle Differenzen und anderes stark bestimmt sein. Er zeigt sich heute besonders kraß bei der Behandlung von Arbeitnehmern aus anderen Ländern, ja aus ganz fremden Kulturen und Religionen. Ärzte, Therapeuten, sowie Pfleger in den USA mit ihren wichtigen sog. ethnischen Minderheiten haben uns Europäern in dieser Hinsicht einige Erfahrungen voraus. Wie kann ein Arzt oder Pfleger sich in die ihm ganz fremde Lebenswelt und in den Gang der „story" eines ostasiatischen Patienten, eines algerischen muslimischen Gastarbeiters hineindenken? Wir würden die hohen Anforderungen an die moderne medizinische Ethik mißdeuten, wäre uns nicht die Fülle der noch ungelösten Aufgaben bewußt, die uns gerade in dieser Hinsicht bedrängen.

Auf besonders deutliche Weise fügen sich die Ziele verantwortlicher Medizinethik mit der ärztlich-therapeutischen Tätigkeit ineinander in der *familienbezogenen* Medizin (Ritschl u. Luban-Plozza 1987). Die Wahrnehmung der Familie des Patienten bedeutet die Einsicht, daß das „System" des Erkrankten Träger der Krankheit sein kann, daß die Krankheit nicht nur im einzelnen ruht, sondern daß sie – bildlich gesprochen – im System, in der Familie „wohnt". Die Patienten begegnen uns zwar als Symptomträger, aber die Wurzeln ihrer Erkrankungen mögen – das ist der Grundansatz der familienbezogenen Psychosomatik – in der Familie liegen. Die ärztlich-therapeutische Blickrichtung geht darum vom Symptom auf den ganzen Menschen und von dort auf die Familie (bzw. andere, wichtige Bezugspersonen). Nicht anders ist es mit der ethischen „Blickrichtung": Die ethische Entscheidung betrifft auch nicht nur ein Einzelphänomen, genau genommen auch nicht einen einzelnen Menschen, sondern das Gefüge, das „System", in dem dieses Leben gelebt wird.

Mit Recht ist dieser Erweiterung des Blickfeldes vom Symptom auf den Patienten und von dort auf das familiäre System in der Neuregelung der sog. psychosomatischen Grundversorgung Rechnung getragen worden, denn nun soll auch das *Gespräch* abrechnungsfähig sein (Ritschl 1989). Es ist Teil verantwortungsvoller Therapie. In ihm schließen sich nicht selten ärztliche und ethische Aufgaben und Ziele zu einer Einheit zusammen.


## Zusammenfassung

Charakterisierungen eines Menschen sind immer Reduktionen seiner eigentlichen Wirklichkeit. Der Mensch „ist", was er oder sie von sich erzählen kann, er oder sie sind, was sie als ihre „Geschichte" („story") erlebt haben und ausdrücken können. Nicht nur Gruppen oder Völker (wie z. B. Israel), sondern auch ein individueller Mensch „bewohnt" seine „story".

Entscheidungen im Bereich der medizinischen Ethik sind daher nicht bloß auf der Basis momentaner Einsichten oder durch Anwendung übergeordneter Prinzipien zu begründen. Der Patient ist in seiner „Gesamtstory" zu sehen, die momentane Erkrankung als ein Einzelaspekt der „Geschichte" des Patienten. Ärztliche Entscheidungen sind im Blick auf die „antizipierte story" des Patienten zu treffen.

Hohe Anforderungen an die medizinische Ethik stellt dabei die Interaktion zwischen Arzt, Patient und Umfeld des Patienten. Auch das medizinische Personal lebt in seiner jeweils eigenen „story", die unter Umständen in starkem Kontrast zur „Geschichte" des Patienten stehen kann. Ärztlich-therapeutische Entscheidungen betreffen auch nie allein den Patienten als Individuum, sondern immer das ganze „System", in dem dieser sein Leben lebt.

## 2.2  Strukturelle Fragen

Die ethische Dimension struktureller Rahmenbedingungen wird traditionell unterschätzt, denn diese gelten weithin als wertfreie Orientierungspunkte, gleichsam als „objektive" Bedingungen für das eigene Tun. Dies gilt nicht nur im Zusammenhang mit den Fragen der medizinischen Ethik, sondern in gleichem Maße auch für andere ethisch bedeutsame Bereiche, wie z. B. die Wirtschaftsethik oder die politische Ethik.

Die systematische Minderschätzung der ethischen Dimension mag damit zusammenhängen, daß die vorhandenen Strukturen für die jeweils Betroffenen, d. h. für die in einem bestimmten Augenblick handelnden Menschen, seien es Ärzte oder andere im Gesundheitswesen Beschäftigte, seien es Patienten, als ein unveränderbarer Rahmen erscheinen, der nicht hinterfragt wird und auch im Augenblick des Handelns nicht weiter hinterfragt werden kann. Dieser strukturelle Rahmen definiert jedoch ganz entscheidend, welche Möglichkeiten, welche Handlungsalternativen den Handelnden im konkreten Fall zur Verfügung stehen (Wittkämper 1982; vgl. 1.4). „Beteiligte und Betroffene"[1] leben und agieren in einem strukturellen Rahmen, der die Leistungen der Art und dem Umfang nach ebenso definiert wie die Form und die Höhe ihrer Honorierung, der die Grenzen der Versorgungsmöglichkeiten beschreibt, aber auch die vorhandenen Versorgungsalternativen, der ökonomische, berufliche und soziale Anreize etabliert und Fehlverhalten sanktioniert.

Die Herausbildung eines strukturellen Rahmens für einen großen und bedeutsamen gesellschaftlichen Bereich, wie es das Gesundheitswesen darstellt, ist selbst jedoch weder wertfrei noch folgt sie objektiven Kriterien. Sie vollzieht sich auch nicht als autonome Festsetzung durch eine ausschließlich gemeinwohlorientierte staatliche Gewalt, die sich nur von medizinisch objektiv nachvollziehbaren Kriterien leiten läßt, sondern sie ist das Ergebnis der Durchsetzungsfähigkeit widerstreitender Gruppeninteressen im Prozeß demokratischer Willensbildung (Dettling 1976). In ihm werden neben den rein medizinischen Tatbeständen selbstverständlich politische, ökonomische und eine Vielzahl spezifischer Gruppeninteressen geltend gemacht und machtvoll vertreten (v. Arnim 1977).

Schon hier schimmert durch, daß die genannten drei Ebenen der medizinischen Ethik (s. Kap. 2), der Bereich der „interaktionellen" Beziehungen (s. 2.1), der

---

[1] Zu dieser Unterscheidung s. Kirsch (1974).

Bereich der „strukturellen" Probleme und der Bereich der „kulturellen" Werthaltungen (s. 2.3) sich nicht in einem einfachen Ursache-Wirkung-Muster anordnen lassen, sondern daß diese Problemlagen in erheblichem Maße miteinander vernetzt sind. Es wirken die Bedingungen des Regelkreises, der sich bisher jedenfalls auf einem immer höheren Niveau der medizinischen Versorgungsmöglichkeiten stabilisiert. Dies bedeutet für die medizinische Versorgung eine erhebliche Wachstums- und Fortschrittsdynamik mit allen Konsequenzen für Organisation und Finanzierbarkeit dieses gesellschaftspolitisch zentralen Bereiches (Herder-Dorneich 1976).

Die Wachstums- und Fortschrittsdynamik ist von der kulturellen Ebene insoweit geprägt, als sie der Suche nach dem besseren Leben entspringt (s. 2.3 – 3. „Besseres Leben ist besser"). Das technisch-naturwissenschaftliche Zeitalter mit seinen scheinbar unbegrenzten Möglichkeiten dominierte – und dominiert trotz seiner Widersprüche noch immer – auch in der Medizin. Die moderne Medizin ist ohne dieses technisch-naturwissenschaftliche Weltverständnis nicht denkbar.

Die Wachstums- und Fortschrittsdynamik ist jedoch auch von der Ebene der „Interaktion" zwischen Arzt und Patient geprägt (s. 5.1). Durch Nachweis der Fortschrittlichkeit (technische Ausstattung der Praxis, Anwendung moderner Diagnose- und Therapieverfahren, etc.) stabilisiert der Arzt bei seinen Patienten seine Akzeptanz; sie wird zum Mittel, mit dessen Hilfe er sich von konkurrierenden Kollegen positiv unterscheidet.[2] Ein gegenseitiges „Aufrüsten" der medizintechnischen Ausstattung der Praxen und damit einhergehend ein ökonomischer Druck auf „Auslastung" der kostenintensiven Geräte ist die zwingende Konsequenz.

Diese Entwicklung braucht historisch gesehen eine „Initialzündung", eine Finanzierungsgrundlage. Im folgenden sollen deshalb die strukturellen Entwicklungslinien auf der Seite des (Ver)sicherungssystems, also der Finanzierungsgrundlagen (2.2.1), und die parallel dazu sich entwickelnden Angebotsstrukturen (2.2.2) skizziert werden.


## 2.2.1 Strukturentwicklung des (Ver)sicherungssystems

Eng vernetzt mit der aufkommenden Industriegesellschaft und dem dadurch bedingten weitgehenden Verlust intakter sozialer Netze, entwickelte sich die Medizin mit ihren diagnostischen und therapeutischen Möglichkeiten. Von dieser Entwicklung abhängig  waren alle Versuche, breite Bevölkerungskreise gegen die existenzbedrohenden Risiken von Krankheiten zu sichern (vgl. Rolf et al. 1988).

Solange Krankheit als naturgegeben erfahren oder erlitten wurde, war auch die Familie der „natürliche" Ort der Sicherung; solange der kulturelle und politische

---

[2] Dazu ausführlich s. Andersen u. v. Schulenberg (1990).

Hintergrund ein Leben in der Dimension „Familie" und in intakten sozialen Netzen möglich machte, bot die Familie auch genügend Schutz vor den existentiellen Risiken von Krankheit, zumal nach dem damaligen Stand der Medizin die therapeutischen Möglichkeiten auch sehr schnell an ihre Grenzen stießen.

Je besser also Krankheiten mit den jeweils modernen Mitteln der Medizin bekämpft werden konnten, um so notwendiger wurden damit auch „moderne" Formen der Sicherung außerhalb des Familienverbundes. Je mehr diese andererseits in kollektiven „Gefahrgemeinschaften" oder Solidargemeinschaften gebildet wurden, um so stärker wurde die Dynamik des Fortschritts in der Medizin auf Grund der nun möglichen Finanzierbarkeit.

Es entstanden in enger Anbindung an bestimmte Entwicklungsstufen der Kultur, der Arbeitsteilung, der Organisation und des medizintechnischen Standards verschiedene Formen der Sicherung vor Lebensrisiken und der Versicherung gegen die finanziellen Folgen von Krankheit. Gemeinsam war allen, daß Menschen zunächst freiwillig Opfer brachten, um in Not befindlichen Mitmenschen zu helfen und auch selbst die Gewißheit zu haben, im Falle der Not gesichert zu sein.

Der Gedanke der solidarischen Absicherung gegen die Wechselfälle des Lebens wurde zu einer sozialstaatlich tragenden Idee (Achinger 1958; Kaufmann 1981) und in ihrer konkreten Ausformung als selbstverwaltete Sozialversicherung zu einer spezifisch deutschen sozialstaatlichen Tradition (vgl. Bogs 1982; Herder-Dorneich 1982).[3]

Nun ist es eine sozialethisch höchst bedeutsame Aufgabe, die Bedingungen und die Belastungen innerhalb der Solidargemeinschaften so zu ordnen, daß die Idee der Solidarität der Mitglieder nicht überstrapaziert wird. Für sie gilt auch die Mahnung Oswald von Nell-Breunings, wonach Moral ein knappes Gut ist,

---

[3] Zur Sozialgesetzgebung Bismarcks: Die Politisierung des Problems Krankheit führte im Endeffekt zum „Gesetz betreffend die Krankenversicherung der Arbeiter" vom 15. 6. 1883, welches am 1. 12. 1884 in Kraft trat und untrennbar mit dem Namen Bismarck verbunden ist. Über die politischen Motive der Gesetzgebung Bismarcks besteht in der historischen Wissenschaft keine gesicherte und unbestrittene Klarheit. Bismarck selbst hat über sein politisches Handeln in seinen Lebenserinnerungen in größter Sorgfalt Rechenschaft abgelegt, die für die Sozialversicherung so immens wichtige kaiserliche Botschaft jedoch mit keinem Wort erwähnt. Die übliche Version zu den Motiven für die Sozialgesetzgebung ist die These von „Zuckerbrot und Peitsche". Danach ist Bismarck der zynische Machtpolitiker, der den aufkommenden „vierten Stand" – die aufsässige Arbeiterschaft – durch das repressive Sozialistengesetz zähmen und durch die Sozialgesetze mit dem absolutistischen Deutschland versöhnen wollte. Eine zweite Version ist die von der „christlichen Barmherzigkeit", die Bismarck idealisierend als modernen und aufgeschlossenen Staatsmann betrachtete und hinter den Sozialgesetzen ein christliches Motiv zur Lösung der sozialen Frage sieht. Schließlich, eine dritte und gegenwärtig viel beachtete Version: sie sieht in der Sozialgesetzgebung Bismarcks den Versuch, eine Art Volksvertretung auf ständischer Grundlage – eine zweite Kammer – aufzubauen und neben den für ihn oft unbequemen Reichstag zu stellen. Obwohl diese Versionen z. T. miteinander konkurrieren: falsch sind sie wohl alle nicht. Für alle lassen sich Belege – z. T. von Bismarck selbst – anführen; und alle Motive haben in der Geschichte Spuren hinterlassen.

und man deshalb vorsichtig damit umgehen und es nur dann verlangen sollte, wenn es nicht möglich ist, durch zweckmäßige positive Ordnungen auf eine subjektive Anstrengung des einzelnen zu verzichten. Hier wird deutlich, wie ethisch begründete Entscheidungen durch Strukturbedingungen („positive Ordnungen") geprägt werden können (s. 1.4).

Das Element der Freiwilligkeit, verstanden als Freiheit der Entscheidung zur Beteiligung an Solidargemeinschaften, konnte nur beschränkt diese sozialpolitische Leitidee ausformen. Dort, wo die materielle Not groß ist, dort, wo der „nächste Tag" im Zentrum der Gedanken steht, kann freiwillige Vorsorge für ein zukünftiges Risiko (Krankheit, Alter, Unfall) nicht erwartet werden: Gesundheitsgüter sind Zukunftsgüter (Herder-Dorneich 1980, S. 7 ff.), deren Wert systematisch mindergeschätzt wird. „Freiwilligkeit" setzt zunächst die Einsicht in die Notwendigkeit dieser „Versicherung" voraus, sie setzt aber auch das materielle „Vermögen" zur Beteiligung voraus. Beides konnte bei den gegebenen gesellschaftlichen Verhältnissen in der Gründungsphase der Sozialversicherung jedoch nicht vorausgesetzt werden. Deshalb mußte das Element der Freiwilligkeit ergänzt werden um das Element des Zwanges, um den Zwang zur Bildung von Versicherungskollektiven und den Zwang zum Beitritt zu diesen. Hier wird allerdings auch die Ambivalenz der sozialpolitischen Errungenschaften deutlich: Das Spannungsverhältnis zwischen Freiheit und Bindung stand nicht nur bei der Gründung einer sozialen Krankenversicherung Pate, sondern es begleitet die sozialpolitische Willensbildung und die konkrete Ausformung des gesamten Krankenversicherungssystems bis heute.

Freiheit, verstanden als Gestaltungs- und Wahlfreiheit, konkret die Freiwilligkeit zur Bildung von Risikogemeinschaften, bietet die Chance auf Vielfalt, auf Alternativen, damit auf Innovation und Kreativität. In ihr liegt die Chance der Bewährung verschiedener Möglichkeiten, die Chance des Voneinander-Lernens und schließlich die Chance, daß sich die von den Betroffenen selbst gewünschte Alternative auch durchsetzt.

Bindung, konkret der Versicherungszwang, bietet diese Vorteile nicht; im Gegenteil: Sie vermischt unterschiedliche Wünsche der Betroffenen, potenziert Fehler des Systems und lähmt, wenigstens tendenziell, das Engagement des einzelnen, weil sich jeder auf die Lösung seiner Probleme durch andere verläßt.

Zwang ist jedoch ein kurzfristig wirksames Rezept und politisch deshalb immer schnell zur Hand, wenn der Problemdruck groß ist. Er war in den 80er Jahren des vorigen Jahrhunderts aus mehreren Gründen groß: Die Arbeiterschaft radikalisierte sich und organisierte sich politisch; Krankheit wurde zu einer Massenerscheinung der Industriegesellschaft; mit der „Fabrik" traten neben die alten Krankheiten neue Krankheitsbilder; schlechte Ernährung und die unzureichenden Wohnverhältnisse in Arbeitervierteln produzierten ihrerseits Krankheiten.

Krankheiten wiederum bedeuteten nicht nur körperliches Leid; damit wurde man wie bisher auch recht und schlecht selbst fertig. Zusätzlich bedeuteten sie aber jetzt auch Lohnausfall, der die Familie insgesamt bedrohte. Dagegen war mit der alten patriarchalischen Fürsorge, wie sie traditionell auf dem Lande geübt wurde, nicht anzukommen. Auch private und kirchliche Mildtätigkeit konnte hier nur ergänzend am Rande korrigieren. Krankheit war zu einem politischen Problem geworden, das eine politische Antwort erforderte (Frevert 1984).

Es war deshalb schon ein qualitativer Sprung in der sozialen Entwicklung, der mit dem „Gesetz betreffend der Krankenversicherung der Arbeiter" vom 15. Juni 1883 eingeleitet wurde. Es hat vieles damit begonnen und vieles wurde auf Bevölkerungskreise übertragen, die zuvor ohne jeglichen Schutz waren:

– der Aufbau eines konkreten Leistungsrahmens der Krankenversicherung;
– die Ausbreitung ärztlicher Versorgung in Bevölkerungsschichten, die vorher kaum jemals einen Arzt gesehen hatten;
– die Befreiung der Arbeiterfamilien von Lebensangst, wenn der „Ernährer" krank wurde;
– die Mutterschaftshilfe;
– die Aufklärung über Hygiene und Volksgesundheit und über alle jene Leistungen, die uns heute in der medizinischen Versorgung selbstverständlich geworden sind.

Der Staat hatte mit diesem Schritt die Bedingungen geordnet und die Strukturen definiert, in denen sich Solidarität von nun an entwickeln konnte. Er hat ein System mit hoher sittlicher Begründung geschaffen, mit solidaritätsstiftender Wirkung, ein System, das die gesellschaftlichen Voraussetzungen dafür schuf, daß die angemessene medizinische Versorgung keine Frage der individuellen Leistungsfähigkeit mehr bleiben mußte, sondern die Gemeinschaft für den einzelnen in Haftung trat.

Indem mit dem Sachleistungsprinzip das finanzielle Element bei der Inanspruchnahme ärztlicher Leistungen ausgeschaltet wurde, was verteilungspolitisch gesehen v. a. den unteren Gesellschaftsschichten zugute kam, wurden durch die Strukturierung des Leistungsangebots zugleich die notwendigen Bedingungen dafür geschaffen, daß auf einer gesicherten finanziellen Grundlage medizinische Berufe etabliert, Forschungskapazitäten aufgebaut, in neue Diagnose- und Therapieverfahren investiert werden konnte. Damit konnte sich auch die Dynamik entwickeln, die unser heutiges Medizinsystem ausmacht.[4]

Die Entwicklung von freiwilligen Solidargemeinschaften zu unserem heutigen, für rund 90 % der Bevölkerung Schutz bietenden System der sozialen Krankenversicherung birgt in sich jedoch auch eine Vielzahl sittlich bedeutsamer Problemstellungen. Indem der einzelne von Lebensrisiken entlastet wird, werden seine Entscheidungsgrundlagen, seine Verantwortung, sein Risiko und seine Anspruchsnormen verändert. Der Betroffene ändert sein Verhalten. Parallel dazu verändern sich die Bedingungen der ärztlichen Tätigkeit. Die altruistisch-wohltätige Funktion des Arztes in der alten patriarchalischen Ordnung wird zunehmend durch eine unternehmerische Funktion und Motivation ersetzt.[5]

---

[4] Zur Wirkung unterschiedlicher Steuerungssysteme s. Neubauer (1984).
[5] Zur Änderung des Verhaltens in Kollektiven s. Olson (1968).

Die sozialpolitisch wichtige Frage, „Wer bedarf des Schutzes solcher Solidargemeinschaften?", betrifft nicht nur die Ebene ökonomischer oder politischer Sachlogik, sondern in hohem Maße auch den Gerechtigkeitsgehalt unserer sozialpolitischen Strukturen; sie beinhaltet eine sozialethische Wertentscheidung. Sie darf deshalb nicht verkürzt allein unter dem Teilaspekt der Frage „Wer bedarf des Schutzes?" beantwortet werden, sondern sie muß um die Frage „Was braucht die Solidargemeinschaft?" ergänzt werden. Konkret: Die Frage, welche Personen in einem Sozialversicherungssystem erfaßt werden müssen, um die Versichertengemeinschaft aus sich selbst heraus finanziell leistungsfähig zu halten und Solidarität überhaupt organisierbar zu machen, ist die sozialethische Ergänzung zur Frage nach der Schutzbedürftigkeit (s. unter 5.1 – Beispiel „Versicherungsalternative").

Eine der grundlegenden Fragen lautet: Ist es sittlich also begründbar, Personen oder Personengruppen in eine kollektive Sicherungsform zu zwingen, obwohl sie individuell des Schutzes nicht unbedingt bedürfen, die Gemeinschaft jedoch ihre individuelle Leistungsfähigkeit braucht? Diese Frage muß bis heute in jeder politischen Auseinandersetzung um Reformen in der gesetzlichen Krankenversicherung unter den Stichworten „Versicherungspflichtgrenze" und „Beitragsbemessungsgrenze" von neuem diskutiert und von neuem entschieden werden.

Der grundlegende Unterschied zwischen einer Privat- und einer Sozialversicherung liegt ja darin, daß erstere das individuelle Risiko zur Grundlage der Prämienkalkulation macht, während letztere die Leistungsfähigkeit der Versicherten zum Maßstab für die Höhe ihrer Beiträge erhebt.[6] Die Sozialversicherung ist damit in der Lage, jenseits individueller Risiken sozialpolitische Risiken zu finanzieren, ohne dafür bei den Betroffenen äquivalente Beiträge erheben zu müssen. So dient z. B. ein erheblicher Teil des Beitragssatzes (rund 25%) der Finanzierung der Krankenversicherung der Rentner. Dadurch wird vermieden, daß das hohe Krankheitsrisiko im Alter mit entsprechend hohen und damit sozialpolitisch höchst problematischen Prämien belegt werden muß.

Ein weiterer erheblicher Teil des Beitragssatzes in der gesetzlichen Krankenversicherung (ebenfalls rund 25%) dient dem familienpolitischen Ziel der kostenfreien (Mit)versicherung der ganzen Familie. Der Beitrag eines Junggesellen mit DM 5000 Monatsverdienst ist deshalb genausogroß, wie der Beitrag einer 4-, 5- oder 6köpfigen Familie, in der der Alleinverdiener ebenfalls DM 5000 verdient und durch dessen Beitrag die Familienmitglieder mitversichert sind.

Diese Umverteilungsleistungen (Henke 1985a; Smigielski 1985) in Sozialversicherungssystemen sind nicht funktional zu begründen und entspringen auch nicht der inneren Logik eines Versicherungssystems, sondern sie sind Ergebnis einer sozialethisch begründeten politischen Wertentscheidung. Diese Entscheidung muß von einem hohen Maß an Konsens zwischen allen entscheidenden politischen Kräften getragen werden.

---

[6] Dazu ausführlich Schmähl (1985), insbesondere die Beiträge von Meinhold (S. 13 ff.), Henke (S. 55 ff.) und Smigielski (S. 76 ff.).

Die Finanzierungsgrundlagen jedes Versicherungssystems sind durch übermäßige Ansprüche tendenziell gefährdet. Diese Gefahr ist in umlagefinanzierten Sachleistungssystemen, in denen die individuelle Leistungsgewährung und Inanspruchnahme keine individuellen Konsequenzen (Prämienerhöhungen) mit sich bringt, besonders groß. Von Beginn an begleitete deshalb die gesetzliche Krankenversicherung die Diskussion um die Möglichkeiten der Eindämmung dieser Gefahr. Gerade ein stark sozialorientiertes Versicherungssystem braucht Regeln und Normen, Grenzen der Leistungspflicht und Instrumente zur Beurteilung von Notwendigkeit, Zweckmäßigkeit und Wirtschaftlichkeit. Hier gilt das Wort des großen Ökonomen Walter Eucken, wonach ein sozialethisches Wollen ohne Verbindung zur ökonomischen Sachlogik ohnmächtig ist.

Die Spannung zwischen Freiheit und Bindung bedarf innerhalb des Systems vielfältiger Instrumente der Konkretisierung im Einzelfall. Auch diese Instrumente, die sich aus Überlegungen zu den Fragen ergeben: „Welche Leistungen, d. h. welche therapeutischen Verfahren und welche Heil- und Hilfsmittel umfaßt der Leistungsrahmen?", „Wie sind die Indikationsgrenzen festgelegt?", „Welche Elemente der Selbstbeteiligung werden für welche Leistungen etabliert?" etc. orientieren sich nicht ausschließlich an der Sachlogik, obwohl sie oft anhand eines rein ökonomischen Kalküls gebildet werden. Sie implizieren im Kern ethische und politische Entscheidungen, die die Gerechtigkeitsfrage aufwerfen.

Je weiter wir uns in unserem Sozialversicherungssystem vom gesellschaftlichen Ideal marktwirtschaftlicher Wettbewerbsbedingungen entfernen und in solchen Systemen gleichwohl hohe Freiheitsgrade für die Beteiligten und die Betroffenen beibehalten wollen, um so mehr benötigt dieses System regulierende und damit gesellschaftlich oder politisch sanktionierte Normen, die sozialethisch begründet sein müssen, um von allen Beteiligten akzeptiert werden zu können.[7]

Nach diesen Ausführungen dürfte nicht mehr überraschen, daß die Rahmenbedingungen des Versicherungssystems heute nicht der marktwirtschaftlichen Selbststeuerung überlassen werden dürfen, sondern aus sozialpolitischer Verantwortung regulierende Elemente eingesetzt werden müssen. Aus der einschlägigen Literatur können folgende Argumente für eine Regulierung des Marktes zusammengefaßt werden (nach Wasem 1989; vgl. auch Schicke 1981; Schaper 1978):

- Der Patient ist nicht oder zumindest nicht ausreichend in der Lage, Qualifikation und Qualität der Ärzte und Qualität, Sicherheit und Effektivität von Therapieformen zu beurteilen, so daß Vorgaben für Ausbildungsgänge, Zulassungsfragen und Struktur des Angebotes für erforderlich gehalten werden.
- Gesundheitssicherung ist wenigstens partiell ein „öffentliches Gut", d. h. der Nutzen der Vermeidung oder der rechtzeitigen Behandlung von Krankheit geht über die Interessen der unmittelbar betroffenen Patienten hinaus. Zugleich ist

---

[7] Der Gesamtzusammenhang des skizzierten Problems im Überblick: Endbericht der Enquete-Kommission des Deutschen Bundestages „Strukturreform der gesetzlichen Krankenversicherung" (1990) Drucksache 11/6380 Bonn; vgl. auch Herder-Dorneich (1985); McClure (1985); Henke (1985b).

die Vorsorge vor den Folgen von Krankheit ein klassisches „Zukunftsgut",
das von den Menschen, solange sie gesund sind, vergleichsweise gering geschätzt wird, so daß durch entsprechende gesundheitspolitische Gestaltung ausreichende Prävention und ausreichender Schutz vor den finanziellen Folgen
von Krankheit sichergestellt werden muß.

– Der Patient fragt in der Regel nicht konkrete medizinische Leistungen nach.
  Vielmehr richtet sich sein Wunsch allgemein und unspezifisch auf „Gesundung". Die konkrete Auswahl der zu erbringenden Leistungen bestimmt deshalb der Arzt. Da dieser gegenüber dem Patienten eine „professionelle Dominanz" hat, ist der Patient durch gesetzliche oder kollektivvertragliche Rahmenbedingungen (Gebührenordnungen und Preisregulierungen, Wirtschaftlich-
  keitsprüfungen etc.) zu schützen.

– Die Möglichkeit des Patienten, auf sich ändernde Preise medizinischer Leistungen durch Nachfrageänderungen zu reagieren, ist in Teilbereichen des Gesundheitswesens gering oder überhaupt nicht gegeben; umgekehrt würde eine
  hohe finanzielle Selbstbeteiligung unter Umständen den Verzicht auf die Nach-
  frage medizinisch und gesundheitspolitisch notwendiger Leistungen bewirken.
  Beides begrenzt die für „normale" Märkte typische Möglichkeit, Ausga-
  benhöhe und -struktur durch die preisbewußte Nachfrageentscheidung des
  „Konsumenten" zu steuern, so daß spezifische Finanzierungsformen entwickelt
  werden müssen.

## 2.2.2 Strukturentwicklung des Angebots medizinischer Leistungen

Die strukturellen Fragen auf seiten der Sozialversicherung korrespondieren eng
mit den strukturellen Fragen auf seiten des Leistungsangebotes.

Die Berufe des Gesundheitswesens, seine Institutionen, die medizintechnischen, pharmazeutischen und sonstigen Angebote sind von den Strukturen des
Versicherungssystems abhängig und bedingen diese ihrerseits (Männer u. Sieben
1987; Freidson 1979). In dem Maße, in dem die sozialpolitische Gesetzgebung
das soziale Versicherungssystem abrundete und dynamisierte, verbesserten sich
die strukturellen Bedingungen für die Entwicklung eines technisch und qualitativ
hochwertigen medizinischen Leistungsangebotes. Und in dem Maße, wie das
Leistungsangebot in der Therapie und v. a. in der Diagnostik bisherige Grenzen
durchbrach, entstand neuer Druck auf die Sicherungssysteme.

Dies alles geschah vor einem merkwürdig unscharfen Hintergrund, nämlich
dem des Krankheitsbegriffs. Dieser liegt letztendlich all diesen Fragen zugrunde;
er ist seinerseits nicht ausschließlich medizinisch bestimmt oder über die Zeit
hinweg gleichbleibend, sondern zwischen verschiedenen Kulturen und zwischen
verschiedenen Systemen der sozialen Sicherung (etwa zwischen Frankreich und
Deutschland), aber auch zwischen den Zweigen der sozialen Sicherung sehr
unterschiedlich.

Auf der Grundlage einer Definition der Weltgesundheitsorganisation, nach der
Gesundheit ein „völliges körperliches, seelisches und soziales Wohlbefinden"

bedeutet, kann man sicher keinen Leistungsrahmen für ein durch Solidarbeiträge der Betroffenen finanziertes System schaffen. Und trotzdem, auch vor dem Hintergrund der neueren Entwicklung der Medizin, die von einer Zunahme chronischer Erkrankungen und psychosomatischer und psychosozialer Krankheitsursachen geprägt ist und einen mehr ganzheitlichen, „systemischen" Ansatz des Menschen verfolgt, ist die Aussage von Karl Jaspers treffend, daß letztendlich „der Patient bestimmt, wann er krank ist". Oder, um mit Victor von Weizsäcker zu sprechen: „Das wirkliche Wesen des Krankseins ist eine *Not* und äußert sich als eine Bitte um Hilfe. Ich nenne den krank, der mich als Arzt anruft und in dem ich als Arzt die Not anerkenne. Für die Urteilsaussage ‚dieser ist krank' ist die ‚bestimmende Kategorie': der Arzt" (v. Weizsäcker 1987, S. 13).[8]

Der Krankheitsbegriff, so unscharf er auch immer sein mag und so sperrig er sich für die konkreten Abgrenzungsnotwendigkeiten eines Versorgungssystems darstellt, wird, solange es die gesetzliche Krankenversicherung gibt, vom Versorgungssystem selbst definiert. „Krankheit im Sinne der Krankenversicherung" ist nicht nur eine oft gebrauchte Wendung in der Sozialrechtsprechung, sie ist der fast hilflose Versuch der Definition eines undefinierbaren Problems. Die konkrete Ausgestaltung des Begriffs ist dabei abhängig von den kulturellen Wertvorstellungen der Gesellschaft, von den politischen Arrangements und von der finanziellen Leistungsfähigkeit des Systems selbst. So unterschiedlich wie die Versorgungssysteme, so unterschiedlich sind auch die in ihnen definierten Krankheitsbegriffe. Zu Ende gedacht ergeben sich ethisch problematische Konsequenzen, denn es gibt Länder, in denen Homosexualität als Krankheit definiert wird, Länder, in denen „Systemgegner" in psychiatrischen Einrichtungen „behandelt" werden, und weniger spektakulär, aber nicht weniger problematisch, gibt es immer wieder Versuche, die ökonomischen Zwänge als Kriterium für weitere oder engere Krankheitsbegriffe heranzuziehen.

Sittlich problematisch ist diese Unschärfe des Krankheitsbegriffes v. a. auch deshalb, weil unser Gesundheitswesen an diesen Begriff eine Vielzahl ökonomischer Konsequenzen knüpft. Sie schaffen jedoch für denjenigen, der den Gesundheitszustand des Patienten beurteilen und ihn behandeln soll, einen erheblichen Zielkonflikt, denn nur der kranke Mensch verhilft ihm zu den Prämien (Honoraren), die das System als Behandlungsanreize setzt. Konkret: Nur ein krankhafter Befund legitimiert weitergehende diagnostische und therapeutische Maßnahmen und eröffnet damit auch Abrechnungsmöglichkeiten.

Dasselbe Problem besteht auch im stationären Bereich. Nur wenn Betten belegt sind, werden sie für den Träger rentabel. Kurz: Der Medizinbetrieb lebt von Kranken, nicht von Gesunden. Vielleicht liegt darin ein Grund für unsere hochdifferenzierten diagnostischen und therapeutischen Einrichtungen und Möglich-

---

[8] Zum Krankheitsbegriff aus medizinischer, sozialversicherungsrechtlicher und gesundheitsökonomischer Sicht s. Pohlmeier u. Biefang (1977) sowie Pedroni u. Zweifel (1990).

keiten wie auch für die nur schwach ausgeprägte präventive Ausrichtung unseres Gesundheitssystems.

Ein Blick auf die Entwicklung der ärztlichen Standesorganisationen ist für das Verständnis der heutigen Probleme der Krankenversicherung besonders interessant (vgl. v. d. Schulenberg 1987). Mit der Gründung des Leipziger Verbandes reagierten die niedergelassenen Ärzte bereits um die Jahrhundertwende auf die Situation, daß sie als einzelne nur bedingt ihre Anliegen gegenüber den sich formierenden Krankenkassen durchsetzen konnten. Die Kassen konnten die Vertragsbedingungen sowohl den bei ihnen angestellten Ärzten als auch denen, die sie unter Vertrag nahmen, mehr oder weniger diktieren. Der ärztliche Zusammenschluß und die Verlagerung von Vertragskompetenzen des einzelnen Arztes auf seinen Verband waren die Reaktion auf diese Verhältnisse.

Damit begann ein Prozeß wachsender Organisationsmacht auf seiten der Ärzteschaft. Sie bekamen dadurch im Laufe der Zeit ein strukturelles Übergewicht bei den Auseinandersetzungen mit den Krankenkassen. Dies war nun allerdings auch nicht verwunderlich. Die Ärzte stellen eine relativ homogene Berufsgruppe dar, ihr gemeinsames Interesse war damals wenigstens gleichgerichtet; das Interesse war existenziell, denn die Berufsausübung ist der Lebensmittelpunkt des Arztes. Das Interesse an vorteilhaften Vertragsbedingungen mit den Krankenkassen überlagerte alle anderen freiberuflichen Anliegen (Goldammer 1964; Freidson 1975).

Die Delegation der „Vertragsautonomie" vom einzelnen Arzt auf seine Organisation erklärt die anhaltende Prosperität ärztlicher Berufsausübung. So waren die Verbandsgründungen sowohl bei den Krankenkassen als auch bei der Ärzteschaft wichtige Voraussetzungen für die heute übliche Form der kollektivvertraglichen Regelungen im Gesundheitswesen. Sie waren damit auch Voraussetzungen für die mittlere Regelungsebene zwischen marktwirtschaftlichem Wettbewerb und staatlicher Bedarfsdeckung, die in ihrer heutigen Ausgestaltung als „gemeinsame Selbstverwaltung" ein politisch mehr und mehr etabliertes Steuerungsinstrument im Gesundheitswesen darstellt.[9]

Die Organisation der Ärzteschaft war die typische Form eines Gegenmachtverbandes, der die Macht der Kassen einschränken sollte. „Gegenmacht" ist ein nicht gerade harmonisierender, aber die Situation präzise beschreibender Begriff, denn beim Ausgleich unterschiedlicher Interessen durch Vertragsverhandlungen spielt die Fähigkeit der Interessendurchsetzung die entscheidende Rolle.[10] Dies ist nichts anderes als Marktmacht (Gäfgen 1967). Macht muß dabei neutral gefaßt werden. Sie ist ein Humanum, etwas, das in zwischenmenschlichen Beziehungen und erst recht in den Vertragsbeziehungen zwischen konkurrierenden Interessengruppen wirksam wird. Das muß die Beziehungen nicht stören. Im

---

[9] Im Überblick: Zwischenbericht der Enquete-Kommission, a. a. O., S. 364 ff.; vgl. auch: Neubauer u. Rebscher (1984);vgl. zur Diskussion des Selbstverwaltungsgedankens insbesondere Winterstein (1983, 1984); Hendler (1984).
[10] Der Gedanke der „Gegenmacht" geht auf Galbraith (1954, 1956) zurück.

Gegenteil, es gestaltet sie offener und ehrlicher. Kompromisse sind häufig erst dann tragfähig, wenn die Konflikte deutlich wurden. Zugleich setzt die Konfliktfähigkeit wiederum die Fähigkeit zum Kompromiß voraus.

Die endgültige Anerkennung der ärztlichen Selbstverwaltung war die Konsequenz der Umwandlung des kassenärztlichen Rechtsverhältnisses vom privatrechtlichen Einzeldienstvertrag des Arztes mit seiner Krankenkasse in eine durch die Kassenärzteschaft in genossenschaftlicher Form sicherzustellende, öffentliche Funktion im Rahmen der gesetzlichen Krankenversicherung. Der einzelne Arzt hatte somit keinen Anspruch mehr auf Vergütung seiner Leistungen gegenüber dem Versicherten oder der Krankenkasse. Die Krankenkasse zahlt seither vielmehr das Gesamthonorar an die Kassenärztliche Vereinigung und diese nach den jeweiligen vertraglichen Bedingungen an den einzelnen Arzt. Die Kassenärztlichen Vereinigungen als gesetzliche Genossenschaft der Kassenärzte (Zwangsmitgliedschaft) soll den Krankenkassen gegenüber die Gewähr dafür bieten, daß die ärztliche Versorgung der Versicherten durch ihre Mitgliedsärzte ausreichend und zweckmäßig ist. Mit einer Notverordnung aus dem Jahre 1931 wurde diese Entwicklung der Organisation der Ärzteschaft abgeschlossen, die durch frühere vertragliche Bindungen initiiert wurde und bis heute die Struktur der Beziehungen zwischen Kassenärzteschaft und Krankenkassen begründet.

Diese Entwicklung hat einerseits vieles befriedet. Ärztestreiks gehören der Vergangenheit an; das Problem der ungleichgewichtigen Verteilung der Ärzte in den Regionen konnte zumindest rechtstheoretisch geregelt werden; fachlich und qualitativ waren nun die Kassenärztlichen Vereinigungen im Obligo.

Aus heutiger Sicht haben sich andererseits für die Krankenversicherungen die Dinge insofern verändert, als nicht mehr die Sicherstellung eines ausreichenden ärztlichen Angebots das Problem ist, sondern im Gegenteil, die Bewältigung des Überangebots sowohl an Ärzten als auch an sachlichen Kapazitäten in fast allen Leistungsbereichen des Gesundheitswesens.[11] Deshalb lassen sich viele Bestimmungen nur noch historisch, nicht jedoch funktional begründen und werden so ihrer steuernden Funktion in dem gewandelten Umfeld nicht mehr gerecht.

Heute birgt die eng mit dem Sicherstellungsauftrag verbundene alleinige Verhandlungskompetenz der Kassenärztlichen Vereinigung die Gefahr in sich, daß die Preise für ärztliche Leistungen sich nicht schnell genug an neue Verhältnisse anpassen, weil die Ärzteschaft wachsenden inneren Konkurrenzdruck durch eine homogene Interessenvertretung nach außen weitgehend überdecken kann. Der Kassenseite fällt hier die gesamtwirtschaftlich wichtige Aufgabe zu, als marktwirtschaftliches Gegengewicht zu wirken und die medizinisch inhaltliche Argumentation und Begründung für Forderungen auch bei zunehmenden innerärztlichen Verteilungskonflikten einzuklagen. Dies bedeutet, daß zunehmend die Leistungen selbst, ihre Qualität, ihre Zweckmäßigkeit, ihre Indikation und deren

---

[11] Eine wissenschaftliche Aneinandersetzung mit diesen Problemen bieten die Jahresgutachten des Sachverständigenrates für die Konzertierte Aktion im Gesundheitswesen, Jahresberichte ab 1987, Baden-Baden.

Grenzen, ihre Wirkungen zum Verhandlungsgegenstand werden und nicht nur die ökonomischen Konsequenzen. Dazu benötigt auch die Krankenversicherung zunehmend mehr medizinische Kompetenz in den eigenen Reihen.[12]

### 2.2.3 Strukturprobleme der medizinischen Versorgung

Unter diesen strukturellen Bedingungen, bei denen viel von Macht, von Interessen, deren Durchsetzung und von politischen Strategien die Rede war und ist, handelt nun der einzelne Arzt und sucht der einzelne Patient Linderung, Besserung und Heilung. Bleibt in einem solchen Umfeld Raum für das spezifisch Humane, das die Arzt-Patienten-Beziehung eigentlich ausmachen soll?

Einerseits sind diese strukturellen Bedingungen auch Grund für die großen Erfolge der Medizin, die v. a. an ihren Spitzenleistungen, der Intensivmedizin oder der Transplantationsmedizin, der Herz- und Neurochirurgie, abzulesen sind. Es wird dabei andererseits jedoch oft verkannt, daß trotz aller Fortschritte, v. a. in der Diagnostik, die Zahl der wirklich kausal zu behandelnden Krankheiten weiterhin klein ist. Es wird auch übersehen, daß eine Vielzahl der Therapien symptomatische oder palliative Therapien sind, die zwar Leben verlängern und Leiden mildern, an den Grund der Erkrankung jedoch nicht heranreichen.

Aber gerade in den Fällen, in denen eine Krankheit nicht heilbar ist, werden „abgeleitete" ärztliche Behandlungsziele wie symptomatische Leidenslinderung oder Lebensverlängerung bedeutsam. Es ist deshalb konsequent, wenn die moderne Medizin ihren Auftrag weiter faßt und auch präventive oder rehabilitative Aspekte in das Zentrum rückt.

In diesem Zusammenhang liegt auch ein wichtiger Grund für ein Paradox des medizintechnischen Fortschritts: Es gibt gerade wegen der Fortschritte in der Medizin immer mehr Patienten und Kranke, weil viele am Leben gehalten werden, die früher noch sterben mußten, und viele durch die moderne Diagnostik als krank erkannt werden, die früher als gesund galten, solange sie sich gesund fühlten und die erst beim Auftreten unübersehbarer Krankheitszeichen „krank" wurden. Die Medizin stößt deshalb an ihre therapeutischen Grenzen um so schneller, je feiner der diagnostische Apparat wird und je früher „auffällige" Symptome gefunden werden.[13]

Es zeigt sich aber zugleich auch, daß die Wissenschaftlichkeit der Medizin geringer ist als dies sowohl Ärzten und Patienten als auch den Gesundheitspolitikern bewußt ist.[14] Wissenschaftlichkeit bedeutet hier, daß Theorien verfügbar sind, auf denen Methoden aufbauen, bei deren Anwendung mit hoher Sicherheit voraussehbare Ergebnisse erzielt werden. Dies ist, je umfassender die

---

[12] Zur medizinischen Kompetenz der Krankenversicherung vgl. Rebscher (1989).
[13] Eine fundierte Übersicht über die Strukturprobleme der medizinischen Versorgung bietet Krämer (1989).
[14] Darauf weist Arnold (1989) hin.

medizinischen Kenntnisse werden, in immer weniger Fällen möglich. Die Therapieansätze werden dann mehr und mehr tastende Versuche ohne streng wissenschaftliches Fundament. Die stürmische Entwicklung paramedizinischer Ansätze und alternativer, d. h. außerhalb der Schulmedizin angesiedelter Heilmethoden, mag als Indiz dafür gelten.

All diese Entwicklungen bringen den behandelnden Arzt in ein erhebliches Dilemma:

Zum einen ist sich der Arzt des psychologischen Faktors in der Arzt-Patienten-Beziehung bewußt; er weiß auch, daß seine Therapie einen hohen Vertrauensvorschuß auf seiten des Patienten benötigt, wenn sie wirksam werden soll. Der Patient muß an seinen Arzt und dessen Therapie *glauben*. Eine, wenn auch sachlich gebotene Diskussion über die Begrenztheit der Therapieansätze und über deren wissenschaftliche Fragwürdigkeit oder Zufälligkeit würde den Behandlungsprozeß nur belasten.

Zum anderen gerät die unkritische Anwendung von Methoden, die bezüglich ihrer Wirksamkeit und ihrer Nebenwirkungen nicht streng wissenschaftlich fundierten Kriterien unterliegen, nicht nur mit der Verantwortung des Arztes gegenüber seinen Patienten, sondern auch mit seiner Verantwortung gegenüber der „Rationalität" seines Handelns und der „Rationalität" des Gesamtsystems in Konflikt. Der „Erfolg" im Einzelfall läßt eben noch keine Rückschlüsse auf die generelle Wirksamkeit von Methoden zu. Und dort, wo ein genereller Wirksamkeitsnachweis nicht gelingt, ist die „Beweisführung" durch Einzelfälle mehr als fragwürdig.

Kann sich ein Versorgungssystem vor diesem Hintergrund zunehmend tastende und unsichere, gleichwohl aber teuere Therapieversuche leisten, oder verlangt dieses Szenario nicht nach einem gesellschaftlichen Klärungs- und Entscheidungsprozeß auf streng wissenschaftlich-methodischer Grundlage, welche Untersuchungs- und Heilmethoden innerhalb des Versorgungssystems angewendet und abgerechnet werden können? Auch dabei entsteht ein erhebliches ethisches Dilemma, denn solche Festlegungen können immer nur abstrakt befriedigen, im Einzelfall bedeuten sie erhebliche Härten und existenzielle Ängste bei den Betroffenen.

Hinzu kommt, daß die demographische Entwicklung in unserer Gesellschaft extrem ungünstig verläuft. Die Zahl alter Menschen steigt nicht nur absolut, sondern auch relativ im Verhältnis zu den jüngeren Jahrgängen. In Verbindung mit einer extrem hohen Krankheitsdichte bei den älteren Menschen bedeutet dies für das Versorgungssystem eine erhebliche altersbedingte Konzentration der Behandlungsnotwendigkeiten und damit auch der finanziellen Belastungen für das Versicherungssystem (v. Ferber et al. 1989).

Dennoch: Die politischen Entscheidungen über den Einsatz von Ressourcen im Gesundheitswesen, über die Grenzen des personellen und finanziellen Engagements einer Gesellschaft, werden zu den schwierigsten, wenngleich dringlichsten und ethisch bedeutsamsten Zukunftsaufgaben gehören (vgl. Krämer 1989; Gäfgen 1986).

### 2.2.4 Strukturprobleme des Verhandlungssystems „Gemeinsame Selbstverwaltung"

Der strukturelle Rahmen auf seiten des Leistungsangebotes und der strukturelle Rahmen auf seiten des Versicherungssystems bilden die Gesamtstruktur, vor deren Hintergrund sich die medizinische Versorgung konkret entwickeln kann.[15] Gemeinsam entsteht der Rahmen, in dem der Arzt Leistungen abgibt und der Patient Leistungen empfängt. Hier werden Leistungskataloge erstellt, hier werden Richtlinien für die Versorgung erarbeitet, hier werden Bewertungen verhandelt und hier wird um Honorare gefeilscht. Hier wird insgesamt die Anreizstruktur eines Versorgungssystems definiert, das die handelnden Beteiligten bindet. Es kann bei dieser Leistungsstrukturierung jedoch nicht die ethisch begründete Entscheidung im Einzelfall vorweggenommen werden. Im Gegenteil: Je reglementierter ein Versorgungssystem ist oder aufgrund der Struktur der Probleme sein muß, um so mehr wird die ethisch verantwortliche Entscheidung im Einzelfall bedeutsam.

Jedes Regelwerk der gesundheitlichen Versorgung produziert Widersprüche und setzt Anreize, deren Verfolgung das Gesamtsystem in Frage stellt:

– Unser System honoriert die Behandlung von Krankheiten; „krankgeschrieben" zu werden, bedeutet für den Patienten eine Änderung seiner sozialen Rolle, und für den Arzt ist Krankheit Grundlage und Voraussetzung seiner Honorierung (v. d. Schulenberg 1981).

– Unser Honorierungssystem fördert nicht die Heilung, sondern die Behandlung, und zwar jede einzelne Behandlungsleistung. Es handelt sich um ein Prinzip, das die Versorgung mit Erfolg freimacht von ökonomischen Zwängen, das jedoch in Zeiten zunehmender Angebotskapazitäten (Konkurrenzbeziehungen zwischen Anbietern) eine immense Sprengkraft für die Rationalität des Systems darstellt. Es lassen sich theoretisch und empirisch aufschlußreiche Analysen zum Problem der Abhängigkeit des Arztverhaltens von der jeweiligen Honorierungsform ausarbeiten (Thiemeyer 1986), die eindeutig bestätigen, daß nicht nur die medizinischen Indikationn, sondern primär auch die ökonomischen Anreize handlungsleitend sind (Zweifel 1982; s. 5.1 – Beispiel: „Beim Arzt").

– Unser System honoriert in seinen stationären Einrichtungen die Belegung von Kapazitäten, d. h. von Krankenhausbetten und die Benutzung von diagnostischen Einrichtungen, und finanziert deren nachgewiesene Selbstkosten. Es handelt sich um ein Prinzip, das – ökonomisch naiv – altruistische Motive bei allen Beteiligten an diesem System voraussetzt. Die zunehmenden Probleme der stationären Versorgung sind nicht zuletzt eine Konsequenz der Strukturbedingung (Herder-Dorneich u. Wasem 1986; s. 5.1 – Beispiel: „Im Krankenhaus").

---

[15] Zu den Strukturproblemen der medizinischen Versorgung im Überblick s. Rebscher et al. (1991).

- Unser System schafft künstliche Monopole (Kassenärztliche Vereinigungen) oder kartellähnliche Strukturen (Hilfsmittelmarkt, stationäre Versorgung) mit all ihren ökonomischen Fragwürdigkeiten und medizinisch qualitativen Brüchen.
- Unser System ist weder für Patienten noch für Ärzte transparent. Die Unterschiedlichkeit der Angebote kann gerade vom Patienten nicht beurteilt werden. So wird er in die ökonomisch widersinnige Position versetzt, im hohen Preis einen Qualitätsindikator zu sehen. Es kommt hinzu, daß die Umlage finanzierung dem Patienten die Illusion vermittelt, daß seine Leistungsinanspruchnahme unmittelbar auf seine Beiträge zurückwirkt.
- Unserem System wird trotz dieser widersprüchlichen Befunde Qualität bescheinigt. Dies ist in vielen Bereichen sicher richtig, als Pauschalurteil jedoch zu unkritisch und für jede weiterführende Diskussion wenig hilfreich. Es wird dabei übersehen, daß wir uns an die Vorstellung einer qualitativ hochwertigen Versorgung so gewöhnt haben, daß wir in weiten Bereichen auf ihren Nachweis, etwa durch Definition von Qualitätsstandards etc., ohne Not verzichtet haben.[16] So sind wir heute vielfach erstaunt über Qualitätsmängel eines im Grunde hochentwickelten Versorgungssystems, wie sie sich in vielerlei Studien und Untersuchungen zeigen.[17]

All diese Probleme beinhalten erhebliche Zielkonflikte und stellen die Handelnden in Situationen, in denen ethische Reflexion gefordert ist, wie sie in der Fallsammlung beispielhaft beschrieben werden (vgl. 5.1).

Vor dem geschilderten Hintergrund wird der Ruf nach einer rationaleren Gesundheitspolitik und einer Reform der Strukturen immer dringlicher. Die Strukturen erweisen sich jedoch als haltbarer, als man in Kenntnis der Systembrüche und „Rationalitätenfallen" annehmen könnte. Jeder Diskurs der Strukturprobleme reicht tief in gesellschaftliche Besitzstände und die Machtverhältnisse der Interessengruppen hinein und wird daher ein erhebliches Ablehnungspotential mobilisieren.[18]

Gleichwohl: Die Frage der Effizienz eines Gesundheitssystems ist nicht eine ausschließlich ökonomisch fachliche Frage, sondern auch ethisch bedeutsam, denn sie bezieht sich auf die Abgabenlast von zwangsweise in Sozialversicherungssystemen versicherten Bürgern und ist damit eine Frage der sozial-

---

[16] Zur Qualitätssicherung in der Medizin s. Selbmann (1984) sowie Werner (1990) und Rebscher (1990).

[17] Vgl. dazu die Analysen des Sachverständigenrates für die Konzertierte Aktion im Gesundheitswesen, insbesondere das Jahresgutachten 1989: Qualität und Wirtschaftlichkeit sowie Enquete-Kommission „Krankenversicherung", Endbericht, Deutscher Bundestag, Drucksache 11/6380, 1990 sowie deren Zwischenbericht, Deutscher Bundestag, Drucksache 11/3267.

[18] Aus der Vielzahl der Literatur vgl. den Sammelband (verschiedene Autoren): Ordnungspolitik im Gesundheitswesen, Bundesarbeitsblatt, Heft 12, 1984; Gäfgen (1986); Wissenschaftliche Arbeitsgruppe „Krankenversicherung" (1988); s. dazu auch: Beiträge zur Gesundheitsökonomie, Bd. 25, Gerlingen. – Zum Einfluß der Interessengruppen insbesondere: Schneider (1990).

staatlichen Gerechtigkeit (Gäfgen 1988). Die Frage nach der Effizienz des Systems beinhaltet zugleich aber auch die Frage nach der Qualität der Leistungen. Sie fordert damit einen medizinisch-inhaltlichen Diskurs über das Ziel und die Mittel des Versorgungssystems.

Das, was wir im Gesundheitswesen politisch als Gefährdung des Systems erkennen, ist nicht die Folge von falschen, nämlich von irrationalen Entscheidungen der Betroffenen und Beteiligten. Es ist vielmehr umgekehrt und deshalb um so problematischer: Der Gefährdung des Systems liegt bei allen Beteiligten die Aggregation höchst rationaler individueller Entscheidungen zugrunde, die überwiegend den konkreten Anreizen des Systems folgen. Die letzteren führen geradezu systematisch zu kollektiv-irrationalen Ergebnissen, die die Steuerbarkeit des Gesamtsystems zunehmend gefährden.

Ausgangspunkt einer vertieften Diskussion um die Strukturen des Gesundheitswesens ist also das Phänomen einer „Rationalitätenfalle" im Gesundheitssystem (Herder-Dorneich 1982a, 1985). Darunter versteht man das schon öfter angesprochene Phänomen, daß es durchaus nicht zu einer umgreifenden Rationalität führt, wenn sich alle Beteiligten in einem System ihren Interessen entsprechend rational verhalten. Dieses Phänomen kann nicht naiv mit dem „Freibier-macht-durstig"-Syndrom erklärt werden, das nur auf die Anspruchshaltung des Versicherten zielt; es gilt für alle Beteiligten, und es ist eine Konsequenz der inneren Strukturen des Systems.

Die Folgen dieser höchst fragwürdigen Anreizstrukturen sind zwischen Ökonomen und aufgeklärten Medizinern kaum noch strittig und können nicht mit dem Hinweis auf die Therapiefreiheit des einzelnen Arztes erklärt oder gar begründet werden. Diese Folgen sind z. B. (Arnold 1989[19], 1990, s. auch 1986):

- Das Volumen medizinischer Leistungen ist tendenziell überhöht; Indizien dafür sind die im internationalen Vergleich extrem hohen Arzt-Patienten-Kontakte, die lange stationäre Verweildauer und die außergewöhnliche Menge technischer Leistungen wie Röntgen und Labor.
- Epidemiologen und Gesundheitsforscher sehen mit einer weiteren Erhöhung der genannten Leistungen keine Verbesserung des Gesundheitsstandes der Bevölkerung einhergehen.
- Es gibt keine eindeutigen Beziehungen zwischen dem, was der einzelne Patient für seine Gesundheit aufbringt, und den Gesundheitsleistungen, die er erhält. Wäre dies anders, müßten die Gesundheitsindikatoren den Aufwand für die Gesundheit in den verschiedenen Ländern widerspiegeln. In Wirklichkeit können sie innerhalb eines Systems, d. h. bei gleicher Verfügbarkeit der Mittel, weit voneinander abweichen und bei unterschiedlicher Verfügbarkeit der Mittel dicht beieinanderliegen.
- Die Qualität der Leistungen und die Höhe der Honorare oder der Einkommen hängen nicht unmittelbar voneinander ab. Dies wird im Vergleich der Gebüh-

---

[19] Zusammengestellt nach Arnold (1989).

ren für bestimmte Leistungen innerhalb verschiedener Länder, aber auch im
länderspezifischen Vergleich zur Bundesrepublik deutlich.
– Die Höhe der einzelnen Gebühren ist nicht das Ergebnis einer spontanen Bereitschaft des Patienten, entsprechende Preise für ärztliche Leistungen zu
entrichten. Sie sind vielmehr Verhandlungsergebnisse der gemeinsamen
Selbstverwaltung unter Berücksichtigung der jeweiligen Interessengruppie-
rungen, ohne daß eindeutige Beziehungen zur erreichten Gesundheit be-
stünden.

Diese empirischen Befunde zeigen noch einmal die Probleme der gesundheitlichen Versorgung in ihrer strukturellen Dimension auf. Hinter diesen Strukturproblemen steht jedoch eine Vielzahl ärztlicher Entscheidungen und konkreter
Güterabwägungen. Diese Entscheidungen folgen den Verhaltensmustern, die das
Gesamtsystem honoriert.

Alle Strukturen von gesellschaftlichen Großorganisationen beinhalten Widersprüche dieser Art. Es kann nun allerdings nicht darum gehen, diese Widersprüche durch einen eleganten politischen Entwurf zu beseitigen, denn ein solcher
Versuch würde nur neue Widersprüche und „Rationalitätenfallen" begründen.

Im Kontext einer medizinethischen Reflexion kann es lediglich um die Analyse
des oft widersprüchlichen Rahmens gehen, in dem einzelne Beteiligte oder Betroffene im Gesundheitswesen handeln und handeln müssen. Daraus ergibt sich
die Notwendigkeit eines ethischen Diskurses, der die Strukturen des
Gesundheitswesens thematisiert.

Die Arzt-Patienten-Beziehung oder die Ebene der „Interaktion" ist von der
„strukturellen" Ebene entscheidend geprägt. Beide stehen in enger Wechselwirkung zur „kulturellen" Ebene, die die Einstellungen und Wertungen der Inter-
aktionsteilnehmer bedingt. Die Wechselwirkung der ethischen Ebenen entscheidet über die konkrete Ausgestaltung der strukturellen Dimension des Gesundheitswesens, bei der die Überwindung des individualethischen Dilemmas
der „Rationalitätenfallen" mittlerweile selbst zu einer sozialethisch höchst
bedeutsamen Aufgabe geworden ist.


## Zusammenfassung

Der strukturelle Rahmen eines Versorgungssystems definiert die Bedingungen
und Grenzen der Versorgungsmöglichkeiten, aber auch die Anreize und Widersprüche für die handelnden Akteure. Der strukturelle Rahmen ist nicht das Ergebnis eines rationalen Entwurfs, sondern das Ergebnis der Durchsetzungsfähigkeit widerstreitender Gruppeninteressen. Es ist eine sozialethisch bedeutsame
Aufgabe, die Rahmenbedingungen so zu ordnen, daß die Idee der Solidarität in
Gefahrengemeinschaften gefördert wird.

Mit der aufkommenden Industriegesellschaft und dem dadurch bedingten
weitgehenden Verlust intakter sozialer Netze wuchs die Notwendigkeit, breite
Bevölkerungskreise gegen die existenzbedrohenden Risiken von Krankheiten zu
sichern. Mit der Einführung der Sozialversicherung wurde die Voraussetzung

geschaffen, daß die angemessene medizinische Versorgung keine Frage der individuellen Leistungsfähigkeit mehr bleiben mußte, sondern die Gemeinschaft für den einzelnen in Haftung trat. Damit wurden zugleich auch die Bedingungen dafür geschaffen, daß sich auf einer gesicherten finanziellen Grundlage ein differenziertes medizinisches Leistungsangebot entfalten konnte.

Die Möglichkeiten der Medizin innerhalb eines Versorgungssystems werden weitgehend vom System selbst definiert. Die konkrete Ausgestaltung des Begriffes „Krankheit" ist dabei abhängig von den kulturellen Wertvorstellungen, von den (vertrags)politischen Arrangements und von der finanziellen Leistungsfähigkeit des Systems.

Die Komplettierung des Sicherungssystems und der Fortschritt in der Medizin fördern sich wechselseitig und begründen die besondere Dynamik, die zu einer paradoxen Situation geführt hat: Es gibt gerade wegen der Fortschritte in der Medizin immer mehr Patienten und Kranke, weil viele am Leben gehalten werden, die früher noch sterben mußten und viele durch die moderne Diagnostik als krank erkannt werden, die früher bis zum Auftreten unübersehbarer Krankheitszeichen als gesund galten.

Die Frage der Effizienz eines Versorgungssystems ist nicht ausschließlich eine ökonomische und damit fachliche Frage, sondern sie ist auch ethisch bedeutsam, denn sie bezieht sich auf den Gerechtigkeitsgehalt der Abgabenlast von zwangsweise versicherten Bürgern, auf die Qualität der medizinischen Versorgung und damit auf die Zukunftsfähigkeit des Versorgungssystems selbst.

## 2.3  Die kulturelle Ebene

### 2.3.1 Der normative Aspekt der Kultur

Das Handeln der Menschen ist nicht nur durch Gesetze der Staaten bedingt oder durch die Vorschriften, die den institutionellen Rahmen der Arbeit ausmachen, sondern auch durch allgemeine, öffentliche, kulturelle Meinungen und Wertungen, die das Leben des einzelnen bestimmen. Sie werden in unterschiedlicher Zusammensetzung zu persönlichen Meinungen und persönlichen Werturteilen, die sich aber eben vor dem Hintergrund einer breiten Palette von Meinungen und Werturteilen, von Weltanschauungen und Religionen in der Gesellschaft bilden. Wir nennen diese Palette gemeinhin „Kultur" und meinen damit den geistig-geistlichen Hintergrund, der sich in Religion und Kunst, aber auch in der Wissenschaft und im Rechtsleben, in Sitten und Gebräuchen in vielfältiger Form ausdrückt.

Der Gesamtkomplex der Kultur ist im einzelnen schwer zu erfassen und darzustellen. Kultur tritt auch nie in reiner Form, gewissermaßen in „Reinkultur" auf. Zu allen Zeiten gab es vielmehr Herrschaft eines Volkes über ein anderes, gab es Völkerwanderungen, die zur Berührung unterschiedlicher Kulturen, aber auch zu ihrer Vermischung geführt haben. Auch heutzutage überlappen sich kulturelle

Bereiche, wie man es am Beispiel der Türken in der Bundesrepublik Deutschland sehen kann. Kulturen wandeln sich auch unter der Einwirkung von technischen Neuerungen. Schließlich wirkt sich heutzutage auch der Einfluß ferngelegener Kulturen aus, wie man an der Fülle meditativer Techniken beobachten kann, die Europäer und Amerikaner in mannigfacher Weise in der 2. Hälfte dieses Jahrhunderts aus östlichen Kulturen übernommen haben, obwohl sie selbst einer Kultur angehören, die seit 150 Jahren alle übrigen nachhaltig beeinflußt.

Wenngleich das kulturelle Gelände unübersichtlich ist, so lassen sich doch bestimmte Konstanten angeben. Es sind Einsichten und Überzeugungen, Bewertungen und Urteile, welche die Grundlage einer Kultur und damit das Leben der Menschen in dieser Kultur im Gegensatz zu dem Leben in anderen Kulturen bestimmen. Mit einem Wort: Kulturen unterscheiden sich nach wie vor und bedingen das Leben der Menschen in den einzelnen Gesellschaften in verschiedenartiger Weise.

In der abendländischen Welt, in unserem Kulturkreis, dessen Wurzeln sowohl in die klassische Antike (Griechenland und Römisches Reich) als auch in das jüdisch-christliche Gedankengut hineinreichen, gibt es im Blick auf einzelne Bereiche Grundüberzeugungen, die für diese Kultur charakteristisch sind. Für die medizinische Ethik relevant ist v. a. die Stellung zum Leben in der zweifachen Form als „biologische Existenz" und als „Lebensqualität". In fast allen Bereichen, die heute so heftig diskutiert werden, angefangen von der Gentechnologie über den Schwangerschaftsabbruch und die Fortpflanzungsmedizin bis hin zur Intensivmedizin, geht es um die praktische Auslegung der beiden Dimensionen menschlichen Lebens. Aber auch viele Probleme der Alltagsmedizin kreisen um die Frage, wie wir mit dem menschlichen Leben umgehen, wie wir uns zum Leben stellen. Diese Stellung hat sich in der Vergangenheit ausgeprägt und schlägt sich heute in bestimmten Wertungen oder Wertsätzen nieder, die als solche wiederum unsere Kultur charakterisieren. Es sind Bewertungen, die man als historische Phänomene behandeln kann, ohne daß sie schon deshalb als Normen verbindlich sein müssen.[20] Die Feststellungen, mit denen rückblickend unsere Kultur charakterisiert werden kann, sagen alle: So wird das Leben im Abendland geachtet. Damit ist noch nicht gesagt: So *soll* das Leben im Abendland geachtet werden, obwohl die einzelnen Wertsätze unserer Tradition durchaus Grundlage eines solchen Imperativs sein könnten.

---

[20] Wissenschaftstheoretisch sind die Wertsätze nicht ganz leicht einzuordnen. Sie sind mit Max Webers „Idealtypen" vergleichbar, weil einerseits ihre Geltung in früheren Zeiten durch die Geschichtswissenschaft überprüfbar ist, es aber auch andererseits um ihre Normativität in der Gegenwart geht. Von ihnen gilt, was der amerikanische Wirtschaftswissenschaftler Frank Knight im Blick auf Wertstandards („value-standards)" sagt: „The scientific mind can rest only in one of two extreme positions, that there are absolute values, or that every individual desire is an absolute and one as ‚good' as another. But neither of these is true; we must learn to think in terms of ‚value-standards' which have validity of a more subtle kind" (vgl. F. H. Knight, 1935, Ethics and the economic interpretation, S. 40, zit. nach Koslowski 1984, S. 51). – Zur Diskussion über Wertaxiome, Kriterien, Normen und Wertsätze vgl. auch Ricken (1983), S. 40 ff.

## 2.3.2 Wertsätze

**1. „Menschliches Leben ist gut".** Irgendwann, sehr früh in der Geschichte der abendländischen Menschheit gewinnt die Überzeugung Gestalt, daß *menschliches Leben* an sich gut sei. Die Quelle dieser Überzeugung ist dunkel. Biologische Evolution und Umwelt mögen gleicherweise dazu beigetragen haben, daß ein Lebenswille entstand, der diese Überzeugung begünstigte.

Die Grundhaltung der biologischen Existenz gegenüber, die Bejahung des Seins gegenüber dem Nichtsein, hat in literarischen Zeugnissen Ausdruck gefunden, z. B. im 1. Kapitel der Bibel. Nicht nur die ganze Schöpfung mit Weltall, Licht und Finsternis, mit Wasser, Luft und Erde, Pflanzen und Tieren, sondern auch das Leben der Menschen steht unter dem Urteil: „Und Gott sah an alles, was er gemacht hatte, und siehe da, es war sehr gut". Daß nach diesem Text *Gott* dieses Urteil fällt, weist darauf hin, daß es um ein Urteil geht, das sich der menschlichen Erfahrung entzieht. Es ist gewissermaßen von außen auf den Menschen hin gesagt, und er – der Mensch – übernimmt dieses Urteil als Satz seiner besonderen Würde.[21] Denselben Sinn hat natürlich der in der christlichen Anthropologie so wichtige Begriff der „Gottesebenbildlichkeit" des Menschen, der in 1. Mose 1,26 überliefert ist und auf den sich die Überzeugung von der Heiligkeit des menschlichen Lebens und von der Menschenwürde in besonderer Weise gründet.

Damit ist nicht gesagt, daß der *Mensch* gut ist. Diese Meinung hat es natürlich immer auch gegeben, ins allgemeine Bewußtsein wurde sie durch die Aufklärung gehoben. Für die Sicht des Menschen vor dem Hintergrund der christlich-jüdischen Anthropologie hingegen ist kennzeichnend, daß der Mensch als Sünder vor Gott steht. Er wird als ein Geschöpf gesehen, das sein will wie sein Schöpfer, das sich in dieser Haltung deshalb selbst verfehlt und an seinem Mitmenschen versündigt. Diese Aussage gilt allerdings unabhängig von dem Werturteil, daß menschliches Leben gut ist. In der Sicht der Bibel hat der Mensch sein Leben als eine Gabe Gottes, aber unabhängig davon, ob er sie annimmt oder nicht, wird er doch zu einem, der gegen Gott rebelliert.

Auf der Grundlage der Überzeugung, daß menschliches Leben gut ist, hat sich die abendländische Medizin entwickelt. Die gleiche Überzeugung hat auch unser

---

[21] Für Hans Jonas (1985) ist die heutige Situation dadurch gekennzeichnet, daß das apokalyptische Potential der Technik die metaphysische Frage stellt, „mit der die Ethik nie zuvor konfrontiert war, nämlich, ob und warum es eine Menschheit geben soll; warum daher der Mensch so, wie ihn die Evolution hervorgebracht hat, erhalten bleiben, sein genetisches Erbe respektiert werden soll; ja, warum es überhaupt Leben geben soll" (S. 48.). – Jonas beantwortet die selbstgestellte Frage folgendermaßen: „Ja, selbst gegen den Untergang der Spezies wäre biologisch nichts einzuwenden – es wäre nicht der erste und sicher nicht der letzte in der Geschichte des Lebens. Wir fühlen, daß im Falle des Menschen anderes gilt; vor allem, daß er und was er aus sich gemacht hat, nicht verschwinden *darf*. Dies Gefühl muß um seine Richtigkeit wissen, schon um nicht zu leicht den Anfechtungen vermeintlicher Unabwendbarkeit des Schicksals zu erliegen... Wir müssen *wissen*, daß der Mensch sein *soll*." (S. 74).

Rechtssystem geprägt und letztlich in Artikel 1 und 2 des Grundgesetzes ihren Niederschlag gefunden.

Kein Grundsatz menschlichen Verhaltens prägt die einzelnen Gesellschaften zu allen Zeiten gleich stark. So kennt auch die abendländische Geschichte sowohl Phasen depressiver Stimmung und negativer Beurteilung des Lebens als auch solche der zynischen Verachtung menschlichen Lebens, wie wir sie in unserer Geschichte zuletzt im Extrem in der nationalsozialistischen Rassentheorie und ihren katastrophalen Folgen erlebt haben. Eng damit verbunden ist die vielerorts in der Welt weiter existierende Trennung der Rassen, die nach dem Motto verfährt: Nicht alles menschliche Leben ist gleich gut.

Ethische Probleme im Bereich der Medizin ergeben sich vor dem Hintergrund des Wertsatzes von der Güte menschlichen Lebens, wenn das Recht auf Leben des einen in Konkurrenz tritt zum Recht auf Leben des anderen. So lange z. B. Knappheit bei Transplantaten besteht, ist die Konkurrenzsituation, die eine Wahl zwischen Empfängern unausweichlich macht, gegeben. Das gleiche gilt, wenn das Recht auf Leben des einen in Konkurrenz tritt zu dem Anspruch auf Lebens*qualität* des anderen. Die meisten Fälle der sozialen oder Notlagenindikation beim Schwangerschaftsabbruch (sie machen in der Bundesrepublik Deutschland etwa 80 % der Gesamtzahl der Abbrüche aus) fallen in diesen Konkurrenzrahmen. Die vorhandene, gesellschaftlich bedingte Lebensqualität der Mutter (ihr sozialer Status, ihre Mobilität, ihre Arbeitsstelle, ihre Unsicherheit im Blick auf die Beziehung zu dem Partner, ihre unsichere Zukunft), bzw. die eingebildete oder tatsächliche Qualität eines Lebens ohne Kinder wird gegen das Recht auf Leben des Fötus ausgespielt. Nur eines der beiden Leben kann gewissermaßen gut sein. Dabei ist es denjenigen, die solche Entscheidungen treffen, anscheinend unvorstellbar, daß sich die eigene Lebensqualität durch die Existenz eines Kindes erhöhen kann.

Aber auch in einem ganz anderen Bezugsrahmen taucht die Problematik in unserer Zeit auf. Einerseits bezweifeln wir gelegentlich, ob die Maßnahmen noch sinnvoll sind, die wir in verschiedenen Bereichen der medizinischen Versorgung in der westlichen Welt unternehmen, andererseits steht die Hochleistungsmedizin in den Industrienationen faktisch in Konkurrenz zu der katastrophalen medizinischen Unterversorgung in der Mehrzahl der Länder der Welt. Zum gleichen Zeitpunkt, da auf der einen Seite Leben unter großem medizinischem Aufwand geschaffen und erhalten wird, sterben auf der anderen Seite täglich Hunderte von Menschen, weil ihnen nicht einmal ein Minimum an medizinischer Hilfe zur Verfügung steht. Die Konkurrenzsituation besteht, wobei „konkurrierend" nicht heißt, daß das eine dem anderen gegenüber vorgezogen werden könnte, auch wenn natürlich politische Lösungen erdacht werden können, die die Alternative neutralisieren. Unter ethischem Aspekt besteht die Konkurrenz gerade darin, daß es für beide Bewertungen gleich gute Gründe gibt.

**2. „Leiden ist zu mindern".** Der Wertsatz, daß menschliches Leben gut sei, ist Glaube gegen die Erfahrung; denn die Erfahrung der Menschen ist, daß Leid, daß Schmerzen und Leiden zum menschlichen Leben ebenso gehören wie die Freude. Leiden und Leid gehören dazu – und sollen doch nicht sein.

Leidenden muß geholfen werden; deshalb gab und gibt es Krankenhäuser und die Medizin. Leid muß bekämpft werden; dies zu tun, ist Teil der Aufgabe, wenn es dem Christen geboten ist, seinen Nächsten zu lieben, d. h. ihm zu helfen, Leiden zu mindern, Schmerzen zu bekämpfen.[22] Diese Forderung bestimmt wesentlich die Definition des Menschlichen, definiert, was das Humanum ausmacht. Human handeln bedeutet auch, mit dem anderen so umzugehen, daß er nicht leiden muß oder in der Lage ist, sein Leiden besser zu ertragen. Die Erfolge der modernen Medizin haben die Möglichkeiten der Menschen in dieser Hinsicht erheblich gesteigert, so daß Leiden in unserer Gesellschaft fast ausschließlich negativ bewertet wird. Weil Schmerzen etwas „Schlechtes" sind, wird jeder Schmerz mit Medikamenten gemildert. Weil Leiden etwas Schlechtes ist, wird jeder Ärger – die Grenze zwischen Ärger und Leiden ist schwer zu bestimmen – mit Drogen bekämpft. Die Folgen sind die Süchte als neues Leiden unserer Gesellschaft.

Dies ist allerdings nicht das einzige Werturteil über das Leiden, welches die abendländische Tradition bewahrt hat. Im 19. Kapitel des Johannesevangeliums wird berichtet, daß Pilatus Jesus geißeln und verspotten ließ, ihn dann hinaus zu den Juden führte und sagte: „Sehet, das ist der Mensch". Der Leidende als das Urbild des Menschen ist in gleicher Weise wie die Nächstenliebe in die Menschheitsgeschichte eingegangen. Damit wird das Leiden nicht verklärt. Es bleibt Leiden, bleibt eine Grunddimension des Seins, die nicht aufgehoben, sondern – wenn es gut geht – gemildert werden kann. Im 11. und 12. Kapitel des 2. Briefes an die Korinther spricht der Apostel Paulus von seinen unvorstellbaren Leiden und Mühen und davon, daß er zu Gott gebetet hat, sie zu mildern. „Aber er hat zu mir gesagt: Laß dir an meiner Gnade genügen; denn meine Kraft ist in den Schwachen mächtig" (2. Korinther 12.9). Nichtaufhebbares Leiden wird gedeutet.

Nimmt man die beiden Bewertungen des Leidens zusammen, so ist in der abendländischen Geschichte eine Spannung sichtbar, die bis in unsere unmittelbare Gegenwart hineinreicht. Dabei verdichten sich die beiden Haltungen dem

---

[22] Dazu auch Jonas (1985): „In einem subtileren Sinne kann sich die Gesellschaft nicht einen einzigen Justizmord leisten, keine Rechtsbeugung, noch eine Verletzung der Menschenrechte selbst der winzigsten Minderheit, denn solches untergräbt die sittliche Basis, auf der die Existenz der Gesellschaft ruht. Aus ähnlichem Grunde kann sie sich aber auch nicht die Abwesenheit von Mitleid in ihrer Mitte leisten, den Schwund des Bemühens, Leiden zu lindern, seien sie nun weitverbreitet oder selten – wovon eine Form die Bemühung ist, Krankheiten jeder Art zu besiegen, einerlei ob sie durch Zahl gesellschaftlich ins Gewicht fallen oder nicht. Kurz, die Gesellschaft kann sich nicht das Fehlen von *Tugend* in ihrer Mitte leisten, mit ihrer Bereitschaft zum Opfer jenseits definierter Pflicht" (S. 123).

Leiden gegenüber symbolisch in den beiden Gestalten des leidenden Christus einerseits und des David, den Michelangelo auf dem Höhepunkt der Renaissance als Ausdruck des humanistischen Lebensgefühls geschaffen hat, andererseits. Bei dieser Gegenüberstellung von Christus und David oder von Jerusalem und Athen handelt es sich um eine grundlegend unterschiedliche anthropologische Sicht, die Ärzte und Patienten vor die Fragen stellt: Wem gleichen wir und wem wollen wir gleichen? Ja, welches Bild vom Menschen haben wir und woher beziehen wir es? Welches Bild lassen wir für unser Handeln maßgeblich sein? Was ist dem Menschen wesentlich? Welches ist der Sinn des Leidens? Wieviel Leiden, wieviel Schmerzen dürfen wir uns selbst, dürfen wir einem anderen Menschen zumuten? Die Antworten auf solche Fragen gewinnen Gestalt in konkreten Entscheidungen von Ärzten und Patienten im Umgang mit der Krankheit, aber auch im Umgang mit der Gesundheit, denn gerade um der Schönheit willen wird viel Unfug mit der Gesundheit getrieben.

3. **„Besseres Leben ist besser"**. Dieser Wertsatz ist identisch mit dem leitenden Wertsatz der Neuzeit; sowohl das individuelle als auch das gesellschaftliche Bewußtsein sind in hohem Maße von ihm bestimmt. Ansätze für eine solche Überzeugung finden sich in allen Perioden der abendländischen Geschichte. Jeder, der Leiden bekämpfte, trat auch für ein besseres, nämlich leidensfreies Leben ein. Und immer hat man auch versucht, den Ertrag der Arbeit zu verbessern, rationeller zu arbeiten. Aber der Übergang von einer statischen zu einer dynamischen Gesellschaft kennzeichnet eine neue Periode. Die Bewegung selbst wird das Entscheidende.

Am Beginn der Neuzeit[23], in dem Zeitalter, das seine Prägung durch Renaissance und Humanismus erhalten hat, bricht in Europa ein neues Lebensgefühl durch. Es ist von der Überzeugung der Schönheit des Menschen und seinem Herrschaftsauftrag ebenso bestimmt wie von Luthers theologischer Deutung des weltlichen Berufs und Calvins Lehre von der Vorherbestimmung des Menschen durch Gott. Dabei ist entscheidend, daß das Streben nicht mehr nach oben, sondern nach vorne gerichtet ist. So wie die gotischen Spitzbögen durch die Kassettendecken der Renaissance verdrängt werden, so wird aus der Verti-

---

[23] Fritz Hartmann charakterisiert den Umbruch folgendermaßen: „Die Wissenschaft und die wissenschaftliche Medizin haben in der Neuzeit das antike Programm radikalisiert, theoretisch zunächst Francis Bacon, der mit Hife der Wissenschaft, deren Erkenntnis der Natur, alles für möglich und machbar hielt, auch die Vermeidung oder Heilung der Krankheiten, ja, wenn auch nicht ewiges, so doch unvorhersehbar langes Leben. Bacon wollte die Folgen des Sündenfalls durch Wissenschaft korrigieren. Fortschritt wird zum Gegenbegriff von Schicksal. Proudhon defatalisierte das Schicksal, die Medizin wird für die Erreichung dieses Ziels funktionalisiert: Lebensverlängerung ohne Grenzen wird in Aussicht gestellt, ein Recht auf Gesundheit behauptet. In dem Maße, in dem Fortschritt zur Ersatzreligion wird, ersetzt er das Schicksal, in dem die Medizin am Umbau des Menschen zu einem ‚neuen' beteiligt wird, arbeitet sie an einer kontrollierbaren Menschheit mit" (Hartmann, Kranksein als Schicksal, unveröfftl. Manuskript, S. 11).

kale die Horizontale als entscheidendes Lebensgefühl. Der Fortschritt in der Horizontale wird zum wesentlichen Prinzip; der Komparativ prägt das Bewußtsein: größer, mächtiger, genauer, schneller, effektiver, rationeller ist besser. Von Natur aus ist der Komparativ wertneutral. Er kann einmal positiv, ein andermal auch negativ bestimmt sein.[24] Das Besondere der Neuzeit liegt darin, daß der Komparativ als solcher gut als gut gilt, daß er mit Wert gefüllt wurde.[25]

Seinen vielfältigen Ausdrucksformen entsprechend hat der Prozeß viele Namen bekommen; er hat auch viele Kennzeichen. Das 20. Jahrhundert hat das Bewußtsein schließlich in der Formel zusammengefaßt: Wachstum ist Fortschritt. Die etwas kapitalistischere, zugleich banalere Ausdrucksform lautet: Zeit ist Geld. Darin drückt sich auch die weitgehende Ökonomisierung des Bewußtseins aus, die mit der Quantifizierung aller Objekte der Erkenntnis und der linear-kausalen Fortbewegungsmechanik Hand in Hand geht.

Das Bewußtsein des Komparativs hat uns alle durchdrungen, auch dann, wenn wir nicht mehr ganz sicher sind, ob die Steigerung des Lebenstempos ein Glück oder ein Unglück für den Menschen ist. Dennoch rechnen wir mit wissenschaftlichem „Fortschritt", mit steigender Lebensqualität, mit wachsendem Bruttosozialprodukt. Dennoch meinen wir, daß „groß" sein besser ist als „klein" sein und daß die Kinder eine bessere Zukunft vor sich haben werden, wenn sie mehr als wenn sie weniger lernen. In der Überzeugung vom Fortschritt ist der Menschheit unendlich viel an irdischer Macht zugewachsen. Sie kann viel mehr, im Guten wie im Bösen. Sie heilt besser als frühere Generationen und sie zerstört besser. Sie ist stolz auf ihre Macht und sie hat Angst vor ihr.

**4. „Gemeinsames Überleben ist unsere einzige Chance".** Der Bewußtseinswandel hat seit dem 19. Jahrhundert zunehmend Kritiker gefunden. Einzelne haben immer wieder kritisiert, daß Bewegung um der Bewegung willen letztlich unmenschlich und daß die im Abendland sich vollziehende Definition des besseren Lebens an sich sinnlos sei. Diese Kritiken haben sich im letzten Drittel des 20. Jahrhunderts zu einer allgemeinen Lebensunsicherheit verdichtet. Man ist sich dessen nicht ganz sicher, ob besseres Leben wirklich besser ist, zumindest möchte man genauer wissen, was die höhere Lebensqualität eigentlich

---

[24] In keinem anderen Bereich ist der Komparativ in der modernen Gesellschaft so wirksam wie in der Rüstungsindustrie. Aufrüstung, ganz gleich ob als einseitige oder gegenseitige gesehen, d. h. als Rüstungsspirale, lebt davon, daß die neuen Waffensysteme die alten in komparativer Hinsicht übertreffen. Im 20. Jahrhundert war die Rüstungsindustrie ein wesentlicher Motor für den Fortschrittsprozeß.

[25] Jonas (1985, S. 43) macht auf die Verbindung dieser Bewegung mit der Technik aufmerksam, wenn er schreibt: „Durch ihre innere Dynamik, die sie so vorantreibt, wird der Technik der Freiraum ethischer Neutralität versagt, in dem man sich nur um Leistungsfähigkeit zu kümmern braucht. Das Risiko des ‚Zuviel' ist immer gegenwärtig in dem Umstand, daß der angeborene Keim des ‚Schlechten', d. h. Schädlichen, gerade durch das Vorantreiben des ‚Guten', d. h. Nützlichen, mitgenährt und zur Reife gebracht wird".

ausmacht und welches ihre Kosten sind. Es spricht vieles dafür, daß es Grenzen des Wachstums gibt.[26] Wo sie liegen, wie Fortschritt zu definieren sei, welchen gesellschaftlichen Ausdruck besseres Leben im 20. Jahrhundert finden muß, diese Fragen müssen von den kommenden Generationen im Blick auf alle gesellschaftlichen Bereiche, im Blick auf die Medizin ebenso wie auf die Landwirtschaft, auf die Informationstechnik ebenso wie auf die Sicherheitspolitik, auf die Struktur der Familie ebenso wie auf die kulturellen Werte beantwortet werden.

Dabei zeigt sich, daß ein neuer Wertsatz neben die anderen als lebensbestimmende, ja lebensdefinierende Kraft tritt. Er muß neben sie treten. Wie er genau formuliert werden muß, wissen wir noch nicht. Vielleicht wird er lauten: Gemeinsames Überleben ist unsere einzige Chance.[27]

Carl Friedrich v. Weizsäcker hat in seiner berühmten Rede anläßlich der Verleihung des Friedenspreises des Deutschen Buchhandels seine Überzeugung zum Ausdruck gebracht, daß der Friede einer besonderen denkerischen Anstrengung bedarf. Das gleiche gilt auch für die Lebensqualität (Raspe 1990), die heute neu definiert werden muß, und es bezieht sich auf unseren Umgang mit dem Leben. Obwohl es sich bei diesen Fragen um eine gedankliche Anstrengung handelt, gehen sie nicht in besonderer Weise allein die Denker an, denn es wird in den Wertsätzen allgemein menschliches Handeln, unser Handeln, auf den Begriff gebracht. Diskutiert und definiert werden also die Begriffe der Praktiker, die über menschliches Leben verfügen. Die Art und Weise, wie es geschieht, im Kleinen, z. B. am Krankenbett, wie im Großen, z. B. bei den politischen Entscheidungen in der Entwicklungshilfe, der Sicherheits- oder der Gesundheitspolitik, geht alle an, denn die diesen Entscheidungen zugrundeliegende Wertsätze machen die Kultur einer Gesellschaft aus.

---

[26] Kennzeichnend für die Denkrichtung ist natürlich der berühmte Bericht des Club of Rome. – In ganz anderer Form, aber nicht weniger revolutionär, wirkte der Titel eines kleinen Buches des englischen Wirtschaftswissenschaftlers Schuhmacher (1973): *Small is beautiful. A study of economics as if people mattered.*

[27] In Aufnahme der Gedanken C. F. v. Weizsäckers und Georg Pichts hat A. F. C. Müller (1972, S. 86) festgestellt: „Das Prinzip Überleben ist die einzige mit der fachspezifischen Ratio verträgliche Zusatzbedingung, welche gestattet, die partikulare Wirrnis schrittweise aufzuheben und die damit heraufbeschworene Gefährdung zu begrenzen. Überleben ist nicht nur notwendig, wenn der Mensch eine Zukunft haben soll, sondern muß *konkurrenzlos* als Auswahlprinzip gehandhabt werden, um genau diejenige Form sämtlicher Interdependenzen in der technischen Welt heraufzuführen, welche allein in diese Zukunft zu führen vermag".

## Zusammenfassung

Gemeinhin sieht ethische Theorie das Handeln der Menschen als durch Normen und Werte gesteuert an. Für die Ethik in der Medizin scheinen „Wertsätze" eine größere Steuerungskraft zu haben. Drei solcher Wertsätze prägen abendländisches Bewußtsein als Kultur und sind damit ethische Grundlage der Begründung von Handeln in der Medizin:
– Menschliches Leben ist gut;
– Leiden ist zu mindern;
– besseres Leben ist besser.
Unsere Zeit ist durch das Aufkommen eines neuen Wertsatzes gekennzeichnet, der sich heute nur in Umrissen erkennen läßt. Vielleicht heißt er: Gemeinsames Überleben ist unsere einzige Chance. Er wird die überkommenen Wertsätze qualifizieren.

# 3 Das Verständnis von Ethik

## 3.1 Traditionelle Typen der Ethik

### 3.1.1 Ethik

**Der Ethikbegriff.** Was meinen wir, wenn wir von „Ethik" sprechen? Der Begriff „Ethik" findet sich zuerst bei Aristoteles (384–322 v. Chr.), der von „ethischer Theorie"[1] spricht. „Ethisch" bzw. „Ethik" leitet sich ab von dem Wort „Ethos" (=gewohnter Ort des Wohnens, Gewohnheit, Sitte, Brauch). Aristoteles greift den Begriff im Zusammenhang mit der Begründung der Sitten und Institutionen auf. Die Berufung auf die Sitte, auf die bloße Tradition als Legitimation des Handelns ist durch die Sophisten ins Wanken geraten; jetzt – so Aristoteles – müssen neue Maßstäbe zur Rechtfertigung der Sitten gesucht werden.

Was sich bei Aristoteles unter dem Titel „Ethik" findet, ist auch heute mit den Begriffen „Ethik" und „Moral" gemeint: die Beurteilung, Wertung (gewohnten) Verhaltens, sowie die Suche und Rechtfertigung von Maßstäben rechten Handelns.

Der Begriff „Ethik" wird heute in vielfältiger Weise gebraucht, wobei man drei wesentliche Gebrauchsvarianten unterscheiden kann:

Zum ersten geht es darum, daß die Reflexion auf „das Gute" als Voraussetzung und Ziel des Handelns gerichtet ist. Es heißt dann: „Dieses oder jenes Verhalten war nicht ethisch", und damit ist gemeint, daß es nicht „gut" war. Hier wird „Ethik" meist im Sinne von „Moral", wie sie in der Einleitung dieses Buches beschrieben war, gebraucht. Es kann sich aber auch um eine grundsätzliche Reflexion, nämlich um die Problematik, warum das „Gute" „gut" ist, handeln. In diesem Fall reicht die Reflexion an die Ebene der Metaethik heran (s. S. 58).

Bei der zweiten Gebrauchsvariante liegt die Betonung auf der Art der Legitimierung und Reflexion von Handeln, die sich z. B. von juristischer, wirtschaftlicher oder auch psychologischer Reflexion und Legitimierung unterscheidet. So kann ein Schwangerschaftsabbruch aus „ethischen" Gründen abgelehnt werden, auch wenn er juristisch

---

[1] „Ethiké theoria" (2. Analytik, 89b 9).

unanfechtbar ist. Allerdings gibt es immer wieder auch Fälle, in denen die ethische Sicht der Dinge sowohl von der juristischen als auch von der psychologischen schwer zu unterscheiden ist.

Bei der dritten Gebrauchsvariante liegt der Nachdruck auf den allgemein weltanschaulichen oder religiösen Voraussetzungen des Denkens und Reflektierens. Zu jedem unterschiedlichen Denksystem gehören auch bestimmte Normen und Werte, Handlungsanleitungen und Begründungszusammenhänge, die sich innerhalb der einzelnen Kulturen allerdings oft überlappen. Diese Gebrauchsvariante liegt vor, wenn man Handlungsabläufe aus der Sicht einer philosophischen, einer weltanschaulichen (z. B. humanistischen oder marxistischen) oder einer theologischen (z. B. protestantischen oder katholischen) Ethik beurteilt.

Die erste und dritte Gebrauchsvariante können auf bestimmte Problembereiche der Gesellschaft hin spezifiziert werden. Es entstehen dann „medizinische ‘Ethik“, „Wirtschaftsethik“, „ökologische Ethik“, „Sexualethik“ etc.

Der Begriff „Moral“[2] – und entsprechend „moralisch“ – wird wie „Ethik“ und „ethisch“ in unterschiedlichen Bedeutungsvarianten gebraucht. Zum einen wird er mit „Ethik“ im engeren Sinn gleichgesetzt und umfaßt die Reflexion auf das Gute; zum anderen wird unter dem Begriff „Moral“ die Summe der gegebenen, empirisch faßbaren Normen und Verhaltensregeln eines bestimmten Kulturkreises verstanden oder der Verhaltensweisen, die sich eine Person zu eigen gemacht hat. Dieser Begriff beinhaltet das, was die deskriptive Ethik zum Inhalt hat (s. u.). Er entspricht dann dem Begriff des Charakters, der sittlichen Haltung oder dem Begriff des „Ethos“.

Schließlich wird auch unter „Moral“ das Gesollte, sittlich Gute oder die rechte Norm verstanden („Handle moralisch!“ gleich: „Handle sittlich gut!“).

**Ethik – praktische Philosophie.** Im weiteren Sinn ist Ethik gleichgesetzt mit praktischer Philosophie. Während sich die theoretische Philosophie mit den Prinzipien von Erkennen und Sein befaßt, beschäftigt sich die praktische Philosophie mit allen Handlungsweisen, die zum Menschsein gehören. Sie umfaßt daher auch den rechtlichen, politischen und wirtschaftlichen Bereich (vgl. die klassische Einteilung der praktischen Philosophie in Ökonomik, Politik und Ethik im engeren Sinn). Die Ökonomik stellt sich die Frage, wie möglichst gut zu wirtschaften sei; die Politik, wie ein Gemeinwesen (die Stadt oder der Staat) am besten zu organisieren und zu leiten sei; die Ethik im engeren Sinn hingegen fragt nach den Werten der Handlungen des einzelnen, des Menschen als Person.

Heutzutage haben sich die klassischen Gebiete der Ökonomie und Politik auf Einzelbereiche aufgeteilt. Die Ökonomie beschäftigt sich überwiegend mit dem technisch-pragmatischen Umgang mit Wirtschaftsgütern; die politische Wissenschaft untersucht eher die organisatorisch-technischen Abläufe des Regierungshandelns. Die Frage nach dem verantwortlichen Handeln in diesen Bereichen, nach Gerechtigkeit, Menschlichkeit in der

---

[2] Das Wort „Moral“ ist abgeleitet vom lateinischen Wort *mos, mores* für „Sitte, Sitten“ und entspricht dem griechischem Wort *ethos*.

Gesellschaft und im Staat wird in der Sozialpolitik, Kulturpolitik, neuerdings auch in der Wissenschafts- und Umweltpolitik abgehandelt.

**Deskriptive Ethik – normative Ethik.** In die meisten ethischen Reflexionen gehen zwei Elemente ein. Man kann einerseits menschliches Verhalten empirisch betrachten, beschreiben und untersuchen; man kann Ähnlichkeiten und Unterschiede in der Reaktion auf bestimmte Konstellationen und Situationen feststellen; man kann die Handlungen klassifizieren und untersuchen, ob die Konsequenzen, die sich aus ihnen ergeben, gleich oder unterschiedlich sind. Das alles ist die Aufgabe der Verhaltensforschung, der Psychologen und Soziologen; sie versuchen festzustellen, ob menschliche Reaktionen und menschliches Verhalten bestimmten Gesetzmäßigkeiten unterliegen und welchen Bedingungen diese ihrerseits unterworfen sind. Sie untersuchen das Wechselspiel von einzelnen Handlungen und institutionellen Ordnungen und klassifizieren diese nach Typen.

Ergebnis solcher Arbeit ist ein Bild der empirischen Normen menschlichen Verhaltens und ihrer Begründung, der Moral. Man stellt fest, wie sich Menschen verhalten und warum sie es tun. Diese Untersuchungen oder Überlegungen gehen als *deskriptive Ethik* in die ethische Reflexion, in die Ethik im engeren Sinn ein. Ohne solche Kenntnisse schwebt die ethische Reflexion im freien Raum, verliert den Boden unter den Füßen und ist eine Theorie fern jeder gesellschaftlichen Realität. Im weiteren Umfang gehört zur deskriptiven Ethik auch die Beschreibung ethischer Systeme und ihrer geschichtlichen Entwicklung. Hier ist der Übergang sowohl zur Geschichte der Moral als auch zur Geschichte der Ethik.

Nun kann es geschehen, daß die Verhaltensforscher einen Schritt über die Bestandsaufnahme menschlichen Verhaltens hinaus tun. Sie gehen von dem, was *ist*, über zu dem, was sein *soll*. Es ist dies ein Schritt, der sie häufig der Kritik ihrer Kollegen aussetzt, denn in diesem Fall ist die empirisch nachprüfbare Deskription menschlichen Verhaltens zur Grundlage einer *normativen* Feststellung geworden. Wichtiger als die Feststellung und Kritik, daß ein solcher Schritt erfolgt, ist allerdings die Frage, wie die Verbindung beider Sichtweisen vorgenommen wird. Der Verhaltensforscher wird dazu neigen, festzustellen: *Weil* Menschen sich so und so verhalten, ist es *normal*, sich so zu verhalten; deshalb *soll* man sich so verhalten (s. 1.1). Eine Norm im Sinne einer Verhaltensvorschrift wird auf diese Weise vom „normalen", d. h. dem überwiegenden Verhalten, abgeleitet.

*Normative* Ethik, d. h. Ethik im engeren Sinn, wird die Normen nicht aus dem bestehenden Verhalten ableiten, sondern aus einer die Empirie übersteigenden und diese kritisch wertenden Sicht. Diese Sicht beruft sich einerseits auf Werte, die in der Geschichte der jeweiligen Kultur mit all ihren Widersprüchen tradiert und bewahrt worden sind (s. 2.3). Andererseits greift diese Sicht verschiedene, die Wirklichkeit übersteigende und sie zugleich umgreifende Impulse und Werthaltungen (Glauben) auf, die sich als gesellschaftliche Kritik und als Weisungen für das menschliche Leben äußern.

**Ethik – Metaethik.** Ethik im engeren Sinn ist nicht nur Reflexion einzelner Handlungen an sich (z. B.: „War das, was ich gestern getan habe, richtig?"), sondern v. a. Reflexion der Grundhaltung, die der einzelnen Handlung vorausliegt. Sie äußert sich z. B. in der Frage: „Ist der allgemeine Vorsatz (die Maxime), der mich in diesem Fall geleitet hat, richtig und gut?".

Nun kann man den Prozeß, die Methode und die Struktur der ethischen Reflexion selbst noch einmal reflektieren und fragen, was bedeutet es, wenn wir etwas bewerten, etwas „gut" oder „schlecht" nennen – oder etwa das Wort „sollen" gebrauchen. Wie verwenden wir solche ethische Begriffe? Diese Art von Reflexion führt über die Ethik hinaus und ist Gegenstand der Metaethik. Als sprachanalytische Ethik ist sie eine Bedeutungstheorie, die sich um die Klärung und Analyse moralischer Urteile bemüht.[3] Sie kann (und will) keine normativ-inhaltlichen Aussagen machen und dient einer normativen Ethik allenfalls als theoretische Vorüberlegung.

**Freiheit – Situation – Ethik.** Ethik hat den wollenden und handelnden Menschen zum Gegenstand. Normalerweise ist nicht jede Handlung Ausdruck von bewußt erfahrener Freiheit, d. h. wir tun tagein tagaus vieles, ohne jedesmal darüber zu reflektieren, ob wir es überhaupt tun wollen und sollen. Frei sind wir immer, wenn wir wählen können und müssen, wenn wir uns zwischen Alternativen entscheiden müssen. So gesehen umfaßt der Begriff Freiheit nicht nur Ungebundenheit von Zwängen, z. B. von staatlichen Zwängen im Sinne politischer Grundfreiheiten („liberty"), sondern beinhaltet darüber hinaus die Möglichkeit, sich für etwas zu entscheiden. (In der Tradition nennt man diese Form der Freiheit „Willkürfreiheit".) Damit ist wiederum nicht nur die formale Möglichkeit, eine von beliebigen Optionen aufzugreifen, gemeint, sondern die Möglichkeit, daß der Mensch sich nach einem Kriterium entscheiden kann, nämlich nach dem, was ihm wert und was für ihn gut ist. Es ist dies die Bestimmung des Freiheitsbegriffs als „Willensfreiheit" und Selbstbestimmung (Autonomie). Sie ist die Fähigkeit, selbst Ursache von etwas zu werden. Der Mensch gibt sich selbst Zielvorgaben und Regeln, wie diese Ziele zu erreichen seien. Er richtet sich nur insoweit nach der äußeren Ordnung, d. h. nach den Naturgesetzlichkeiten, als er zwischen den Möglichkeiten, die sie ihm bietet, auswählt. Die persönlichen Lebensgrundsätze des einzelnen nennt man Maximen (z. B.: „Ich will immer die Wahrheit sagen!" oder „Ich will mein Leben genießen!").

Da der Mensch innerhalb einer vorgegebenen Ordnung der Kultur, Gesellschaft und Natur lebt und somit immer nur zwischen vorgegebenen Möglichkeiten auswählen kann, ist seine Freiheit nicht absolut. Der Mensch ist nicht nur in der Welt, sondern diese Welt verdichtet sich für ihn zu einer Situation. Wir haben einen Leib mit natürlichen Bedürfnissen, wir spüren in uns psychische Re-

---

[3] Bedeutende Vertreter sind u. a. A. J. Ayer, R. M. Hare, C. I. Lewis, P. H. Nowell-Smith, G. E. Moore, R. B. Perry, W. D. Ross, Ch. L. Stevenson, St. E. Toulmin, C. Wellman, G. H. von Wright.

gungen, wir sind in einer Gemeinschaft (Familie), in einer Gesellschaft, einem
Staat und einer Kultur. All diese Gegebenheiten, die zunächst einmal „einfach
da" sind, bestimmen den Spielraum unserer Freiheit und den unseres Handlungs-
radius. Schwere Krankheit, psychische Erregung oder Abhängigkeit sowie
gesellschaftliche Zwänge können unsere Handlungsmöglichkeiten einengen, ja
sogar gänzlich aufheben.

Auf der anderen Seite sind es eben diese situationsgegebenen Vorfindlichkei-
ten, die uns die Realisation von Möglichkeiten, d. h. konkretes Handeln, erst ermöglichen. Ohne das Eingreifen meines Leibes in die Welt, ohne mein Sprechen
oder das Zupacken meiner Hände, ohne psychischen Antrieb und Emotionen
oder ohne eine Gemeinschaftsordnung in Form gesellschaftlicher Normen würde
mein Wille nicht zur Wirkung kommen können. Es zeigt sich hier das Wechselspiel, daß gerade die Beschränkung einer absoluten Freiheit die konkrete, tatsächliche Freiheit erst möglich macht.

Die jeweilige Situation ist für uns nie bloß etwas, das wir einfach vorfinden.
Wir nehmen sie wahr, erfassen sie und nehmen Stellung dazu, d. h. wir werten
sie, auch wenn diese Wertungen nicht zu jedem Zeitpunkt uns bewußt sein müssen. Auf Grund dieser Stellungnahmen greifen wir in die Situation ein und verändern sie. So entstehen aus wahrgenommenen Situationen und den entsprechenden Entscheidungen neue Situationen und daraus wird eine zeitliche Kette von
Situationen, die jeder Situation etwas Einmaliges gibt und unsere Geschichte
ausmacht.

Indem wir eine Situation wahrnehmen, stellt sich uns die Frage, wie wir wei-
termachen sollen – so wie bisher oder anders. Dabei braucht diese Frage uns
nicht unbedingt bewußt zu sein. Aber grundsätzlich fordert uns jede Situation zu
je bestimmten Entscheidungen heraus. Dieser Tatsache versucht die Situationsethik Rechnung zu tragen. Hier wird das Hauptgewicht bewußt auf das, was in
der *jeweiligen*, einmaligen Situation das Richtige ist, gelegt. Ein führender Vertreter der Situationsethik in Anwendung auf die medizinische Ethik ist Joseph
Fletcher (1966). Ziel der Situationsethik ist es, sich für jene Handlung zu entscheiden, durch die angesichts der jeweiligen Situation das Gute in größtem Maß
verwirklicht wird. Insofern entspricht die Haltung der Situationsethik der des
Handlungsutilitarismus (s. 3.1.2).

Traditionelle Normen und Werte werden nur abgelehnt, weil die Frage, ob sie
auf diesen oder jenen konkreten Fall angewendet werden sollen bzw. können, oft
nicht eindeutig beantwortet werden kann und die strikte Anwendung (im Sinne
eines ethischen Legalismus) die unmittelbare Verantwortung des Menschen behindern würde. Die Rechtfertigung seiner Handlungen erfolgt gewissermaßen
über die Normen. Der Mensch ist gut, weil er die Norm befolgte, nicht weil er
eine gute Tat getan hat. Letztlich kommt man aber auch in der Situationsethik
nicht ohne Maßstäbe, die nicht unmittelbar in der Situation zu finden sind,
aus. So beruft sich auch Fletcher auf Liebe, Wohlwollen und Anteilnahme.

**Teleologischer, deontologischer Ansatz und Ethik der Verantwortung.** Im Laufe der Philosophiegeschichte der letzten Jahrhunderte haben sich v. a. zwei, vom Prinzip verschiedene, polar entgegengesetzte Ansatzpunkte einer Ethik herausgebildet: 1) teleologischer Ansatz (v. a. vom Utilitarismus vertreten) und 2) deontologischer Ansatz (z. B. von Kant vertreten). Beide spielen in der gegenwärtigen Diskussion eine bedeutende Rolle. Außer diesen beiden ist in jüngster Zeit eine ethische Richtung hervorgetreten, die Elemente von beiden vereinigt: die Ethik der Verantwortung.

### 3.1.2 Utilitarismus

Der Begriff „Utilitarismus" leitet sich ab von lat. *utilis*, d. h. nützlich und verweist so auf ein Nützlichkeitsprinzip. Der Utilitarismus ist – zu Unrecht – oft mit einer platten Nützlichkeitsmoral gleichgesetzt worden („gut ist, was nützt"). Ein anderes Schlagwort setzt Utilitarismus gleich mit dem Leitsatz „Das größte Glück für die größte Anzahl". Was ist das tatsächliche Anliegen des Utilitarismus?

Die Gedanken des Utilitarismus entstanden in einer Zeit, in der man den Theorien, die nicht empirisch zu belegen waren, skeptisch gegenüberstand. Ähnlich wie man zur Beurteilung von Naturgesetzmäßigkeiten empirische Daten (mittels Beobachtungen, Experimenten) verwendete, wollte man sich bei der moralischen Beurteilung von Handlungen nicht auf die Intuition oder eine Offenbarung stützen.

Was bei einer Tat von außen, objektiv beurteilbar ist, ist ihr Ergebnis, und zwar insofern es von Bedeutung bzw. Wert für die von der Handlung Betroffenen ist. Damit sind zwei objektive, kalkulierbare Maßgrößen gegeben: a) der Wert der Handlung und b) die Zahl der Betroffenen.

Wie kann die Größe, die Maßeinheit eines Wertes, festgelegt werden? Versteht man das Werten als emotionale Stellungnahme, d. h. als ein gefühlsmäßiges Bevorzugen bzw. Hintanstellen einer Gegebenheit oder Möglichkeit vor eine andere, kann man als positiven Maßstab das Gefühl der Zufriedenheit, der Angenehmheit bzw. der Freude nehmen (hedonistisches Prinzip; griech. *hedone*: Freude, Lust). Zum Beispiel: Habe ich Hunger, erscheint mir Nahrung wertvoller als ein Buch.

Für *Jeremy Bentham* (1748–1832), einem der grundlegenden Utilitaristen, ist unter dem Prinzip der Nützlichkeit „jenes Prinzip zu verstehen, das schlechthin jede Handlung in dem Maß billigt oder mißbilligt, wie ihr die Tendenz innezuwohnen scheint, das Glück der Gruppe, deren Interesse in Frage steht, zu vermehren oder zu vermindern" (1975, [1]1789). Konsequenterweise versucht Bentham in seinem sog. „hedonistischen Kalkül" den Wert einer Handlung bzw. das Wohl (Glück) der Betroffenen mittels bestimmter Faktoren (wie Intensität, Dauer der empfundenen Freude) quantitativ genau zu bestimmen.

Die reine Gefühlsquantifizierung zur Wertbemessung scheint jedoch nicht hinreichend zu sein; sie mag Sinn haben, wenn es um die Befriedigung elementarer

Bedürfnisse geht. Als Menschen können wir uns jedoch aus dieser Einge-
bundenheit in eine Sphäre von unmittelbaren Bedürfnissen und Trieben lösen.
Wir haben damit die Fähigkeit, Werte unterschiedlicher Qualität wahrzunehmen.
Zum Beispiel: a) Ich hungere und bekomme Nahrung; b) ich hungere, weil ich
faste und nehme keine Nahrung auf. Das Bedürfnis Hunger ist in a) und b) dasselbe, das Gefühl der Befriedigung bzw. der Wert, den ich in dem jeweiligen
Handeln verwirkliche, ist qualitativ verschieden.

*John Stuart Mill* (1806–1873) hat diese qualitativen Unterschiede im Glückser-
leben in seine Utilitarismusauffassung miteinbezogen. Werten, die dem Wesen
des Menschen entsprechen, d. h. kulturellen und humanitären, mißt Mill für die
Erreichung des Glückszustandes eine höhere Stellung zu als sinnlichem Genuß.[4]
Er sieht seine Auffassung in einer Linie mit der Ethik des Christentums:

> Der Utilitarismus fordert von jedem Handelnden, zwischen seinem eigenem
> Glück und dem der andern mit ebenso strenger Unparteilichkeit zu entscheiden
> wie ein unbeteiligter und wohlwollender Zuschauer. In der goldenen Regel, die
> Jesus von Nazareth aufgestellt hat, finden wir den Geist der Nützlichkeitsethik
> vollendet ausgesprochen. Die Forderungen, sich dem andern gegenüber so zu
> verhalten, wie man möchte, daß er sich einem selbst gegenüber verhält, und den
> Nächsten zu lieben wie sich selbst, stellen die utilitaristische Moral in ihrer höch-
> sten Vollkommenheit dar. (Mill 1976, S. 30)

*Henry Sidgwick*, ein weiterer bedeutender Vertreter des Utilitarismus am Ende
des 19. Jahrhunderts, geht darüber hinaus; er fordert nicht nur, daß das Gesamt-
wohl in die Handlungsüberlegung miteinbezogen wird, sondern postuliert auch,
daß zur Beförderung des Gesamtwohls eine Verpflichtung besteht. Im Licht des
allgemeinen Menschenverstandes („common sense") führt die eigene Glücks-
überlegung zum Gedanken an das Wohl anderer: „Die Vernunft zeigt mir, daß,
wenn mein Glück erstrebenswert ist und ein Gut darstellt, das gleiche Glück für
andere ebenso erstrebenswert sein muß" (Sidgwick 1907, S. 403). Hier tritt das
Universalisierungsprinzip und das Prinzip der Gerechtigkeit zum Utilitarismus
hinzu. Die sittliche Qualität einer Handlung bestimmt sich aus ihrem Ergebnis,
d. h. aus der Maximierung des Wohls für die Gesamtheit.

Es sind die Konsequenzen einer Handlung für die Gesamtheit, die ihren sittlichen Stellenwert bestimmen. Wie aber kann der Wert der Gesamtheit der Konsequenzen beurteilt werden? Hier hat sich die Unterscheidung von instrumentellen Werten und solchen Werten, die in sich wertvoll sind (Selbstwerte), als sinnvoll erwiesen. Mit instrumentellen Werten werden jene Mittel bezeichnet, die
wir anstreben, um diejenigen Güter zu verwirklichen oder zu erhalten, die in
sich wertvoll sind. Ein medizinischer Eingriff ist nicht an sich erstrebenswert,
wohl aber im Hinblick auf die Rettung bzw. Erhaltung eines Lebens. Als Selbstwerte hingegen werden u. a. Gesundheit, Schmerzfreiheit, Wissen, Freund-

---

[4] Die Beurteilung dieser qualitativen Wertunterschiede ist nur demjenigen zugänglich,
der sie erfahren hat oder erfahren kann („hedonistic expert").

schaft, Liebe aufgefaßt. Geht es um Wertmaximierung, so handelt es sich um eben jene Werte an sich.

Im Fall des 19jährigen Frank (s. 5.2) wird das Abwägen der Folgen möglicher Handlungen deutlich: Frank ist unheilbar krank, und die Ärzte wissen, daß er bald sterben wird. Sie sind sich im Zweifel, ob (und wenn ja, wie) sie Frank die Wahrheit über seinen Zustand mitteilen sollen. Bei ihren Überlegungen lassen sie sich vom Wohl des Patienten als Kriterium ihres Handelns leiten: Sie erkennen, daß ihr Patient einen Anspruch auf Selbstbestimmung und Wahrheit hat – dies ist der eine Wert für den Patienten. Demgegenüber steht, daß sie mit einer Aufklärung ihn in den Zustand der Hoffnungslosigkeit, eines inneren Zusammenbruchs stürzen könnten. Angesichts dieser möglichen Handlungsfolgen (keine Aufklärung und Wahrung der Hoffnung gegenüber Aufklärung und Hoffnungslosigkeit) wird im Argument versucht, beide Handlungsmöglichkeiten in der Art abzuwägen und miteinander zu verbinden (als schrittweise, begleitende Aufklärung), so daß für den Patienten ein Maximum der beiden Werte (Wahrheit – Hoffnung) verwirklicht wird.

Fassen wir das utilitaristische Prinzip zusammen, so finden wir folgende Punkte:
- Handlungen werden von ihren Konsequenzen, von ihrer Wirkung her betrachtet (teleologisches Prinzip; griech. *telos*: das Ende, Ziel, der Zweck).
- Entscheidend für die gute Handlung ist ihre Wertmaximierung, d. h. am Ende soll die Größe der Werte die der Unwerte überwiegen (Prinzip der rationalen Abwägung, Nutzensprinzip).
- Bei der Abwägung der Gesamtkonsequenz ist die Wertmaximierung in Bezug zu allen Betroffenen zu setzen (Universalisierungsprinzip).
- Letzter Werthorizont sind Güter, die in sich wertvoll sind.

Die Vorteile des Utilitarismus sind sein Gebrauch von rationalen, nachvollziehbaren Methoden (Güterabwägung) und der Bezug zu inhaltlichen, konkreten Werten. Sein Blick auf das Allgemeinwohl läßt ihn besonders für Verteilungsproblematiken geeignet erscheinen.
  Die Schwäche des Utilitarismus besteht darin, daß er das spezifisch Sittliche nur in einem äußeren Verhältnis der Menschen zueinander festmacht. Unberücksichtigt bleibt das sittliche Verhältnis des Menschen zu sich selbst oder das des Menschen zum Unbedingten (zum Absoluten, zu Gott). Die Letztbegründung des Guten bleibt problematisch. Eine nähere Bestimmung der Selbstwerte und eine Bestimmung ihres Verhältnisses zueinander werden nicht deutlich genug gegeben. Darüber hinaus ist der Ansatz letztlich rein subjektivistisch. Da wir nicht allwissend und allmächtig sind, können wir das Ergebnis einer Handlung nie völlig vorausplanen – es wird immer auch von Zufällen und Faktoren, die wir nicht bestimmen können, mitbeeinflußt sein. Und selbst wenn wir es könnten, ist es doch immer die *je eigene* Auffassung vom Ziel (z. B. Wohlergehen), die uns leitet. Jeder hat seine eigene Glücksvorstellung; und selbst wenn wir uns darüber einigen wollten, so sind uns einige Vorstellungen überhaupt nicht zugänglich (z. B. „Was ist das größte Wohl für ein behindertes bzw. noch nicht

geborenes Leben?"). Wie kann dann die je verschiedene Zielauffassung allgemeinverbindlich, normativ sein?

### 3.1.3 Deontologische Ethik

Der Begriff „deontologisch" kommt aus dem Griechischen: *to deon* (das Erforderliche, die Pflicht). Mit „deontologisch" soll bezeichnet werden, daß in dieser Art von ethischer Reflexion und Begründung vornehmlich auf den verbindlichen, verpflichtenden Charakter des Sittlichen als solchen, unabhängig vom direkten Nutzen für den Handelnden, Bezug genommen wird.

Das rechte Handeln ist von alters her mit einer Verpflichtung und mit einer Sollensforderung an die menschliche Freiheit in Verbindung gebracht worden. Diese Verpflichtung wurde erkannt:
- gegenüber einer Gottheit, gegenüber von ihr eingesetzten Vertretern bzw. Institutionen (Kirche) oder gegenüber von ihr gegebenen Gesetzen (z. B. den Zehn Geboten);
- gegenüber einer Weltordnung (Kosmos, Natur, Geschichte, *mos maiorum*);
- gegenüber der unbedingten Sollensforderung eines Naturrechts oder gegenüber dem Sittengesetz;
- gegenüber dem Gewissen;
- auf jeden Fall gegenüber einer Instanz, die jenseits des bloß menschlichen (Einzel)verstandes (*ratio*) lag.

Eine Handlung gilt als sittlich gut, wenn sie Entscheidung für ein Gebot ist, bzw. in Anerkennung einer Autorität, d. h. aus Pflicht, geschieht. Das Ergebnis der Handlung spielt bei der sittlichen Bewertung keine Rolle, entscheidend ist die Qualität des Wollens bzw. die grundlegende Einstellung, die zu dieser Entscheidung geführt hat, wie sie sich in der Gesinnung ausdrückt. Deontologische Ethik wird daher oft auch Gesinnungsethik genannt, im Gegensatz zur Erfolgs- oder Verantwortungsethik nach teleologischem Prinzip.

Das Problem, das sich im Blick auf den deontologischen Ansatz stellt, ergibt sich aus der Art und Weise, wie die Sollensforderung erkannt und legitimiert werden kann. Dafür sind unterschiedliche Vorstellungen angegeben worden. Die sittlichen Forderungen
- werden intuitiv erfaßt;
- sind uns eingeboren;
- sind so unmittelbar einleuchtend und überzeugend (notwendig selbstevident) wie die Erkenntnisse reiner Wissenschaften z. B. der Geometrie oder sie
- werden dem Menschen mittels einer Offenbarung durch göttliche Autorität bekannt.

Alle diese Antworten wurden im Zeitalter des Skeptizismus und Rationalismus kritisiert. Zum einen wurde eine Fremdinstanz nicht ohne weiteres anerkannt, zum anderen sollte das Handeln des Menschen nicht auf gefühlsmäßiger Einsicht (Intuition), sondern auf rationaler Begründung, einer dem Menschen mehr entsprechenden Art, beruhen. Diese Kritikpunkte führten zu den Gedanken des Utilitarismus (s. 3.1.2), da dieser die Wahrnehmung der Verpflichtung im Sinne seines Prinzips unter dem Aspekt „Wozu ist es gut?" sah. Eine Verpflichtung ist aus der Sicht des Utilitarismus nur dann gut, wenn sie der Beförderung des Allgemeinwohls dient. Nur von da her gewinnt sie ihre sittliche Qualität. Daß eine Handlung bzw. Gesinnung in sich – also ohne Rücksicht auf ihr Ergebnis – gut sein könne, wurde dabei nicht in Erwägung gezogen.

Die Kritik am utilitaristischen Ansatz ist Ausgangspunkt der klassischen deontologischen Theorie, wie sie zuerst von *Immanuel Kant* (1724–1804) vertreten worden ist. Die sittliche Qualität, das, was eine Handlung zu einer sittlich guten macht, bemißt sich ausschließlich am Willen des Handelnden. Deshalb kann im strengen Sinn nur das *Wollen* sittliche Qualität haben;[5] an der Handlung selbst kann man nicht unmittelbar erkennen, welcher Motivation sie entsprungen ist.

**Praktische Vernunft – Autonomie.** Woran soll sich der Wille orientieren und welcher Instanz sich verbunden wissen, um ein *guter* Wille zu sein? Kant gibt eine Antwort, die sich nicht auf eine Fremdinstanz beruft, sondern er zielt auf eine Tendenz, die dem Bewußtsein selbst innewohnt. Die sittlich grundlegende Instanz ist die Vernunfttendenz, die reine praktische Vernunft, die Grundlage dafür ist, daß das Bewußtsein sein Wollen selbst (autonom) bestimmen soll und kann. Diese reine sittlich–gesetzgebende Vernunft ist etwas Geistiges (Noumenon); sie ist unabhängig von empirischen Gegebenheiten, und ihre Forderung (die Forderung des Sittengesetzes) ist unbedingt, d. h. kategorisch. Die Aufforderung, sich an eine vernünftige Vorschrift zu halten, z. B. nicht zu lügen, kann nicht durch eine Untersuchung über deren tatsächliche Befolgung oder deren Nichtbefolgung bzw. der Folgen davon ethisch legitimiert werden. Das Gesetz der reinen praktischen Vernunft, ganz gleich, ob es heißt: „Handle vernünftig!", „Stelle vernünftige, sachgemäße oder humane Regeln auf!", „Folge den vernünftigen, sachgemäßen oder humanen Vorschriften!" erscheint dem Menschen, der die Möglichkeit hat, sich so (dafür) oder anders (dagegen) zu entscheiden, als Pflicht.

**Pflicht.** Das praktische Vernunftgesetz (das Sittengesetz) und alle daraus abgeleiteten Gesetze (Gebote und Verbote) sind für alle Wesen verbindlich, die zu sittlichen Entscheidungen fähig sind (sittliche Subjekte). So gilt z. B. das Gebot „Du sollst Versprechen halten!" nicht nur hier und jetzt oder unter bestimmten Umständen oder nur für bestimmte Personen, sondern dies Gebot richtet sich an alle sittlichen Subjekte unter allen Umständen. Auf Grund der Wahrnehmung und Anerkennung solcher sittlichen Gesetze und deren Allge-meinverbindlichkeit ergibt sich eine unbedingte Forderung an mich, ihnen entsprechend zu handeln. Die Forderung, mich zu entscheiden, das sittliche Gebot oder Verbot zu befol-

---

[5] „[N]ichts ... ist ... ohne Einschränkung gut, als allein ein guter Wille" (Kant 1785, AA IV, S. 393).

gen (eben Versprechen zu halten, nicht zu lügen etc.), heißt Pflicht. „Pflicht ist
die Notwendigkeit einer Handlung aus Achtung fürs Gesetz" (Kant 1785,
AA IV, S. 400).

Nun ist eine Handlung nicht schon gut, wenn sie bloß äußerlich das Gebot der
Pflicht zu erfüllen scheint; in diesem Fall ist sie nach Kant nur „pflicht*gemäß*"
und kann unlauteren Motiven entspringen. Sittlich gut ist sie erst, wenn sie aus
innerer Anerkennung, aus der Achtung der sittlichen Forderung als solcher,
d. h. „*aus Pflicht*" geschieht.

**Kategorischer Imperativ.** Wie kann nun eine oberste sittliche Forderung aussehen, an der ich die Handlungsvorschriften, die ich mir selbst setze bzw. gesetzt habe, d. h. meine Maximen, in ihrer Sittlichkeit messen kann?

Sie darf keine konkreten inhaltlichen Forderungen enthalten, sie muß unbedingt gelten (sonst könnte ich immer wieder nach ihrer Begründung fragen) und
sie muß allgemein gültigen (objektiven), reinen Gesetzen der praktischen Vernunft (d. h. ohne Rücksicht auf Empirisches) entsprechen. Kant beschrieb diese
erste und unbedingte Forderung als „kategorischen Imperativ"; dieser gibt
zugleich ein oberstes Kriterium für die allgemeinen Willensgrundsätze
(Maximen) an: „Handele nur nach derjenigen Maxime, durch die du zugleich
wollen kannst, daß sie ein allgemeines Gesetz werde" (Kant 1785, AA IV,
S. 421; Prinzip der Universalisierbarkeit von Maximen).

Eine Möglichkeit, die deontologische Ethik anzuwenden, ist der Versuch, mögliche
Handlungsmaximen für die beteiligten Personen zu rekonstruieren und diese Maximen
dem Kriterium des kategorischen Imperativs, d. h. der Universalisierbarkeit, zu unterziehen. Dies wird im Fall 8 (s. 5.8) unternommen: Dort wird die Frage aufgeworfen, ob
der Assistenzarzt, der einen Kunstfehler beobachtet hat, Pflichten übernehmen hätte sollen, die durch die Institution (das Krankenhaus) nicht gedeckt sind: Soll er den Kunstfehler aufdecken und so dem Patienten die Möglichkeit verschaffen, sich eine Entschädigung zu erklagen? Kann es für ihn die Maxime geben: „Wenn ich der Auffassung bin,
daß eine Institution ihre Pflichten nicht wahrnimmt, so will *ich* sie, auch gegen die Institution, wahrnehmen"?

Jeder Mensch ist als Vernunftwesen und als Person, aufgrund seiner Fähigkeit
zur Autonomie, in seinem Wollen und Handeln immer auch auf sich selbst bezogen; immer ist er auch sich selbst Ziel und Zweck. Selbst wenn ich mich ent-
schließe, mich ganz einem Menschen oder einer Sache hinzugeben und mich zu
opfern – ihm bzw. ihr ein Mittel zu sein –, bin immer noch *ich* es, der sich dazu
entschieden hat, und somit ist diese Entscheidung auch *mein* Ziel und Zweck.

Nimmt man diesen Gedanken zum kategorischen Imperativ hinzu, so ergibt
sich folgende Formulierung: „Handle so, daß du die Menschheit, sowohl in dei-
ner Person als in der Person eines jeden anderen, jederzeit zugleich als Zweck,
niemals bloß als Mittel brauchst"[6] (Kant 1785, AA IV, S. 429).

---

[6] Anstelle von „Menschheit" würden wir heute von „Menschsein" sprechen.

Wenn die pränatale Diagnostik dazu verwendet wird, Merkmale des ungeborenen Kindes festzustellen, die nichts mit seiner Gesundheit zu tun haben (etwa das Geschlecht) und diese Merkmale dann ausschlaggebend sind für die Entscheidung, abzutreiben oder das Kind auszutragen, so wird dieses ungeborene Kind nur als Träger bestimmter Merkmale betrachtet. Es wird nicht als Zweck an sich (als Person) gesehen, sondern nur als Mittel zur Verwirklichung einer bestimmten Wunschvorstellung.

In der Diskussion des Falls 7 (s. 5.7), in dem eine Mutter geschildert wird, die ein Kind nur austragen will, wenn es als Knochenmarkspender für ihr krankes Kind in Frage kommt, wird dieses Tun mit dem Argument der prinzipiellen Zweckhaftigkeit des Menschen als sittlich nicht zu rechtfertigen ausgewiesen.

**Menschenwürde.** Mit der Tatsache, daß der Mensch immer auch Selbstzweck ist, hängt der Begriff der Menschenwürde eng zusammen.[7] Während allem Mittelhaften nur ein relativer Wert zukommt und man deshalb sagen kann, es habe einen Preis und sei damit jeweils durch etwas anderes ersetzbar, ist der Mensch als Selbstzweck über jeden Preis erhaben. Der Mensch kann durch kein Äquivalent ersetzt werden, und ihm kommt damit ein absoluter, innerer Wert zu, d. h. Würde.[8] Menschenwürde ist durch das sittliche Subjektsein, d. h. durch die Autonomie des Menschen begründet. Das sittliche Subjektsein des Menschen ist immer auch an seine leibliche Existenz gebunden. Menschenwürde wird auch da tangiert, wo es sich um die Sphäre von Leib und Sprache handelt:

> Wo der Leib und die Sprache nicht als Repräsentationen der Person respektiert, sondern nur als Mittel zu anderen Zwecken gebraucht werden, da wird die Person selbst nur als Mittel gebraucht. Daraus ergibt sich ganz konkret, daß die absichtliche und direkte Tötung eines Menschen, daß die Folter, die Vergewaltigung oder der Einsatz der Sexualität als Mittel für bestimmte Zwecke immer schlecht sind. Auch wer einen Menschen, der ihm berechtigtes Vertrauen entgegenbringt, belügt, kann dies nicht rechtfertigen. Er instrumentalisiert die Sprache und bringt sich als Person, die sich in der Sprache darstellt, sozusagen zum Verschwinden. Außerdem beraubt er den anderen der Möglichkeit, der Wirklichkeit gerecht zu werden, weil er dessen Kontakt mit der Wirklichkeit absichtlich unterbricht. So hat zum Beispiel niemand das Recht, einen Kranken, der ernsthaft und im Vertrauen auf die Wahrheit nach seinem Zustand fragt, zu belügen, und ihn so der Möglichkeit zu berauben, sich mit seinem Schicksal auseinanderzusetzen. (Spaemann 1982, S. 93f.).

Die leiblich-natürliche Existenz ist die Grundlage, auf der sich das sittliche Bewußtsein entwickeln kann und durch die es wirksam wird. Allerdings ist mit der leiblich-natürlichen Existenz nicht in jedem Moment notwendig das sittliche Bewußtsein präsent. Sonst wäre der Mensch im Schlaf oder in Ohnmacht schon seiner Würde beraubt. Dies beinhaltet daher auch, daß jeder Form menschlichen Lebens, in der die Potentialität von menschlichem Bewußtsein enthalten ist, die Bedeutung und der Schutz der Menschenwürde zukommt. Das Leben von Kin-

---

[7] Der Begriff der Menschenwürde wird heutzutage häufig im politischen Alltag gebraucht, ist aber in seiner Bedeutung unscharf; philosophisch ist er jedoch klar umrissen.
[8] Vgl. Kant (1785), AA IV, S. 435.

dem, Alten, unheilbar Kranken, von Geisteskranken, von Behinderten, Neugeborenen und Ungeborenen ist prinzipiell gleich schützenswert.

Fassen wir das deontologische Prinzip zusammen, so finden wir folgende Punkte:

- Handlungen werden von ihrer Motivation, ihren Maximen, von der Gesinnung her beurteilt (deontologisches Prinzip).
- Sittliche Qualität findet sich ausschließlich im Wollen, d. h. nur der Wille (und die daraus folgende Maxime bzw. Gesinnung) kann gut (oder böse) sein, nicht (empirische) Gegebenheiten.
- Maßstab für die sittliche Qualität der Maximen sind die Kriterien des kategorischen Imperativs.
- Erstes und oberstes Moralprinzip, aus dem sich auch der kategorische Imperativ ableitet, ist die Autonomie des Willens, die reine praktische Vernunft und der absolute Wert des Menschen, die Menschenwürde.

Die Stärke des deontologischen Ansatzes ist die Bewahrung des Sittlichen durch empirische Unzulänglichkeiten hindurch. Es gibt Werte, die von der Würde des Menschen ausgehen und daher absolut unantastbar sind und unter keinen Bedingungen in Frage gestellt werden dürfen.

Die Schwäche einer deontologischen Ethik mag bei der Umsetzung der sittlichen Forderungen in die Realität liegen. Hier ist die Zuhilfenahme von empirischen Überlegungen und Wertungen notwendig, und es kann der Fall eintreten, daß man sich mehreren Pflichten gegenübergestellt sieht. Es stellt sich dann die Frage, welcher der Vorrang einzuräumen ist, bzw. wie man die Pflichten in eine sinnvolle, vernünftige Rangfolge bringen kann.

Der Begriff der Pflicht selbst hat in der neueren Zeit einen negativen Beiklang erhalten. „Pflicht" wurde weithin mit blindem Obrigkeitsgehorsam gleichgesetzt. Dabei wurden die drei der Pflicht wesentlichen Voraussetzungen mißachtet: die Ordnung, die Gesetzlichkeit und die Willensfreiheit. Sittlich gut zu bewertende Pflicht ergibt sich nicht aus jeder beliebigen Ordnung, denn auch eine Diktatur stellt eine Ordnung dar. Sie ergibt sich nur aus einer (sittlich) guten Ordnung (Vernunftgesetz, Gottes Wille, staatliche Ordnungen, die die Menschenwürde – in Form von Menschenrechten – anerkennen etc.). Pflichterfüllung im sittlichen Sinn kann nur dort erfolgen, wo die Freiheit gewahrt ist, so daß die Pflichterfüllung freiwillig geschieht. Wenn Vorschriften mit Hilfe von Zwang (Folter, psychischem Druck) durchgesetzt werden sollen, handelt es sich nicht mehr um Pflichten.

Der zweite Grund für die negative Bewertung des Pflichtbegriffs ist – im philosophischen Sinn – eher gerechtfertigt. Bei der früheren Betrachtung wurde in erster Linie die Verpflichtung des (einzelnen) Menschen gegenüber einer guten bzw. als vernünftig anerkannten Ordnung (Gott, Vernunft) betont. Nicht in den Blick kam dabei die Verpflichtung der Menschen untereinander, der Menschen gegenüber der Natur und der Welt überhaupt.

Die ursprüngliche menschliche Welterfahrung ist die des Austausches und des Gespräches mit den anderen und der Welt. Es ist eine dialogische Erfahrung, denn der Mensch, der auf die Welt kommt, reift im lebendigen Umgang mit seinen Eltern und seinen Mitmenschen heran; die Menschheit wiederum steht im Austausch mit der belebten und der unbelebten Natur.

In der ethischen Diskussion wurde die Erkenntnis des Menschseins im Dialog zunehmend berücksichtigt. Sie bediente sich dabei des Begriffs, in welchem der verpflichtende Charakter des Angesprochenseins und Antwortgebens anklingt, dem Begriff der „Verantwortung".

## 3.1.4 Ethik der Verantwortung

Der Begriff der Verantwortung hat in seiner Geschichte eine Bedeutungserweiterung erfahren. Zunächst wurde „Verantwortung" nur als „Zurechnung" (lat. *imputatio*) verstanden, d. h. als Rechtfertigung: „Antwort geben vor Gericht".[9] Verantwortung wird auch heute noch in der Bedeutung verwendet, daß damit nur die freie Urheberschaft einer Handlung bezeichnet wird. So heißt es z. B.: „... hat die Verantwortung für diesen Anschlag übernommen".

Dieses Verständnis von Verantwortung als bloße Urheberschaft einer Handlung wurde später modifiziert zur Autonomie im vollen Sinn des Wortes, als Autonomie, die die Würde des Menschen begründet (s. 3.1.3 „Menschenwürde"). Es gehört zur Würde des Menschen, daß er Verantwortung übernehmen kann.

Verantwortung hat universellen Charakter. Mit jeder Handlung verändern die Menschen die Wirklichkeit, die sie umgibt. Mit jeder Entscheidung üben sie Einfluß aus, sei es auf die Umwelt, sei es auf andere Menschen. Vieles davon geschieht unbewußt, vieles bewußt – aber wenn immer es geschieht, dann ist es von Menschen verursacht worden. Es kann keine Frage sein, daß die bewußt gewollte Veränderung vom Verursacher auch verantwortet werden muß. Ist das Resultat, die Wirkung der Ursache, positiv, wird durch die Tat Freude, Lebenslust, mehr Humanität oder Heilung hervorgerufen, dann *wollen* die Handelnden, daß man ihnen die Ursache der Wirkung zuschreibt und sie dafür belohnt. Sie wollen Dank, Anerkennung und Honorar.

Ist die Wirkung negativ, bleibt die Beziehung natürlich bestehen. Auch jetzt muß sich der Verursacher die Tat zurechnen lassen, denn es handelt sich um dieselbe Beziehung wie im Fall des positiven Ausgangs. Unsere Rechtsordnung hat diesen Tatbestand aufgenommen, insofern dem Arzt auch dann ein Honorar zusteht, wenn die von ihm vorgenommenen Eingriffe und verordneten Mittel keinen Erfolg haben. Die Handlung muß in jedem Fall verantwortet werden.

Unsere Gesellschaft hat in Form der Gerichte Instanzen geschaffen, die feststellen, inwieweit Verantwortung des Handelnden vorliegt (s. 4.3). Damit wird der juristische Aspekt der Seite deutlich. Natürlich deckt sich der sittliche Aspekt mit dem juristischen in vielen Fällen. Oft geht er aber auch darüber hin-

---

[9] Vgl. engl. *responsibility* von lat. *respondere*: antworten.

aus, indem er nicht nur die bewußten, sondern auch die unbewußten Wirkungen ins Auge faßt. Dadurch wird der Kreis der von einer Handlung Betroffenen viel weiter.

Es handelt sich auch nicht nur um die unmittelbar, sondern auch um die mittelbar Betroffenen. Die Beziehung geht dann auch über Dinge, Ordnungen, Sprache und Bilder. Die Technik hat die Beziehungen der Wirkungen einzelner Handlungen ins Unendliche wachsen lassen; aufgrund der Vernetzung in der Gesellschaft gibt es eine Fülle von zurechenbaren und nicht zurechenbaren Auswirkungen. Sie alle müssen verantwortet werden, und zwar auch dann, wenn sich die Auswirkung nicht mehr als juristisch erfaßbare Wirkung aufzeigen läßt.

Natürlich wird hier der Begriff der Verantwortung unscharf. Aber die mit der Ausweitung des Feldes der zu verantwortenden Beziehung gegebenen Probleme sind akut, weil die Verantwortung in unserer hochgradig arbeitsteiligen Gesellschaft zu versickern droht. Auf dem langen Weg von der Grundlagenforschung bis hin zum fertigen Produkt kann jeder der Beteiligten die Verantwortung für das Endresultat an den nächsten weitergeben, ohne daß einer der Beteiligten habhaft zu machen ist. Jeder hat gute Gründe für das, was er tut, denn die Begründung für die guten Gründe liegt in den Regeln der einzelnen Tätigkeitsbereiche. Wenn man dieser Tendenz nicht entgegentritt, gibt es am Ende niemanden mehr, der für irgendwelche Wirkungen verantwortlich zu machen ist.

Die vorstehenden Ausführungen zeigen, daß in dem Problem der Verantwortung die Komplexität der Dimension des Handelns aufgehoben ist, mit der sich die Ethik immer schon auseinandersetzen muß. Deshalb benutzen wir diesen Begriff heute auch immer dann, wenn man in früheren Zeiten vom „Sittlichen" sprach. Sittlich handeln heißt heute verantwortlich handeln. Eine Ethik, die das Prinzip Verantwortung in den Vordergrund stellt, um den sittlichen Erfordernissen der Hochzivilisation gerecht zu werden, liefert Hans Jonas (1979, 1985).

**Fragenkatalog.** Im folgenden werden Fragen formuliert, die dazu dienen sollen, an den Fall bzw. an die Situation heranzugehen. Die Reihenfolge ist analog den obigen Ausführungen.

*1) Ethik, Moral, Normen*
- Welche gegebenen Normen gibt es zu der in Frage stehenden Situation?
- Wie stehe ich dazu?
- Stimme ich damit (gefühlsmäßig/gedanklich) überein? Im allgemeinen? Hier und jetzt?
- *Ethisches Subjekt:*
- Wie sieht meine Situation, als Situation des Handelnden aus?
- Gibt es in meiner Lebensgeschichte Ereignisse, die mich zu diesem oder jenem Handeln tendieren lassen? Wie entschied ich mich damals – mit welchem Gefühl, aus welchen Gründen?
- Welche Dinge sind mir viel wert, wie ist ihre Reihenfolge? Sind es meine eigenen, selbst gewählten Wertungen, oder sind es aufgezwungene?
- Was würde ich nie tun, was würde ich unbedingt tun?

- *Situation:*
- Wie sieht die in Frage stehende Situation aus?
- Welche Gegebenheitskonstellationen finde ich vor?
- Welche Möglichkeiten/Alternativen habe ich in dieser Situation?

*2) Utilitaristischer Ansatz*
- Wenn ich diese Möglichkeiten verwirkliche, welche Folgen hat dies? Für den/die Betroffenen? Für mich? Für die Allgemeinheit?
- Welche Folgen ergeben sich unmittelbar, welche später?
- Welche Werte werden durch meine Handlung verwirklicht? Welche negativen Folgen nehme ich dabei in Kauf? Überwiegen die Werte dabei? Verletze ich einen Wert, eine Norm, die mir eigentlich unantastbar erscheint?

*3) Deontologischer Ansatz*
- Wem gegenüber fühle ich eine Verpflichtung? (Gegenüber Gott, der Gemeinschaft, dem anderen, meinem Gewissen, der Natur?)
- Welches ist der Grund meiner Entscheidung/Handlung?
- Nach welcher Maxime entscheide ich mich?
- Woher habe/nehme ich meine Maxime?
- Nehme ich eine Sollensforderung/Pflicht wahr?
- Inwieweit ist meine Maxime mit dieser Pflicht in Einklang?
- Ließe sich vernünftigerweise aus meiner Maxime ein allgemeines Gesetz machen?
- Handle ich so, daß die davon Betroffenen immer auch als Person behandelt werden (nicht als bloßes Mittel)?
- Wahre ich in meinem Handeln die Würde des anderen?

*4) Ethik der Verantwortung*
- Wo nehme ich Verantwortung wahr?
- Wem gegenüber bin ich verantwortlich?
- Welche Sachaufgaben fallen mir zu?
- Wo/wie gestalte ich die Rahmenbedingungen unseres Handelns mit, so daß sie menschlicher werden?

## Zusammenfassung

Ethik ist die systematische Reflexion auf „das Gute" als Voraussetzung und Ziel des Handelns und dient somit als Legitimation für die Festlegung von Handlungsprinzipien und Entscheidungen.

In der Theorie des Utilitarismus werden Handlungen nach ihren Konsequenzen in Bezug auf die Maximierung des gemeinschaftlichen Wohles beurteilt.

Die deontologische Ethik, deren herausragendster Vertreter Kant ist, sieht die sittliche Qualität einer Handlung in der Befolgung einer verbindlichen Forderung (Pflicht). Die höchste, unbedingte Forderung ist das vernünftige Sittengesetz

(Prinzip der Autonomie im umfassenden Sinn); es findet seinen Ausdruck im kategorischen Imperativ. Aus dem Prinzip der Autonomie und dem kategorischen Imperativ lassen sich weitere moralische Prinzipien ableiten, wie das der Menschenwürde und unverletzlicher Menschenrechte.

Im Prinzip „Verantwortung" wird die Notwendigkeit herausgestellt, die Auswirkungen und Folgen, die jedes Handeln hat, in ihrer Komplexität zu berücksichtigen; diese Reflexionen stellen die Grundlage für künftige Entscheidungen dar.

## 3.2  Christliche und humanistische Ethik

Medizinische Ethik in ihren drei oben aufgeführten Aspekten lebt wie unsere gesamte Kultur aus dem Fundus abendländischen Denkens, dessen Wurzeln in die Antike und den jüdisch-christlichen Kulturraum reichen. Judentum, Christentum und Humanismus sind die drei Strömungen, die sich nacheinander, nebeneinander, miteinander und gegeneinander in die die abendländische Welt bedingenden Werte hinein entwickelt haben. Man könnte unter vielen Aspekten von einem umgreifenden abendländischen Ethos und dann auch von einer abendländischen Ethik sprechen, wenn die drei Strömungen sich nicht immer bewußt voneinander absetzen würden, sei es in der Theorie, die von Philosophen und Theologen entwickelt wird, sei es in vielen einzelnen Weltanschauungen, die von Wissenschaftlern, Schriftstellern, Journalisten, Politikern oder Verbandssprechern dargelegt und vertreten werden.

So gibt es in unserer Gesellschaft Menschen, die bewußt als Christen handeln und angesehen werden wollen, und es gibt Menschen, die von sich selbst sagen, daß sie die Aussagen der Menschen christlichen Glaubens im Blick auf ihr Leben und auf die Welt nicht nachvollziehen können, daß sie Atheisten oder Agnostiker seien, daß sie einfach vernünftig leben wollten. Wo ein solches Selbstbewußtsein existiert, muß es auch eine dazugehörige Theorie geben; dieser Theorie sollte auch eine deutlich unterscheidbare Praxis entsprechen. Da aber beginnen die Schwierigkeiten und sie mögen dazu geführt haben, daß viele Menschen überhaupt darauf verzichten, sich bewußt der einen oder der anderen Richtung zuzuordnen. Sie wollen dann am liebsten „christliche Humanisten" oder „humane Christen" sein oder einfach „gute Menschen", deren grundlegende Handlungsmaxime die Menschlichkeit ist. Dies soll auf jeden Fall für ihr persönliches Leben gelten. Im Berufsleben stellen sie hingegen oft Maßstäbe auf oder unterwerfen sich ihnen, die mit der Menschlichkeit nicht so leicht zu vereinbaren sind.

### 3.2.1 Christliche Ethik

Worin liegen die Schwierigkeiten in dem Verhältnis von christlicher und humanistischer Ethik? Betrachten wir zunächst die Theorie und beginnen mit der christlichen Ethik. Es sind relativ wenige Komplexe, auf die sich die Breite dessen, was man als Normen christlichen Handelns ansprechen kann, zurückführen lassen. Obenan steht ohne Zweifel sowohl in der theologischen Theorie als auch im öffentlichen Bewußtsein vom Christentum die *„Nächstenliebe"*. Sie hat sich als caritas, als die Hinwendung zu den Entrechteten, zu den Hilflosen, den Kranken, Schwachen und Alten, „Witwen und Waisen" tief in die Sozialgeschichte des Abendlandes eingegraben.

Es ist zweitens der Komplex der *Zehn Gebote* mit den allerdings unterschiedlich gearteten Vorschriften und ihren Auslegungen im Alten Testament. Aus ihnen lassen sich praktikable Ordnungen menschlichen Zusammenlebens ableiten, die auch noch unter verschiedenartigen Bedingungen Geltung haben. Die Feiertagsheiligung, die Gebote, nicht zu töten, nicht zu stehlen, nicht die Ehe zu brechen und nicht zu lügen, haben die abendländische Kultur geprägt, auch wenn man nicht übersehen darf, daß sich ähnliche Vorschriften auch in anderen Kulturen finden lassen.

Es ist drittens die *Bergpredigt*, die als besonderes Zeugnis christlicher Ethik gelten muß. Der Charakter ihrer Forderungen ist allerdings auch unter Christen umstritten. Die oft geäußerte Meinung, „mit der Bergpredigt lasse sich keine Politik machen", impliziert die logische und sachliche Konsequenz, daß die Forderungen der Bergpredigt für das Berufsleben insgesamt nicht gelten können. Diese Auffassung ist berechtigt, insofern sich die Predigt in erster Linie an die Christen richtet, da manche Verse dieser drei Kapitel des Matthäus-Evangeliums sich nur mit der Frömmigkeit im Gottesdienst beschäftigen. Aber andere Verse beziehen sich auf die Frömmigkeit in der Welt, wobei diese Welt nicht in zwei Welten mit unterschiedlicher Normierung geteilt wird. Deshalb soll sich der Christ den Forderungen der Bergpredigt entsprechend in seinem Berufsleben nicht nach anderen Maßstäben richten als in seinem privaten Leben. Natürlich ist mit dieser Forderung das Problem der Übertragung der Maßstäbe aus dem 1. Jahrhundert n. Chr. in das 20. Jahrhundert noch nicht gelöst.

Aus den drei genannten, relativ leicht im biblischen Zeugnis festzumachenden Grundsätzen ergibt sich für das Christentum als Wert noch indirekt die Hochachtung des Wertes des einzelnen individuellen Lebens, die allerdings nicht zu allen Zeiten in gleicher Weise für das christliche Bewußtsein kennzeichnend war. Zwar waren alle Angehörigen des Volkes Israel gleich geachtet, zwar wurde der Fremdling in Israel freundlich aufgenommen, zwar haben die christlichen Missionen den Grundsatz des Schutzes des beschädigten Lebens überall in der Welt verbreitet, aber zugleich haben die Israeliten und die Christen die Feinde ihres Glaubens, die Hartherzigen und Nichtbekehrungswilligen nicht selten hemmungslos umgebracht.

Zur christlichen ethischen Theorie gehört schließlich eine allerdings geschichtlich geprägte *Lehre der Institutionen von Kirche und Staat* hinsichtlich ihrer Aufgaben und ihrer gegenseitigen Zuordnung.


### 3.2.2  Humanistische Ethik

Im Mittelpunkt der humanistischen Ethik steht der einzelne Mensch. Von ihm aus wird gedacht und von ihm her werden die menschlichen Verhältnisse gestaltet, nicht von einer umfassenden Ordnung, dem Staat, dem Volk, einem Stamm, einer Kirche oder einem Wirtschaftsbetrieb. Kein Mensch soll höher als ein anderer geachtet werden, nur aus dem Grund, weil er einem bestimmten Kollektiv angehört; er soll geachtet werden, weil er Mensch ist. Was ihn auszeichnet, ist ihm von Natur aus gegeben, und weil es ihm von Natur aus gegeben ist, hat er ein natürliches Recht auf die Dinge, die ihm von Natur aus gegeben sind. Es ist umstritten, was alles zu diesen Dingen gehört.

Die Idee von natürlichen Rechten wird zuerst im antiken Griechenland um die Zeitwende gedacht. Es hat aber über zweitausend Jahre gedauert, bis sie sich als Rechte der politischen und sozialen Freiheit und der allgemeinen Gleichheit annähernd im Abendland kulturell und politisch durchgesetzt hatten. Nicht nur die Juden haben die fremden Völker als „*Nicht*auserwählte" betrachtet, auch die Griechen und die Römer hielten sich Sklaven als Menschen minderen Rechts, und auch ihre Frauen waren nicht gleichberechtigt. Wird die Forderung nach Gleichberechtigung mit Bezug auf die natürliche Ausstattung der Menschen begründet, kann das naturrechtliche Argument in der Geschichte des Abendlandes sogar immer wieder dazu dienen, die Ungleichheit zwischen den Menschen festzuschreiben. So begründen bis heute Christen in Südafrika die Rassentrennung mit dem Hinweis auf die Hautfarbe, die von Gott und von der Natur verschieden gegeben ist. Was von der Natur unterschiedlich geschaffen ist, sollen die Menschen in ihrem gesellschaftlichen Leben, so wird gefolgert, nicht gleichmachen.

Die Lehre von den Naturrechten hat sich relativ leicht mit der christlichen Ethik verbinden lassen, so daß diese immer, besonders im Mittelalter, naturrechtliche Elemente enthielt. Die Gleichheit der Menschen wurde nicht nur als von Natur gegeben, sondern als gerade darin von Gott gewollt angesehen. Der naturrechtlich begründete Humanismus verstärkte sich im Laufe der abendländischen Geschichte wellenartig, bis er im 18. Jahrhundert in der Aufklärung (amerikanischen Verfassung, französische Revolution) zum Durchbruch kam. Jetzt wurden die allgemeinen Menschenrechte öffentlich postuliert, in den ersten Verfassungen niedergelegt und in den folgenden zwei Jahrhunderten zum Bestandteil des öffentlichen Bewußtseins.

Die Kirchen haben sich dem Naturrecht gegenüber sehr unterschiedlich verhalten. Am stärksten aufgenommen und in eine theologisch begründete politische Ethik umgesetzt wurde es von den Kirchen, die im Gefolge der Reformation in den angelsächsischen Ländern entstanden. Dabei war das Gedankengut des Schweizer Reformators Johannes Calvin ebenso wirksam wie die vielfältigen theologisch begründeten, gesellschaftspolitischen Entwürfe der Wiedertäufer und Spiritualisten. Der Katholizismus hat die naturrechtlichen Elemente in sein umfassendes Weltbild an entscheidender Stelle eingebaut, sie aber durch die hierarchischen Elemente eben dieses Weltbildes politisch nicht zur Wirkung kommen lassen. Auch in den protestantischen Kirchen des Kontinents, die sich auf die Lehre Luthers gründeten, blieben die hierarchischen Elemente in Kirchenverfassung und politischer Ethik bis in das 20. Jahrhundert hinein vorherrschend. Die Kirchen hatten deshalb Schwierigkeiten, ihr Verhältnis zum republikanisch-demokratischen Staat zu bestimmen. Erst die Erfahrung des totalitären Staates im 20. Jahrhundert hat die Kirchen dazu gebracht, naturrechtlich begründete Positionen neu zu überdenken.

### 3.2.3 Annäherung und Unterschiede

Wenn in der politischen Ethik heute auch ein weites Feld der Übereinstimmung zwischen christlicher und humanistischer Ethik besteht, so blieben bis in die zweite Hälfte dieses Jahrhunderts dennoch grundsätzliche Unterschiede bestehen. Sie wurden nicht nur von den Vertretern der christlichen Lehre, sondern auch von den Vertretern der humanistischen Ethik gesehen. Wesentliche Argumente für die Unterscheidung wurden von Psychoanalyse und Psychologie geliefert. Allerdings erfolgte in den letzten zwanzig Jahren auch hier eine zunehmende Annäherung der Standpunkte.

Das zentrale Problem im Verhältnis der beiden Anschauungen kann mit Hilfe des Begriffs der „Selbstverwirklichung" verdeutlicht werden. Ein wesentlicher Aspekt der Nächstenliebe im Sinne der christlichen Tradition ist der Opfergedanke. So wie sich Christus für die Menschheit geopfert hat, so soll sich auch der einzelne Christ für seinen Nächsten opfern; er soll nichts für sich, aber alles für den anderen suchen. Die asketischen Züge, die aus den antiken Mysterienreligionen in die christliche Tradition eingedrungen sind, haben dem Begriff der Nächstenliebe diesen Opferaspekt aufgeprägt. In den Orden hat der Begriff seine kulturgeschichtliche Gestalt gefunden. Dabei trägt das Opfer entweder einen Lohn in sich selbst, oder es wird ihm Belohnung in einer jenseitigen Welt verheißen. Humanistisches Denken, wie es z. B. heutzutage von Erich Fromm vertreten wird, kann in dieser Haltung nur die Verneinung der menschlichen Selbstbestimmung sehen, denn der Mensch ist dazu aufgerufen, sich selbst zu verwirklichen, sei es in seinem Werk, sei es in seinem Umgang mit dem anderen Menschen. In der Diskussion mit der humanistischen Ethik nähert sich die christliche Ethik dieser Position nun allerdings zunehmend an, indem sie sich ein neues Verständnis des Gebotes der Nächstenliebe erarbeitet und den Nachsatz des „Liebe deinen Nächsten *wie dich selbst*" in die Betrachtung einbezieht. Diesem

Nachsatz stand man in der Vergangenheit unter dem Eindruck des Opfergedankens im allgemeinen recht hilflos gegenüber.

Wenn sich christliche und humanistische Ethik auch in diesem Punkt einander nähern, so bleibt in Theorie und Praxis ein Unterschied unaufhebbar bestehen. Für eine humanistische Ethik ist und bleibt der konkrete Mensch Ziel und Motivation des Handelns. In ihrem Kontext beginnt und endet jeder Begründungszusammenhang beim Menschen, sei es beim Menschen, der handelt, sei es beim Menschen, auf den hin gehandelt wird.

Der Kontext eines jeden Begründungszusammenhanges einer christlichen Ethik hingegen ist und bleibt Gottes Gebot und sein Handeln in Jesus Christus. Die in Jesus Christus gezeigte Liebe Gottes zur Welt und ihren Menschen ist die umfassende Ermöglichung christlichen Handelns. Sie motiviert und sie begründet dieses Handeln, ohne den Anspruch aufzugeben, daß das Ziel dieses Handelns der konkrete Mensch sei. Aber dieses Ziel wird zugleich immer wieder transzendiert, wird in die Geschichte Gottes mit der Welt eingebunden, wird unter das Zeichen der Vergebung im Scheitern gestellt und wird von der Hoffnung auf das Kommen des Reiches Gottes getragen.

Christliche und humanistische Ethik können sich in Theorie und Praxis sehr nahe kommen; sie können sich überlappen und fast ununterscheidbar werden. Sie können aber auch in Motivation und Begründung sehr weit auseinanderliegen. In der Spannung, die mit diesen Sätzen beschrieben ist, steht jede medizinische Ethik in unserer Zeit.


## Zusammenfassung

Christliche Ethik ist in ihren wesentlichen Tendenzen gekennzeichnet durch die Zehn Gebote, die Forderung der Nächstenliebe und die Forderungen der Bergpredigt. Im Mittelpunkt humanistischer Ethik steht der einzelne Mensch mit seinen Rechten. Von ihm her wird gedacht und auf ihn hin wird argumentiert. Christliche und humanistische Ethik können sich in Theorie und Praxis sehr nahe kommen; sie können sich überlappen und fast ununterscheidbar werden. Sie können aber auch in Motivation und Begründung sehr weit auseinanderliegen.

## 3.3  Typen medizinischer Ethik

Im folgenden geht es nicht um die vollständige Auflistung von Prinzipien medizinethischen Verhaltens. Vielmehr sollen die Schwerpunkte unterschiedlicher Leitlinien dargestellt werden.

Medizinisches Handeln richtet sich überwiegend an vorgegebenen Modellen aus (s. Kap. 1). Sie sind z. T. explizit in Leitlinien festgelegt und niedergeschrieben, z. T. werden sie mehr oder weniger bewußt übernommen, z. T. verfestigen sie sich zu standesethischen Grundsätzen, die ihrerseits in den Satzungen medizinischer Organisationen festgelegt und damit für jedes Mitglied verbindlich und rechtswirksam sind. Formal gesehen sind Eide (z. B. der hippokratische Eid), Gelöbnisse oder Deklarationen (z. B. Genfer Deklaration) von höchster Verbindlichkeit; aber obwohl sie schriftlich fixiert sind und von vielen Ärzten bzw. Ärztegemeinschaften anerkannt und in medizinethischen Kontroversen zitiert und herangezogen werden, sind ihre Postulate nicht einklagbar. Sie haben daher nur die Funktion eines moralischen Appells an die Diskussionsteilnehmer.[10]

Implizite Leitlinien wirken v. a. in den Situationen, in denen Vorbilder nachgeahmt werden. Das gilt in erster Linie für die Ausbildungssituation, in der solche Nachahmung und Übernahme von Leitlinien bis zu einem gewissen Grad natürlich gewollt ist, aber auch sehr leicht zu unreflektierter Nachahmung degeneriert. Der Unterschied ist fein und oft kaum wahrnehmbar zwischen dem Nachahmen um des Lernens willen und dem Nachahmen um des Nachahmens willen, bei dem alle kritische Distanz zum Lehrenden, zum Vorbild und zu den Leitlinien verloren geht. Wo Leitlinien und Modelle – aus welchen Gründen auch immer – von einzelnen und Gruppen übernommen werden, bilden sich Traditionen. Traditionen geben Sicherheit, erlauben zügiges, tatkräftiges Handeln, das keiner weiteren Rechtfertigung bedarf. Es besteht aber auch die Gefahr, daß Verhaltensmodelle erstarren, daß die Reflexion auf das eigene Tun zurückgestellt wird und die Verantwortung damit aus dem Blick gerät.

Jede Tradition ist von bestimmten Wertvorstellungen getragen, die die Kultur einer Gesellschaft mitausmachen (s. 2.3). Jede Kultur hat einen Hintergrund, der sich je nach Stellung des Betrachters als religiös, philosophisch oder ideologisch darstellt. Religion, Philosophie oder Ideologie werden durch die Kultur der medizinischen Ethik vermittelt, so daß man von einer medizinischen Ethik der westlichen Welt (z. B. im Sinne der hippokratischen Tradition oder im Sinne der Aufklärung) sprechen kann, aber auch von einer jüdischen, katholischen, protestantischen, einer des Islam, einer westlich-liberalen oder einer sozialistischen.

---

[10] Allerdings sind bestimmte Forderungen in die Standesordnungen eingegangen und stehen unter Standessanktionen.

In den Modellen werden folgende Bereiche des Verhaltens der beteiligten Personen behandelt:

- das Verhältnis des Arztes, seine Einstellung (Ethos) zu seinem Beruf, zu seinen Lehrern und Mitärzten;
- das Verhältnis des Arztes zu seinem Patienten;
- das Verhältnis des Arztes/der Medizin zur Gesellschaft und zum Staat;
- das Verhältnis des Arztes/der Medizin zur Religion.

Da die Zielrichtungen der verschiedenen Modelle ganz unterschiedlich sind, werden diese vier Bereiche nicht immer gleichermaßen behandelt.

### 3.3.1 „Das Wohl des Patienten": Die hippokratische Tradition

Der hippokratische Eid bildet den Ausgangspunkt einer langen Entwicklung, die man entsprechend die hippokratische Tradition nennt. In ihr wird oft – zumindest in unserem Kulturkreis – das Kernstück des ärztlichen Selbstverständnisses gesehen. Wenn auch Hippokrates als geschichtliche Figur (460–377 v. Chr.) anzusehen ist, so stammt doch der Eid nicht von ihm selbst, sondern aus späterer Zeit (ca. 4. Jahrhundert. v. Chr.). Die Kerngedanken der hippokratischen Tradition müssen aus einer Vielfalt von mündlichen Überlieferungen, Gelöbnissen, Kodizes oder anderen schriftlichen Zeugnissen von Ärzten herausgefiltert werden; es gibt keine systematische Doktrin.

Der hippokratische Eid muß vor dem Hintergrund der damaligen Situation des Heilwesens, v. a. der hippokratischen Medizin und deren geistigem Hintergrund, gesehen werden. Heilkunst wird als eigenständige Tätigkeit, die von anderen gesellschaftlichen oder religösen Unterfangen (magischen Heilverfahren) unterscheidbar ist, angesehen. Sie verwendet für die Erklärung von Entstehung und Verlauf von Krankheiten rationale Erklärungsmodelle. Diesem generellen Anliegen, das medizinische Handeln auf einer rationalen Grundlage zu betreiben, entspricht auch der hippokratische Eid.

Sein Anliegen besteht darin, das „Sachgemäße" zu artikulieren: Zum einen soll rationale Medizin betrieben werden; zum anderen soll dem Patienten eine gewisse Rechtssicherheit in dem Vertragsverhältnis mit dem Arzt vermittelt werden.

Der Eid besteht aus vier Teilen: Im ersten und vierten Abschnitt wird in Form der traditionellen Götteranrufungen die sittliche Verbindlichkeit der Aussagen artikuliert.

Im zweiten Abschnitt findet sich das Gelöbnis der Solidarität zur Ärztegemeinschaft und zum Beruf des Arztes. Im dritten Teil werden Anweisungen zum Umgang mit dem Patienten gegeben. Genannt sind die Pflicht, sich als Arzt primär um das Wohl des Kranken zu kümmern, die Verpflichtung, die Situation des Kranken nicht auszunützen, das Verbot der Abtreibung, die Schweigepflicht …

Diese einzeln aufgeführten Inhalte müssen in ihrer Zeitgebundenheit gesehen werden und können nicht unmittelbar als Rechtfertigung für ethische Forderungen in einer anderen Zeit gesehen werden.

Das diesen Pflichten folgende Gelöbnis zur Verbundenheit mit der spezifischen Form der Heilkunst und den Mitärzten, d. h. mit einer bestimmten „Schule", stellte einen Teil des Ritus zur Aufnahme in diese Ärztegemeinschaft dar. In einer Zeit, wo die ärztliche Berufsausübung weder einer Kontrolle durch den Staat noch einer durch eine Standesgemeinschaft unterstand, war ein solcher Eid Zeichen der Verbundenheit mit einer bestimmten Schule und bot auf diese Weise dem möglichen Patienten eine gewisse Garantie.

Auch wenn dieses Gelöbnis in der Tradition manche Änderung erfahren hat, so ist dem ärztlichen Beruf doch ein Hauch einer gleichsam religiösen Berufung geblieben. *Therapeuein*, das Verb, von dem der Begriff der Therapie abgeleitet ist, meint ursprünglich sowohl den Dienst des Arztes am Kranken als auch den des From-men vor Gott. So ist es auch nicht verwunderlich, daß die Standesloyalität der Ärzte immer groß war und auch heute noch einen Hauch von religiösem Gemeindesinn hat.

Das hippokratische Hauptprinzip für das Verhalten gegenüber dem Kranken richtet sich auf das Wohl des Kranken: „Dem Kranken helfen – oder zumindest nicht schaden. "

**Das Wohl des Kranken.** Ein Leitprinzip heutiger ärztlicher Berufsausübung ist die Forderung, im Interesse und zur Förderung des Wohls des Kranken zu handeln (Benevolenz-, Benefizienzprinzip). Dieses Prinzip, so wie es heute verstanden wird, hat mehrere geschichtliche Wurzeln, von denen die hippokratische Tradition nur eine darstellt.

In der hippokratischen Forderung nach Achtung des „Wohls des Kranken" ging es darum, daß sich der Arzt bei einer Behandlung (innerhalb eines Behandlungsvertrags) zum vollen Einsatz seiner ärztlichen Sachkompetenz verpflichtete. Dabei war die Wahrung verläßlicher Geschäftsbedingungen und die Einhaltung bestimmter Anstands- und Höflichkeitsformen vorausgesetzt. Wenn von einer Einheit der Hinwendung zum Menschen (*philanthropia*) und der Liebe zur ärztlichen Kunst (*philotechnia*) gesprochen wurde, sollte damit das Verhalten innerhalb des spezifischen Vertragsverhältnisses charakterisiert werden, wobei mit *philanthropia* die Höflichkeit des Arztes gegenüber dem Patienten angesprochen war, der eine Achtung der Sachkompetenz des Arztes von seiten des Patienten entsprach (Bell 1948; Amudsen u. Ferngern 1982).

Ein zweiter Traditionsstrang des Wohlwollensprinzips hat seinen Ursprung im Gedanken der Hinwendung zum leidenden Menschen überhaupt, ein Gedanke, der insbesondere vom christlichen Denken aufgegriffen und vorangetrieben wurde (s. 2.3 – 2. „Leiden ist zu mindern"). Hier rückte der Kranke nicht als Vertragspartner, den es sachgemäß und höflich zu behandeln galt, ins Blickfeld, sondern er wurde – unabhängig von der spezifischen Krankheit, an der er litt – als leidender Mitmensch gesehen, dem die liebende Zuwendung für den Christen ein Gebot der Liebe war. Verglichen mit der persönlichen Anteilnahme (einschließlich der Sorge um das Heil der Seele) und Pflege spielten Überlegungen zur spezifischen medizinischen Versorgung eine untergeordnete Rolle.

Diese Art der Hinwendung zu Kranken (und anderen Hilfsbedürftigen) wurde institutionalisiert (z. B. in den kirchlichen Hospitälern) und – nach der Aufklärung und dem Beginn des Denkens in „Menschenrechtskategorien" – auch vom säkularen Staat institutionell übernommen.

Wenn heute vom „Wohl des Kranken" gesprochen wird, handelt es sich also keineswegs mehr bloß um das *medizinisch* Sachgemäße. Vielmehr geht in diesen Begriff nun die subjektive Befindlichkeit des Kranken bzw. ihre Beurteilung durch andere oder die Gesellschaft insgesamt in all ihren Aspekten (leiblich, psychisch, sozial) ein. Mit der Entwicklung hin zu einem umfassenden Verständnis vom Wohl des Kranken ist auch die Sonderstellung der Ärzte in der Gesellschaft (im Vergleich zu anderen Berufen) zu verstehen.

Auch wenn das Prinzip des „Wohls des Kranken" die wohl stärkste Kraft für ärztliches Handeln und das Vorantreiben der Medizin i. allg. darstellt, kann es nicht uneingeschränkt zur Geltung kommen. Es muß durch weitere Leitgedanken modifiziert werden. Hierzu gehören die Einbeziehung subjektiver Prinzipien, nämlich das der grundlegenden Achtung der Selbstbestimmung des Kranken sowie das Prinzip des Nichtschadens (s. 5.5). Auch durch das Prinzip der Gerechtigkeit erfährt das Prinzip des „Wohls des Kranken" Einschränkungen: So können legitimerweise nicht alle verfügbaren medizinischen Mittel nur bestimmten Patienten zugute kommen, und unter dem volkswirtschaftlichen Aspekt muß die Frage gestellt werden, wieviel eine Gesellschaft in ihr Gesundheitssystem investieren kann und will.

**Paternalismus.** Eine eingeschränkte Form des Prinzips des „Wohls des Kranken" ist das Prinzip des Paternalismus. Unter der Bedingung, daß das „Wohl des Kranken" mit dem medizinisch Richtigen zusammenfiel, lag die Entscheidungskompetenz ganz auf der Seite des Arztes. Es war der Arzt, der wohlwollend für den Kranken Entscheidungen traf. Dieses wohlwollende Entscheiden für jemanden, der keine Sachkompetenz besitzt, so wie ein Vater im Interesse seiner Kinder handelt, wurde zunächst neutral mit dem Begriff „Paternalismus" bezeichnet.

Die Kehrseite des paternalistischen Prinzips – und daher bekommt das Wort heute einen eher negativen Beiklang – tritt dann zutage, wenn bestritten wird, daß der Arzt *allein* weiß, was das Wohl des Patienten ist. Mit der Ausweitung des Begriffs „Wohl des Kranken" können ärztliche Entscheidungen nicht mehr bloß im Medizinischen begründet werden. Der Patient selbst kann etwas wollen, was in den Augen des Arztes für seine Gesundheit schädlich ist, z. B. kann er wünschen, daß keine lebensverlängernden Maßnahmen durchgeführt werden (s. 5.5) oder daß ihm die Wahrheit über die Prognose seiner Krankheit mitgeteilt wird (s. 5.4). Die Forderung nach Relativierung des paternalistischen Prinzips wird in erster Linie durch die Forderung nach Achtung der Selbstbestimmung des Patienten bzw. seines Rechts darauf begründet und kommt z. B. im Postulat von Patientenrechten zum Ausdruck (s. 3.3.6).

Das paternalistische Prinzip kann in reiner Form nur dann zur Anwendung kommen, wenn der Patient nicht entscheidungsfähig ist (und auch sein Wille nicht bekannt ist) und nur der Arzt die Rolle eines Anwalts für den Patienten übernehmen kann (z. B. bei bewußtlosen Patienten oder solchen, die durch eine psychische Krankheit in ihrer Entscheidungsfähigkeit massiv eingeschränkt sind).

Allerdings gibt es Zwischenformen des paternalistischen Prinzips, dann nämlich, wenn der Patient seine Entscheidungskompetenz an den Arzt delegiert („Sie als Arzt wissen doch, was am besten für mich ist!"). Hier muß sich der Arzt die Frage stellen, inwieweit er dies annehmen kann und inwieweit er verpflichtet ist, den Patienten zu einer eigenverantwortlichen Entscheidung zu führen.

**"Nicht schaden".** Eng mit dem Prinzip des „Wohls des Kranken" ist das Prinzip des „Nicht-Schadens" verbunden; in manchen Darstellungen wird es sogar als vorrangiges Prinzip dargestellt (*primum non nocere*). Ein Äquivalent zu *„primum* non nocere" läßt sich in den Hippokratischen Schriften nicht finden. Im hippokratischen Eid selbst wird nur von „vor Schaden und Unrecht bewahren" gesprochen. In einem anderen Hippokratischen Werk werden „in bezug auf Krankheiten" zwei allgemeine Handlungsanweisungen gegeben: „helfen (nutzen) oder zumindest nicht schaden".[11] Aus dem Zusammenhang in dieser Schrift ergibt sich, daß es sich bei dieser Aussage eher um einen wissenschaftlichen Leitsatz, um die Art eines klinischen Urteils als um eine spezifisch sittliche Forderung handelt (Jonsen 1977).

Wenn es auch nicht gerechtfertigt ist, dem Nicht-Schaden-Prinzip einen Vorrang einzuräumen, ist es jedoch als Regulativ zum Prinzip des „Wohls des Kranken" anzusehen. In ihm ist die Forderung artikuliert, daß das Ergreifen therapeutischer Maßnahmen gerechtfertigt werden muß, sowohl in dem Sinne, daß gefragt wird, ob solche Maßnahmen überhaupt angewendet werden sollen, als auch in dem Sinne, daß die Risiken der Anwendung mit in die Überlegungen einbezogen werden. Deutlich wird dies bei Maßnahmen, deren therapeutischer Wert (für den individuellen Patienten) nicht unmittelbar sichtbar ist, wie es bei der Erprobung neuer Arzneimittel der Fall ist oder bei Therapieformen, die noch nicht etabliert sind.

**Leben bewahren.** Auch das Prinzip „Leben bewahren" läßt sich nicht aus der hippokratischen Tradition herleiten.[12] Es als eine Form des „Zumindest-nicht-

---

[11] Epidemien, I, 11 im Corpus Hippocraticum. – Galen paraphrasiert diesen Satz: „oportet enim medicum imprimis aegrorum auxilio animum intendere sin minus tamen non laedere" (Galeni in Hippocratis Epid. I, ii): Hier bezieht sich das *imprimis* jedoch auf das Heilen.

[12] Wenn im hippokratischen Eid z. B. davon die Rede ist, niemandem ein tödliches Gift zu geben, so muß dies unter den spezifischen geistesgeschichtlichen Bedingungen gesehen werden (z. B. unter Mitberücksichtigung der pythagoreischen Lehre). Vgl. dazu Edelstein (1969).

schadens" aufzufassen, ist nicht im Sinne der hippokratischen Tradition. Ein vorrangiges „Leben-bewahren"-Prinzip findet sich auch nicht in modernen Kodizes zum ärztlichen Verhalten, außer im International Code of Medical Ethics (London, 1949), in dem es aber in erster Linie auf die Abtreibung gemünzt ist. „Das Wohl des Kranken steht an erster Stelle" – und das kann auch heißen: nicht Lebensverlängerung um jeden Preis. Das Prinzip, daß das Wohl des (einzelnen) Kranken an erster Stelle zu stehen hat, hat sich durch die verschiedenen Kodizes bis zur Gegenwart gezogen. So heißt es 1794 (1803) bei Thomas Percival in seiner Schrft „Medical Ethics": „Ärzte sollen den Kranken dienen..." und in der Genfer Deklaration 1948/1968: „Die Gesundheit meines Patienten wird mein erstes Anliegen sein".

Der Arzt geht auf den Kranken in seiner Notsituation ein, er versucht, ihm ohne irgendwelche Hintergedanken (Profit, neue Erkenntnis, sexuelle Annäherung o. ä.) zu helfen. Auf dieser Basis ist eine vertrauensvolle Beziehung von Arzt und Patient gegeben, die zusätzlich noch durch die Schweigepflicht geschützt wird.

Neben der hippokratischen Tradition haben sich in der westlichen Welt noch andere Modelle ärztlicher Ethik entwickelt, die z. T. in eine umfassende Systematik (z. B. eine Theologie oder eine Weltanschauung) eingebaut sind. Ihr Verhältnis zur hippokratischen Tradition wird dabei unterschiedlich gesehen: einerseits gilt das hippokratische Gedankengut als mit einer religiösen oder weltanschaulichen Sicht vereinbar; andererseits werden im Lauf der Geschichte von religiöser wie von weltlicher Seite sittliche Forderungen erhoben, die über diejenigen der hippokratischen Tradition hinausgehen. Hippokratische Prinzipien werden dann in dem jeweiligen Sinne umgedeutet (z. B. indem im „Wohl des Kranken" auch das Seelenheil gesehen oder das „Nicht-Schaden-Prinzip" auf alle möglichen Bereiche hin ausgedehnt wird), oder es werden gänzlich neue Prinzipien eingeführt (z. B. das Selbstbestimmungsrecht des Patienten).

### 3.3.2 „Leben bewahren": Medizinische Ethik in der Tradition des Judentums

Die jüdische medizinische Ethik ist in die jüdische Gesetzestradition eingebettet (Halakhah). Diese wird getragen vom Rabbinat; und so sind auch die Rabbiner und nicht die Ärzte die entscheidenden Vertreter der medizinischen Ethik. Die rabbinische Tradition gründet sich auf die Bibel (die Thora, d. h. die fünf Bücher Mose, aus denen die Gesetze abgeleitet werden, und die Überlieferung der Propheten), den Talmud (die Auslegung der Tradition), die Yad Ha-Hazakah (eine Kodifikation der Gesetze der Bibel und des Talmud durch Maimonides im

12. Jahrhundert) und die Responsa (in der die alten Gesetze eine zeitgemäße Auslegung finden).[13]

In der Gegenwart gibt es umfangreiche Stellungnahmen jüdischer Gelehrter zu medizinethischen Problemen; diese fühlen sich einer konservativen Tradition verpflichtet (Bleich 1981; Jokobovits 1975; Rosner 1972). Dagegen gibt es jedoch auch Stimmen, die für die Probleme der gegenwärtigen Medizin eine eigenständige Gesetzesinterpretation fordern. Aufgrund der neuen medizinischen Techniken ergeben sich Situationen, die nicht mehr mit den Lehrbeispielen der Tradition verglichen werden können. Die daraus resultierenden Probleme bedürfen einer Reflexion, die sich unmittelbar auf die ursprüngliche Intention, den Geist der Gesetze, besinnt (Green 1985).

Der Unterschied zwischen jüdischer und hippokratischer Ethik wird am deutlichsten im Blick auf das jeweilige zentrale Prinzip. Steht in der hippokratischen Tradition – losgelöst von metaphysischen Bezügen – das Wohl des Kranken an erster Stelle, so geht es im Judentum im Blick auf die leibliche Existenz des Menschen zentral um das Prinzip „Leben bewahren". Das Gesetz Gottes und die Heiligkeit und Würde menschlichen Lebens bilden die Grundlage dieses Prinzips (s. 2.3 – 1. „Menschliches Leben ist gut"). Daraus ergibt sich dann: die Pflicht, die Gesundheit zu erhalten, die kompromißlose Ablehnung irrationaler, abergläubischer Heilmethoden, ein strenges Regelsystem in Ernährungsfragen und solchen des Sexuallebens und schließlich auch noch strikte Regeln für den Umgang mit den Verstorbenen. Angesichts dieser Prinzipien ist es nicht verwunderlich, daß sich die Anwälte der „Erhaltung des Lebens um jeden Preis" v. a. unter jüdischen Theologen und Medizinern finden.

Um Leben zu retten oder zu erhalten, kann es sogar zur Pflicht werden, andere religiöse Gebote hintanzusetzen, z. B. das Sabbatgebot. Damit ist auch die Unterlassung lebensverlängernder Maßnahmen (passive Euthanasie) bei ungünstiger Prognose nicht erlaubt. Da die Linderung von Schmerz und Leiden eine sittliche Forderung gemäß der Tradition darstellt, wird die Gabe von Schmerzmitteln bei einem Todkranken als unbedenklich betrachtet. Auch darf bei einem Sterbenden alles, was den Austritt der Seele aus dem Leib behindert, beseitigt werden. Hier stellt sich aber die Frage, wer unter den Umständen der heutigen Medizin als Sterbender zu betrachten sei. Die Pflicht zu heilen wird im übrigen nicht aus der Pflicht, Leben zu erhalten, abgeleitet, sondern aus dem Gebot der Nächstenliebe.

Der Imperativ zum Leben-Erhalten gilt nicht nur für Ärzte, sondern auch für die Patienten selbst. Eine Ablehnung lebensverlängernder Maßnahmen durch den

---

[13] Die älteste hebräische medizinische Schrift stammt aus dem 6. Jahrhundert n. Chr.; es handelt sich um den Eid des Asaph Horafe. Er besteht aus einer Liste von „Du sollst nicht..." – Geboten, die mit den Zehn Geboten inhaltlich vergleichbar sind. („Du sollst nicht töten", „Du sollst nicht Ehebruch begehen", „Du sollst nicht Geheimnisse preisgeben", „Du sollst nicht geizen", „Du sollst nicht hartherzig sein gegenüber den Armen und denen in Not, sondern sie heilen".) Dazu kommen Gebote bzw. Verbote, die sich speziell auf die ärztliche Tätigkeit beziehen: Verbot der Abtreibung, der Zauberei etc.

Patienten oder ein Patiententestament wird nicht anerkannt; es gibt keine Rechtfertigung für eine Nichttherapie. Auch der Patient hat die Pflicht, sein Leben zu bewahren, und alle Therapien zu akzeptieren, die dazu dienen. Dies steht ganz im Gegensatz zu der Auffassung von Patientenrechten (s. 3.3.6).

Als Besonderheit ist die Pflicht gegenüber den frisch Verstorbenen zu erwähnen. Ähnlich wie im Christentum und im Islam wird der Leib als göttliches Eigentum betrachtet, und deshalb ist auch der tote Leib mehr als nur ein sterblicher Überrest. Daraus wurde gefolgert: Es gibt kein Recht, Leichen zu gebrauchen. Die Konsequenzen für Autopsien, pharmazeutische Forschung etc. sind beträchtlich. Eine Ausnahme ist nur dann gestattet, wenn die Verwendung einem bestimmten Menschen zugute kommen kann, so wie es in Fällen von Organtransplantationen der Fall ist (nach dem Gebot, Leben zu erhalten).[14]

Da in der jüdischen Tradition der Familie und der Fortpflanzung ein sehr hoher Stellenwert zugesprochen wird, werden medizinische Eingriffe in die menschliche Fortpflanzung wie Kontrazeption, Sterilisation oder Abtreibung grundsätzlich abgelehnt. Ausnahmen sind nur in jenen Fällen gestattet, wo das Leben der Mutter gefährdet ist. Hier gilt die Priorität des mütterlichen Lebens vor dem des Fetus. In diesem Problemkreis wird nun auch in zunehmendem Maß die Frage gestellt, inwieweit nicht nur das Leben an sich, sondern auch die Qualität des Lebens der Mutter bzw. der Frau mit in Betracht gezogen werden muß (vgl. Feldman 1974).


### 3.3.3 „Gutes tun – Schlechtes meiden": Katholische Moraltheologie

Auch die katholische medizinische Ethik ist – wie die jüdische – eingebettet in einen religiösen, theologisch begründeten Gesamtzusammenhang. Angewendet auf die medizinische Ethik lassen sich in der katholischen Moraltheologie zwei Komponenten unterscheiden:

a) Eine Reihe Prinzipien, die aus der Moral der katholischen Theologie stammen,

b) eine Reihe von Regeln und Einsichten, die zur Entscheidungsfindung beitragen sollen (Kasuistik).

Der Kern des theologischen Rahmenwerks, der für die Medizin wichtig ist, besteht aus naturrechtlich begründeten Grundsätzen.

– Die ganze Natur steht unter dem ewigen Gesetz Gottes (lex aeterna).

– Die Natur des Menschen, sein Wesen, besteht darin, vernünftig zu sein.

– Der Mensch ist nicht bloß seinen Trieben unterworfen; er kann zu ihnen Stellung nehmen und in freier Entscheidung handeln.

---

[14] Allerdings wird nun auch von konservativer Seite die Frage aufgeworfen, wie der „bestimmte Patient", dessen Leben gerettet werden soll, heutzutage zu bestimmen sei; und ob nicht das Ergebnis einer Autopsie zu einem späteren Zeitpunkt einem bestimmten Patienten helfen kann (vgl. Jakobovits 1975, S. 282 f.).

- Der Mensch hat die Fähigkeit, das Gute zu erkennen.
- Das sittliche Naturgesetz besagt: Der Mensch soll nach seiner Natur handeln, d. h. seiner Erkenntnis des Guten folgen und das in jeder Situation Sachgemäße (Vernünftige) zum Gesetz seines Handelns machen. Das sittliche Naturgesetz ist demgemäß ein Vernunftgesetz. Aus dem sittlichen Naturgesetz lassen sich verschiedene Forderungen ableiten. Ihre Summe wird als Naturrecht bezeichnet. Eine Kurzformel dafür findet sich bei Thomas von Aquin: „Gutes tun, Schlechtes meiden".

Dieses Prinzip läßt sich in der medizinischen Ethik in fünf Teilprinzipien wiederfinden:

*1) „Sachwalterschaft":*
Jeder Mensch ist nur Verwalter (nicht Besitzer) des ihm von Gott anvertrauten Leibes. Es besteht daher eine Pflicht zur Gesundheit und die Pflicht, sich um medizinische Betreuung zu kümmern.

*2) „Unverletzlichkeit menschlichen Lebens":*
Leben ist von Gott gegeben. Als solches ist es heilig und unverletzlich. Es gibt ein göttliches Recht zu leben. Aus diesem Prinzip folgt die strikte Ablehnung von Euthanasie und Abtreibung. Als Ausnahme des Grundprinzips gibt es nur das Töten in Notwehr oder im „gerechten" Krieg.

*3) „Ganzheit":*
Der Leib als Ganzheit hat Vorrang vor der Erhaltung einzelner Organe. – Damit ist die (operative) Entfernung krankhafter Organe, gegebenenfalls auch die Amputation, gerechtfertigt. Hier liegt auch der Grund für die Befürwortung der Organtransplantation. (Das Prinzip der Ganzheit gilt nur für den Leib und ist nicht anwendbar auf das Verhältnis von Gesellschaft und Individuum.)

*4) „Sexualität und Fortpflanzung":*
Die Sexualfunktion gewinnt menschlichen Charakter nur im göttlichen Gesamtzusammenhang (Gottes Zweck – Naturzweck). Demnach gibt es zwei Zwecke der Sexualität: den der Fortpflanzung und des Aufziehens der Nachkommenschaft und den der Sexualität als Ausdruck der ehelichen Liebe und Verbundenheit. Aus der notwendigen Einheit dieser beiden Zwecke ist das grundsätzliche Verbot künstlicher Empfängnisverhütung zu verstehen.

*5) „Doppelte Wirkung":*
Indirekte, schlechte Folgen einer Handlung sind nur erlaubt bzw. zu rechtfertigen unter folgenden Bedingungen:
  a) Die Tat an sich darf nicht schlecht sein.
  b) Die schlechte Konsequenz darf kein Mittel (zum guten Zweck) sein.

c) Die gute Wirkung muß direkt intendiert sein; die schlechte Wirkung darf nicht beabsichtigt, nur geduldet sein.

d) Es muß einen angemessenen Grund für die Tat geben, trotz der schlechten Folgen.

Beispiel dafür wäre der Fall einer Bauchhöhlenschwangerschaft oder eines Karzinoms im Uterusbereich. Die direkte Intention ist es, das krankhafte Organ (den Eileiter, den Uterus) zu entfernen (a), um das Leben der Frau zu erhalten (d und Prinzip der Ganzheit). Der Tod des Fetus bei Bestehen einer Schwangerschaft ist dann ungewollte Folge (c). Auch wird nicht durch den Tod des Fetus die gewollte Intention bewirkt (b). – Das Prinzip der doppelten Wirkung kann aber nicht angewandt werden, wenn das Leben der Mutter gegen das Leben des Fetus (oder beider) steht. Eine direkte Abtreibung zur Rettung des Lebens der Mutter verletzt die zweite Bedingung.

### 3.3.4 „Nächstenliebe in konkreter Situation": Protestantische Ethik

Im Gegensatz zum Katholizismus läßt sich im Protestantismus nicht so eindeutig ein Kanon von Prinzipien für medizinethisches Verhalten finden. Die verschiedenen Positionen sind in viel stärkerem Maße an einzelne Theologen oder bestimmte Traditionslinien gebunden.

Doch gibt es im Protestantismus zwei Tendenzen, die bei der Diskussion um medizinethische Probleme zutagetreten. Zum einen gibt es die Auffassung, medizinische Ethik als angewandte Ethik einer systematischen Theologie zu verstehen. Wie im Judentum und im Katholizismus werden aus theologischen Grundprinzipien Lösungsmöglichkeiten für medizinethische Probleme entwickelt. So gehen z. B. Karl Barth oder Helmut Thielicke vor.

Menschliches Leben ist nach Barth Leben im Schatten des Sündenfalls und zugleich der Ort, wo dem Menschen Gottes Gnade entgegenkommt und er Gott antworten kann. „Ehrfurcht vor dem Leben" und „Schutz des Lebens" sind für Barth grundlegende Prinzipien. Angesichts der Spannung von Sünde und Gnade, in der das menschliche Leben steht, stellt es selbst keinen absoluten Wert dar. So hat der Mensch kein Recht, Leben zu verkürzen oder es mit heroischen Maßnahmen zu verlängern. Das Leben steht in der Verfügung Gottes. Solange Gott Leben gibt, sollen wir es erhalten; wenn er es nimmt, dürfen wir uns dem nicht widersetzen. Allerdings gibt Barth kaum medizinische Kriterien an, nach denen in konkreter Situation entschieden werden kann, welche Maßnahmen zu treffen seien, unter welchen Bedingungen etwa Leben zu erhalten oder würdig sterben zu lassen sei. Allerdings war die Medizin zu seiner Zeit auch noch nicht so weit entwickelt, so daß sich die Probleme in der heutigen Form noch nicht stellten.

Auch für Helmut Thielicke stellt das Leben keinen Selbstzweck dar. Die menschliche Existenz – ebenfalls in der Spannung von Sünde und Gnade gesehen – gewinnt ihren Sinn durch gelebte Nächstenliebe, verwirklichte Mitmenschlichkeit. Die Medizin wird als Mittel, dem Nächsten zu dienen, gesehen; sie ist somit auch Ausdruck der Liebe Christi. In stärkerem Maß als Barth bezieht Thielicke naturwissenschaftliche Erkenntnisse mit ein, wenn es um konkrete Entscheidungen (z. B. Lebensverlängerung) geht. So ist menschliches Leben für ihn mit Bewußtsein verbunden, dessen physisches Korrelat medizinisch erfaßbar ist (z. B. in EEG-Ableitungen).

Zum anderen besteht die Tendenz, v. a. bei zeitgenössischen Theologen im angelsächsischen Raum, medizinethische Probleme unmittelbar anzugehen. Dies geschieht natürlich nicht ohne den theologischen Hintergrund; doch tritt eine systematische Ableitung zurück hinter eine allgemeine Orientierung an theologisch-religiösen Grundüberzeugungen. Eine dieser Grundüberzeugungen ist die Auffassung, daß die Grundform menschlicher Beziehungen, der Ethik überhaupt, die des Bundesverhältnisses ist (Ramsey), wie sie sich auch bei Barth findet. Es ist dies die Übernahme der jüdischen Auffassung des Bundes, den Gott mit dem Volk Israel geschlossen hat und der auf Vertrauen und dem Einhalten gegenseitiger Verpflichtungen beruht. Dieses Bundesverhältnis gilt auch für das Verhältnis von Arzt und Patient.

Die noch tiefergehende Grundorientierung ist die der Liebe (Nächstenliebe, *agape*, so wie sie im Neuen Testament formuliert ist). Durch sie erkennt der Christ, worin im Einzelfall das richtige Handeln besteht. Die Ausrichtung an der Liebe befreit von starren gesetzmäßigen Moralvorschriften, die die Einmaligkeit der je vorliegenden Situation doch nie ganz erfassen können. Die persönliche Stellungnahme, die persönliche Verantwortung wird gefordert, das eigene Gewissen tritt ganz in den Vordergrund. Wird durch eine Handlung die Liebe in der Welt vermehrt, so ist diese Handlung gerechtfertigt (Fletcher).

Auf der anderen Seite wird der Mensch als sündiges, fehlbares Wesen gesehen, dem es nicht möglich ist, das Problem in der gegebenen Situation völlig rational zu durchdringen. Daher befürworten einige protestantische Theologen verbindliche Leitlinien, die den Arzt vor voreiligen Entscheidungen schützen sollen. Aber auch der einzelne Theologe (im Gegensatz zum Rabbiner im Judentum) oder die protestantische Kirche (im Gegensatz zum Katholizismus) hat keine besondere Befugnis im Blick auf ethische Fragen. Jeder steht in gleicher Weise vor Gott und vor Gottes Wort (Priesterschaft aller Gläubigen).

Auch im Protestantismus steht – wie im Judentum und im Katholizismus – dem Arzt auf Grund seines Berufes keine höhere Kompetenz in Fragen medizinischer Ethik zu als allen anderen.

### 3.3.5 „Gottes Willen entsprechen": Medizinische Ethik im Islam

Die medizinische Tradition des Islam hat ihre Wurzeln in der griechischen Medizin. Neben der hippokratischen Medizin war besonders Galen (129–291) ein flußreich. Sein System – v. a. seine Lehre von der Ausgewogenheit – wurde im Mittelalter von der islamischen Medizin fast vollständig übernommen. Auch die Auffassung medizinethischen Verhaltens wurde von den Griechen übernommen. So gab es im 13. Jahrhundert eine arabische Version des hippokratischen Eides.

Hauptquellen für die medizinische Ethik im Islam sind jedoch der *Koran* (das ewige Wort Gottes) und die *Hadith*, die Überlieferung der Worte und Taten des Propheten Mohammed. Allerdings sind in beiden Schriften (wie auch in der Bibel) selten einzelne medizinethische Probleme ausdrücklich angesprochen. Mit solchen Fragen hat sich vielmehr eine lange Reihe von Gelehrten auseinandergesetzt, die in Anwendung der Prinzipien des Koran oder in Analogieschlüssen Lösungen suchten.

Im Vordergrund der islamischen Überzeugung steht der Glaube an die Allmacht Gottes (Allahs). Die Auffassung, daß sich Gottes Wille immer durchsetzt, daß alle Dinge letztlich seinem Willen entsprechen und von ihm vorbestimmt sind (Prädestinationsglaube), ist der Grund dafür, daß im Islam dem irdischen Geschehen oft eine gewisse Gleichgültigkeit entgegengebracht worden ist. Dies hatte u. a. zur Folge, daß seit der Blüte der arabischen Medizin im Mittelalter über Jahrhunderte hin die medizinische Forschung kaum vorangetrieben wurde.

Aufgabe des Menschen aber ist es, Gottes Willen zu entsprechen und ihm nicht entgegenzuwirken. Die höchste Form von Gottes Schöpfung ist das Leben; es besitzt im Islam daher – nach dem Glauben an Gott – den höchsten Stellenwert. Entsprechend wird in der medizinischen Ethik des Islam alles, was dem Leben entgegensteht, strikt abgelehnt: aktive Sterbensverkürzung, Abtreibung, aber auch künstliche Lebensverlängerung. Ein Aufrechterhalten von nur vegetativem Leben verletzt nämlich die Würde menschlichen Lebens. Aus Ehrfurcht vor dem Leben sind auch Tierexperimente grundsätzlich nicht erlaubt, außer sie dienen tatsächlich der Verbesserung der menschlichen Gesundheit.

Autopsien und Organentnahmen sind ebenfalls verboten. Ausnahmen bedürfen gesetzlicher Rechtfertigung. Hintergrund dafür ist der Glaube an die leibliche Auferstehung. Auch die Organspende stellte die islamische Vorstellung vor ein Problem: Was geschieht, wenn Organspender und Organempfänger im Jenseits verschiedenen Welten – der eine dem Paradies, der andere der Hölle – zugeordnet werden?

Im Blick auf die Empfängnisverhütung gilt zunächst, daß die Fruchtbarkeit in den Händen Allahs liegt und nicht manipuliert werden sollte. Dennoch wird Geburtenregelung unter dem islamischen Gesetz gebilligt, wenn die angewandte Methode zum einen harmlos ist (d. h. keine Sterilisation), wenn beide Partner zustimmen (denn jeder, auch die Frau, hat ein grundsätzliches Recht auf Nachkommenschaft), wenn keine schlechte Motivation zugrunde liegt (z. B.: „Kinder sind unbequem") und wenn keine Gefahr für die Größe der muslimischen Bevölkerung besteht. Geburtenregelung kann auch dadurch gerechtfertigt werden, daß – da es keine absolut perfekte Methode der Empfängnisverhütung gibt – Gottes Wille genügend Spielraum bleibt, zu bewirken, ob jemand Nachkommen hat oder nicht. (Gott hat die Elternschaft vorausbestimmt, ganz gleich, ob jemand kontrazeptive Methoden anwendet oder nicht.)

Abtreibung ist eine der schwersten Sünden; nach dem Koran kommt der Mord an einem Menschen dem Mord an der gesamten Menschheit gleich. Allerdings herrschen unterschiedliche Lehrmeinungen im Blick auf die Frage, ab wann dem ungeborenen Leben menschliche Identität zuzusprechen ist. In Berufung auf die

Hadith, nach der die Beseelung erst Ende des dritten Monats nach der Empfängnis eintritt, halten manche islamische Gelehrte Abtreibung bis zu diesem Zeitpunkt für erlaubt.

Die Rolle des Arztes besteht darin, Gott zu dienen, Gottes Willen gerecht zu werden. Die eigene Person hat in Bescheidenheit zurückzutreten. In seinen Entscheidungen untersteht der Arzt dem islamischen Gesetz.

### 3.3.6 Selbstbestimmung und Patientenrechte: Sozialethik in der Tradition der Aufklärung

Neben der hippokratischen Tradition und den religiös begründeten Formen der Ethik hat eine Denkrichtung in die medizinische Ethik Eingang gefunden, die die Medizin in einer pluralistischen Welt entscheidend prägt und die ihre Wurzeln in der Philosophie der Aufklärung hat. Es ist dies ein Denken, das die Selbstbestimmung (Autonomie) des Menschen als seine wesentliche Bestimmung herausstellt. Dies gilt für den Menschen als moralisches und als gesellschaftliches Wesen.

Kant hatte als erste Grundlage für jegliches sittliches Handeln und mithin jeglicher Ethik die Fähigkeit des Menschen, seinen Willen frei und selbst zu bestimmen, herausgearbeitet (s. 3.1.3). Zugleich hat er aufgezeigt, daß damit jedem menschlichen Individuum ein unbedingter, nicht relativierbarer Wert zugesprochen werden muß, was mit der „(unantastbaren) Würde des Menschen" bezeichnet ist. Diese ist der Grund dafür, daß die Achtung der Selbstbestimmung ein unbedingtes sittliches Gebot ist.

Auch für die Entwürfe der freiheitlich-demokratischen Gesellschafts- und Staatsordnungen der Neuzeit sind die Ideen von Autonomie und Würde des Menschen fundamental. In ihnen soll sowohl die Möglichkeit zur (moralisch-individuellen) Selbstbestimmung gewahrt und gesichert werden – wie es in der Formulierung von Menschenrechten zum Ausdruck kommt – als auch die Selbstbestimmung des Menschen als Mitglied einer Gesellschaft und eines Staates – wie es in den demokratischen sozialen Grund- und Bürgerrechten gefordert ist – garantiert sein. In freiheitlich-demokratischen Staaten sind diese Grundrechte in der jeweiligen Verfassung bzw. im Grundgesetz festgehalten.

Diese Selbstbestimmungsrechte finden ihren Niederschlag im gesetzlichen Rahmenwerk, das für die Medizin Anwendung findet. Das Recht auf Selbstbestimmung ist zu einer wesentlichen Komponente der Arzt-Patient-Beziehung geworden. Der Patient hat das Recht zu entscheiden, ob eine ärztliche Maßnahme durchgeführt werden soll oder nicht. Der Arzt hat daher die Pflicht, ihn über die Möglichkeiten der Untersuchung und Therapie aufzuklären und seine Zustimmung für die Durchführung der einzelnen Maßnahmen einzuholen. Sofern seine Entscheidungsfähigkeit nicht eingeschränkt ist, hat ein Patient z. B. auch das Recht, eine lebensrettende Behandlung abzulehnen (s. 4.3 u. 5.5).

Über den rechtlichen Rahmen hinaus ist das Prinzip der Achtung der freien Selbstbestimmung und der Würde des Patienten auch für die Medizinausübung in einer pluralistisch und säkular geprägten Gesellschaft ein grundlegendes ethisches Prinzip. Diese Art der Achtung der Selbstbestimmung, die uns in der Zeit nach der Aufklärung selbstverständlich erscheint, ist der hippokratischen Tradition fremd und spielt bei den meisten religiös fundierten Formen medizinischer Ethik kaum eine Rolle. So wurde den ärztlichen ethischen Gelöbnissen, die in der Regel in einer hippokratischen Tradition stehen, eine Liste von Patientenrechten gegenübergestellt.[15] In ihnen wird ausdrücklich der Anspruch auf die Achtung des Selbstbestimmungsrechts des Patienten (Mitbestimmung bei und Kontrolle von ärztlichen Entscheidungen) und die Wahrung seiner Würde (Vertraulichkeit, Wahrung der Privatsphäre) erhoben. Ihr Prinzip ist als Ergänzung und Korrektiv zum hippokratischen Prinzip „Wohl des Kranken" zu verstehen.

Die Frage nach der Mitbestimmung der gesellschaftlichen Ordnung durch alle Gesellschaftsmitglieder ist die Frage nach der Gerechtigkeit: Wie sollen die Rechte und Pflichten in einem Gemeinwesen geordnet und verteilt werden? Dies führt nicht nur zur Frage, ob dem Staat nur die Aufgabe zukommt, dafür zu sorgen, daß die individuellen Freiheitsrechte nicht verletzt werden (liberalistische Auffassung), sondern auch zu der Frage, inwieweit er dafür verantwortlich ist, daß solche sozialen Bedingungen geschaffen werden, die es allen Mitgliedern der Gesellschaft ermöglichen, ihre Freiheitsrechte auch auszuüben (sozialstaatliche Auffassung). Dort, wo im Staat die Freiheitsrechte, die Möglichkeit zur Selbstbestimmung einzelner oder einzelner Gruppen, bedroht sind, ist es Aufgabe des Staates als der Solidargemeinschaft, durch entsprechende Gesetzgebung dem entgegenwirken und so die Gleichheit aller zu wahren bzw. wiederherzustellen. Daraus ergeben sich neben den Freiheitsrechten eine zweite Art von Rechten, die Anspruchsrechte, wie z. B. das Recht auf soziale Sicherheit oder das Recht auf medizinische Versorgung. In bezug auf das Gesundheitswesen heißt dies, daß der Staat dieses so organisieren und ausstatten muß (Makroallokation), daß allen Bürgern ein gerechter Zugang zu Gesundheitsleistungen gewährt wird. Für den Bürger und potentiellen Patienten heißt das, daß er nicht nur über die Durchführung medizinischer Maßnahmen selbst bestimmen kann, sondern auch legitimen Anspruch besitzt, daß bestimmte Leistungen vom Gemeinwesen bereitgestellt werden.

Inwieweit der Staat diesem Recht auf Gesundheitsleistungen Rechnung tragen soll und wie die Organisation ihrer Verteilung zu gestalten sei, stellt eines der Hauptprobleme der säkularen Sozialethik dar (s. unter 2.2).

---

[15] In den USA kam es Anfang der 70er Jahre im Laufe der Bürgerrechtsbewegungen zur Forderung nach Patientenrechten. Es wurden halboffizielle Kodizes, die diese enthalten 1972 verabschiedet und 1973 veröffentlicht (s. 8.8).

### 3.3.7 „Das Wohl der Gemeinschaft": Medizinethik im Sozialismus

Im sozialistischen Staat war die Medizin auf die Gesellschaft und nicht auf das Individuum hingeordnet. Der Arzt war in erster Linie dem Staat und der Gesellschaft verpflichtet. So fand sich im „Eid der sowjetischen Ärzte" unmittelbar neben der Verpflichtung, der Gesundheit zu dienen, die Verpflichtung, „gewissenhaft zu arbeiten, wo immer die Interessen der Gesellschaft es erfordern" und „alle meine Handlungen gemäß den Prinzipien der kommunistischen Moral auszuführen, stets die Berufung als sowjetischer Arzt im Bewußtsein zu tragen und der Verantwortung, die ich gegenüber meinem Volk und der sowjetischen Regierung habe, gerecht zu werden". Alle angehenden Ärzte mußten diesen Eid ablegen.

Im Gegenzug verpflichtete sich der Staat, die bestmögliche medizinische Versorgung zu gewährleisten. Dabei lag das Gewicht stärker als in westlichen Gesellschaften auf prophylaktischen Maßnahmen, auf der Gesundheitsvorsorge und -erhaltung. So wurden z. B. in einigen Ostblockländern bestimmte Viruskrankheiten durch Pflichtimpfungen praktisch ausgerottet. Die Gesundheit und das Wohl der Gemeinschaft hatte Vorrang.

„Medizin im Dienst der Gesellschaft" konnte soweit gehen, daß medizinische Kategorien als bloße Mittel ideologischer Ziele verwendet wurden, z. B. psychiatrische Diagnosen oder Behandlung mit Psychopharmaka zur Ausschaltung von Regimegegnern. Allerdings hat sich die Ärzteschaft solchen Tendenzen immer jstärker widersetzt, wobei sie sich auf eine hippokratische ärztlich-professionelle Selbstbestimmung berief.

### Zusammenfassung

Medizinische Ethik war für lange Zeit als ärztliche Ethik von der hippokratischen Tradition bestimmt; ihr übergeordnetes Prinzip war das des Wohls des Kranken, ein Prinzip, das immer auch ein gewisses Maß an Paternalismus beinhaltete.

Religiös bestimmte Formen medizinischer Ethik stellen das ärztliche und pflegerische Handeln in einen umfassenden göttlichen Zusammenhang. In der jüdischen Tradition gilt „Leben bewahren" als der oberste Leitsatz. Die katholische Moraltheologie hat ihre Handlungsanweisungen in einer Reihe von Prinzipien zusammengefaßt (z. B. die Sachwalterschaft des Menschen über seinen Leib, die Unverletzlichkeit menschlichen Lebens, das Prinzip der Ganzheit), die eine Orientierung in Entscheidungssituationen medizinischen Handelns geben, deren allgemeinste Leitlinie sich in „Gutes tun, Schlechtes meiden" zusammenfassen läßt. Medizinische Ethik im Protestantismus läßt sich nicht in einem einheitlichen dogmatischen Kanon zusammenfassen, sondern ist geprägt von einzelnen Theologenpersönlichkeiten. So wurden u. a. die Anwendung konkreter Nächstenliebe, die Analogie des Bundesverhältnisses zwischen Gott und Mensch oder die Verantwortung in der konkreten Situation als Leitlinien für medizinisches Handeln geltend gemacht. Islamische medizinische Ethik beruft sich auf die Offenbarungsschriften des Propheten Mohammed. Die Verwirklichung des göttlichen Willens ist oberstes sittliches Gebot; das menschliche Leben als höchste Form der Schöpfung Gottes stellt den obersten Wert dar.

Durch die Aufklärung hat das Prinzip der Autonomie (und das Prinzip der Menschenrechte) als Selbstbestimmungsrecht des Patienten Eingang in die moderne Medizin gefunden.

In sozialistischen Gesellschaftsformen stand das Wohl der Gemeinschaft im Vordergrund, so daß das Interesse des einzelnen Patienten in den Hintergrund trat. Allgemeine Gesundheitsmaßnahmen und Gesundheitsvorsorge hatten Vorrang vor einer hochspezialisierten Individualtherapie.

# 4 Von der Theorie zur Praxis

## 4.1 Schritte verantworteter Urteilsbildung

In „Spannungserfahrungen" wurde der Ort gesehen, an dem die ethische Frage: „Was soll ich tun?" aufbricht (s. 1.5). Das Feld ethischer Probleme in der Medizin ist jedoch weit vielfältiger, als daß solch ein subjektiver Ansatz bei den Erfahrungen einzelner genügen könnte. Es wird vielmehr durch das komplizierte Neben-, Gegen- und Ineinander kultureller, interaktioneller und institutioneller Gegebenheiten (s. Kap. 2) gebildet. Wird einem dies bewußt, so wird man nicht weniger, sondern womöglich mehr „Spannungserfahrungen" im beruflichen Alltag erleben.

Einzelne oder Gruppen, die ihre Spannungssituation verarbeiten, ihr ethisches Problem klären wollen, werden nicht allein analytische Hinweise, sondern konstruktive Hilfe erwarten, um zu lernen, mit ihrem Problem umzugehen. Wenn die Hilfe wirkliche Hilfe sein soll, kann sie nicht vordringlich in Form der Erinnerung an bestimmte Werte, Gebote und Normen bestehen, denn „Ideale" und „Normen" sind meist in der Spannungserfahrung – wenn auch oft in widersprüchlicher Form – präsent und in Frage gestellt. Die Lösung der Spannung erfolgt nicht an ihnen vorbei, auch nicht in ihrer wie auch immer gearteten Anwendung, sondern im verantwortlichen Umgang mit ihnen.

Die folgenden Hinweise zu einer verantwortlichen Urteilsbildung[1] liegen daher eher im Formalen, nämlich in der Besinnung auf den Weg, der dabei abzuschreiten ist. Es sollen Schritte ethischer Reflexion vorgestellt werden. Dabei soll darauf geachtet werden, möglichst vollständig das zu beschreiben, was – mehr oder weniger – bei der Behandlung einer ethischen Frage im Alltag so und so geschieht, ganz gleich, ob es den Beteiligten bewußt ist oder nicht. Das Ziel ist also, so etwas wie ein „Schema" der ethischen Reflexion zu entdecken, wobei allerdings sofort gesagt werden muß, daß sich in der konkreten ethischen Auseinandersetzung mehrere Durchgänge durch das Ganze oder durch Teile dieses

---

[1] Sie sind angeregt durch H. E. Tödt (1977, 1984).

beschriebenen Weges ergeben werden.[2] Allein um der Deutlichkeit willen wird im folgenden abstrahiert und so getan, als gäbe es den einfachen Weg der Handlungsorientierung.

Manchem Leser mag der Gedanke eines „Schemas" im Zusammenhang mit Ethik verfehlt und widersprüchlich vorkommen. Handeln in einer Konfliktsituation kann intuitiv geschehen und im *Effekt* guttun, während *intendiertes* verantwortliches Handeln – aus welchen Gründen auch immer – Schaden anrichten kann. Diese Tatsache befreit aber nicht von der Notwendigkeit einer klaren, geordneten und kommunizierbaren Reflexion, denn man muß die Entscheidungen nicht nur anderen, sondern auch sich selbst gegenüber begründen können. Der Anspruch des folgenden Schemas ist darum keineswegs die garantiert richtige Entscheidung, sondern die Einladung zu bewußter Urteilsbildung, sei es allein oder in einer Gruppe.

## 1. Schritt: Klärung der „Betroffenheit" – Welche Ideale sind verletzt?

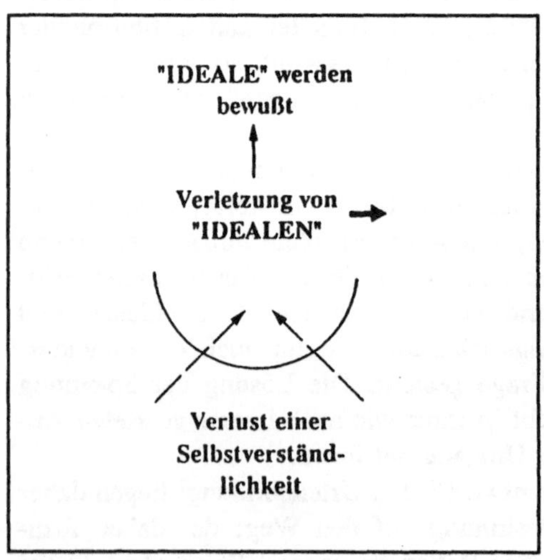


Wenn es stimmt, daß ethische Überlegungen u. a. in Spannungserfahrungen, in einem Erschrecken über Tatsächliches oder Mögliches wurzeln, dann ist der 1. Schritt, diese moralische „Verletzung" möglichst authentisch zu beschreiben

---

[2] Erst nach Fertigstellung des Manuskripts lerne ich Helmut Schmidts Artikel „Entscheidungsfindung, ärztliche, 2. Ethik" [in: Eser, Lutterotti, Sporken (1989) Lexikon Medizin, Ethik, Recht (Sp. 303–314)] kennen. Dort wird mit Hilfe eines ähnlichen Schemas gearbeitet; es wird aber nicht deutlich, daß der Anlaß ethischer Urteilsbildung eine „Betroffenheit", eine „Verletzung" moralischen Bewußtseins ist.

(vgl. 1.6). Zwar mag es ungewohnt und nicht leicht sein, zu sagen, welche Ideale, welche Vorstellungen vom gelingenden Leben in mir durch eine bestimmte Erfahrung getroffen sind, dennoch ist dies im Hinblick auf das Gelingen der Kommunikation über das ethische Problem wichtig, das andere vielleicht zunächst gar nicht als solches empfinden. Sollen andere verstehen, warum einer oder eine Gruppe hier ein ethisches Problem sieht, muß die Spannungserfahrung vermittelt werden. Dies könnte beispielsweise so anfangen: „Mir kommt es so vor, als würden wir bei diesem Patienten das Leben einfach um jeden Preis verlängern. Ich erlebe das als Widerspruch zu dem, was ich in meinem Beruf will ...". Sicherlich sind damit die „Verletzungen", die das Sterben im Krankenhaus verursachen kann, noch nicht vollständig genannt.

## 2. Schritt: Problemformulierung

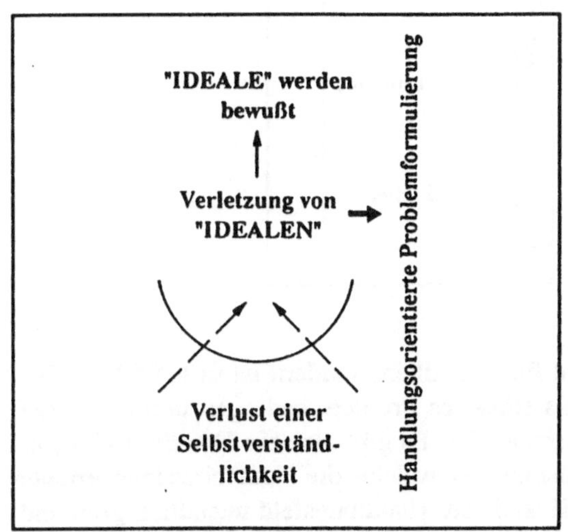


Ethische Überlegungen fangen mit Betroffenheit an, aber sie bleiben nicht dabei stehen. Entscheidend für das Zustandekommen ethischer Reflexion ist vielmehr der Schritt von der Ebene subjektiver Betroffenheit zu einem ethischen Diskurs. Das Problem muß gewissermaßen so formuliert werden, daß es handhabbar wird. Dabei darf dieser Schritt auch nicht auf die Ebene unverbindlicher Allgemeinheit führen, sondern er muß die Konkretion des Falles mit der Verbindlichkeit des Allgemeinen verknüpfen. Es geht also z. B. nicht um eine allgemeine Verständigung über das Sterben im Krankenhaus, sondern um die Frage, was mit einem bestimmten Patienten geschehen soll. Die Auffassung von einem Tod in Würde kann beispielsweise jemanden zu der Forderung veranlassen, den

§ 216 StGB[3] dahingehend zu ändern, daß „Tötung" auf Verlangen unter bestimmten Umständen straffrei bleiben soll. Was im folgenden hierzu gesagt wird, dient nicht in erster Linie der Beantwortung dieser Frage, sondern der Erläuterung unseres Schemas.

## 3. Schritt: Wahrnehmung und Eingrenzung des Handlungsfeldes

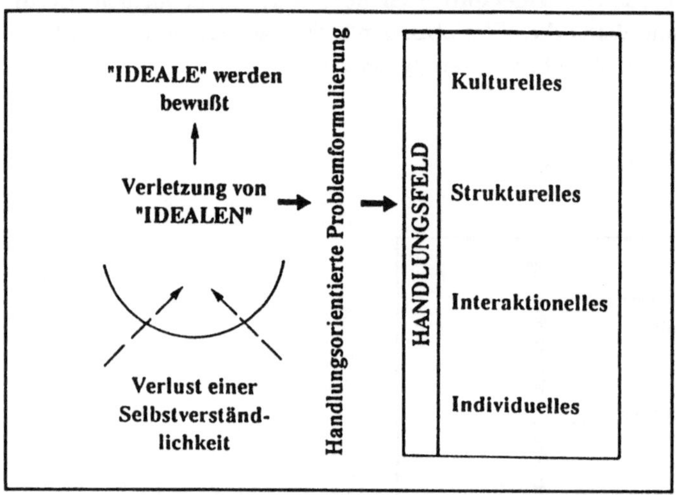


Das formulierte Problem steht nicht für sich allein, sondern ist in vielfältige Zusammenhänge eingebettet, die es als ethisches Problem bedingen und mit deren Hilfe es zu diskutieren und zu bestimmen ist. Es gibt also ein Handlungsfeld, es gibt Sachbereiche und Zusammenhänge, in welche die vom einzelnen erlebte Spannung hineingehört. Tendenziell ist dieses Handlungsfeld unendlich groß und vielschichtig; in ihm mischen sich kulturelle, interaktionelle und institutionelle Faktoren (s. Kap. 2).

Die Kunst ist, bei ethischen Überlegungen das Handlungsfeld einerseits so einzugrenzen, daß es überhaupt möglich ist, Handlungsanweisungen zu formulieren, andererseits muß man es aber so weit fassen, daß die Zahl der Handlungsalternativen nicht willkürlich beschnitten wird. Deswegen ist es notwendig, sich Informationen darüber zu beschaffen, wie andernorts mit demselben oder einem ähnlichen Problem umgegangen wird. In unserem Fall: rechtliche Regelungen in

---

[3] § 216. Tötung auf Verlangen. (1) Ist jemand durch das ausdrückliche und ernstliche Verlangen des Getöteten zur Tötung bestimmt worden, so ist auf Freiheitsstrafe von 6 Monaten bis zu 5 Jahren zu erkennen. (2) Der Versuch ist strafbar.

anderen Ländern, aber auch: Sterbekliniken, veränderter Stationsablauf für Todkranke usw.

Die Absteckung und Sichtung des Handlungsfeldes sichert einmal die möglichen Handlungsalternativen wie auch den Bereich, in dem die möglichen Alternativen hinsichtlich ihrer Folgen und Auswirkungen zu prüfen sind. Hängt die Spannungserfahrung mit dem Sterben im Krankenhaus zusammen, so setzt sich das Handlungsfeld aus mindestens folgenden Elementen zusammen:

1) Art der medizinischen Versorgung (Intensivmedizin, auf Diagnose und Therapie ausgerichtete Kliniken usw.);
2) Stellung von Tod und Sterben in unserer Gesellschaft;
3) juristische Regelungen;
4) lebensgeschichtliche Erfahrungen der Betroffenen und Beteiligten.

## 4. und 5. Schritt: Handlungsalternativen und normative Gesichtspunkte

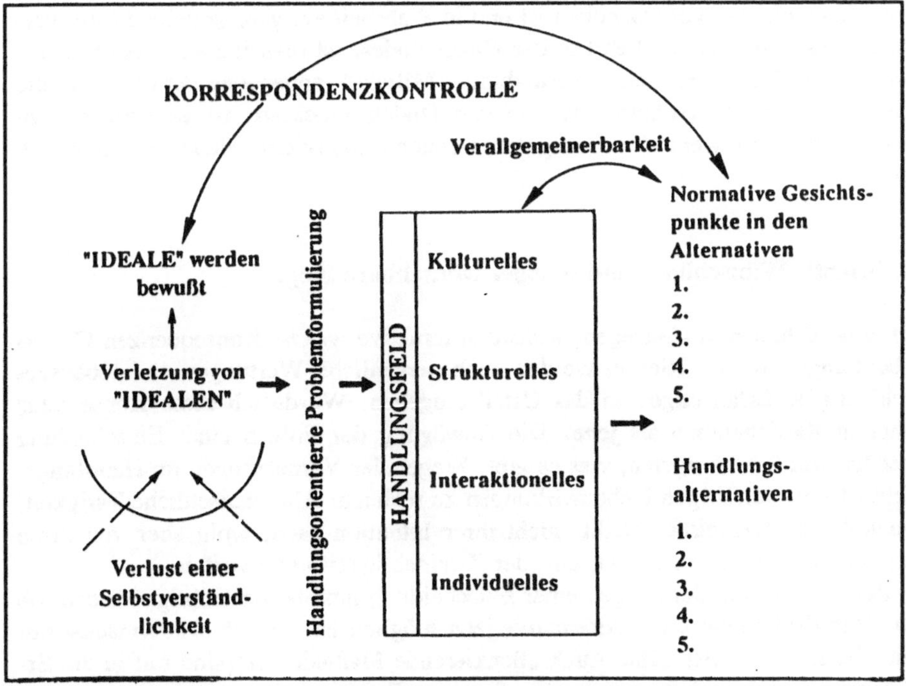


Die Handlungsalternativen und ihre normativen Begründungen sind zu nennen. In unserem Beispiel wäre *eine* der Alternativen, für die Abschaffung der Strafbarkeit von Tötung auf Verlangen durch den Arzt einzutreten.

Eine normative Begründung dafür könnte lauten: das Selbstbestimmungsrecht des Patienten bezieht sich auch auf den eigenen Tod, und der Verwirklichung dieses Rechtes darf die Gesellschaft nicht nur keine Grenzen setzen, sondern sie muß auch Mittel für die Durchsetzung dieses Rechtes bereitstellen, sofern nicht die Rechte anderer berührt werden. Sicher gibt es noch andere normative Begründungen für die Handlungsalternativen. Die Beibehaltung des § 216 wird damit begründet, daß niemand und gerade nicht der Arzt über das Leben eines anderen verfügen kann, selbst wenn der Patient dies fordert.

Als nächstes ist zu prüfen, wie sich die normativen Begründungen der Alternativen zu den verletzten Idealen und Wertvorstellungen von der Ausgangssituation verhalten. Es ist –  grundsätzlich und abgesehen von unserem Beispiel – damit zu rechnen, daß derartige Alternativen zwar die oben genannten „Verletzungen" mildern, aber möglicherweise wiederum gegen bestimmte Ideale und Wertvorstellungen verstoßen und damit neue und andere „Verletzungen" hervorrufen. Bei der Prüfung der Normen geht es auch darum, inwieweit die normativen Begründungen konsensfähig sind und ob sie sich auch in ähnlichen Problemfeldern bewähren können. Wendet man dies auf unser Beispiel an, so stellt sich die Frage, ob die Anerkennung der o. a. normativen Begründung die medizinische Versorgung von Patienten nach einem Selbstmordversuch verändern würde. In der Praxis ist die Erörterung schwierig, ob ein bestimmter normativer Gesichtspunkt nur vorgeschoben ist und in Wahrheit ein ganz anderes Motiv verdeckt. Im Falle der Sterbehilfe, des Gnadentodes, ist dies immer wieder geargwöhnt worden, wenn als Begründung „Mitleid" angegeben wurde. Da die Unterstellung unehrenhafter Motive den Dialog blockiert, ist es einfacher zu fragen, ob und wem das mit guten Gründen motivierte Handeln tatsächlich guttut.

## 6. Schritt: Wünschbare und weniger wünschbare Folgen

Man wird hier nun überlegen, *welche* Alternative *welche* Konsequenzen für das Handlungsfeld hat. Hierbei werden auch persönliche Wertungen und lebensgeschichtliche Erfahrungen in das Urteil eingehen: Würde ich diese Konsequenz eher in Kauf nehmen als jene? Die Abwägung der Folgen einer Entscheidung gehört zum Schwierigsten, was es gibt. Wegen der Vernetzungen im Handlungsfeld ist mit vielfältigen Nebenwirkungen zu rechnen. Alle menschliche Tätigkeit, auch die bestgemeinte, bleibt, nicht ihrer Intention nach, wohl aber von ihren tatsächlichen Folgen her beurteilt, der Zweideutigkeit unterworfen.

Bei der Prüfung der Folgen einer Entscheidung muß berücksichtigt werden, ob die Verwirklichung einer Alternative jetzt möglich ist oder ob sich zunächst nur ein Teilziel erreichen läßt. Auch „flankierende Maßnahmen" sind mit in die Erörterung einzubeziehen, um den gewünschten Erfolg zu sichern.

Auch dieser Schritt „Prüfung der Folgen" soll am Beispiel einer Änderung des § 216 StGB wenigstens angedeutet werden. Die Aufhebung der Strafbarkeit der Tötung auf Verlangen würde in der Tat eine gewisse Willkür in der unterschiedlichen Behandlung von aktiver und passiver Sterbehilfe sowie der Beihilfe zum Selbstmord beseitigen, was beträchtliche Auswirkungen auf rechtliche Regelungen hätte.

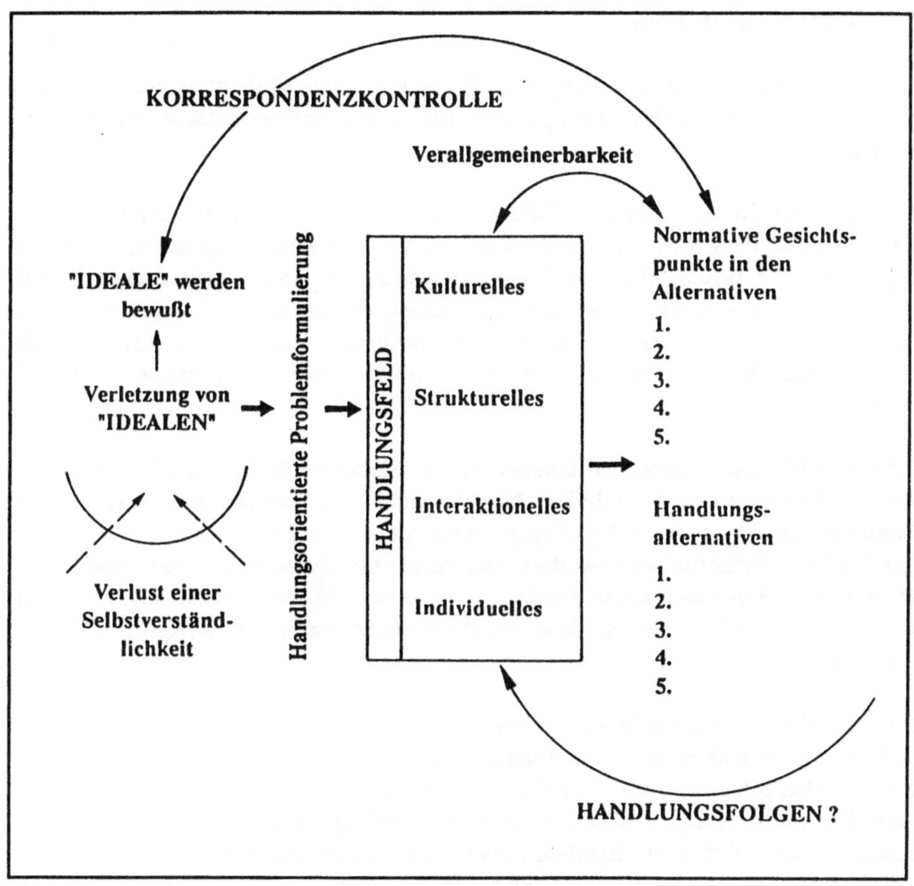



Eine Reform des § 216 hätte aber auch Auswirkungen auf die Stellung von Tod und Sterben in der Gesellschaft, sie würde Fragen des Menschenbildes empfindlich berühren. Dies könnte Diskussionen anregen, inwieweit das nutzlos oder zur Belastung gewordene Leben noch einen Anspruch darauf hat, von den Angehörigen oder der Gesellschaft mitgetragen zu werden. Hätte der aussichtlos Kranke noch ein Argument gegen die Erwartungen seiner Mitwelt, von seinem „Recht auf Tod" doch endlich Gebrauch zu machen? Schließlich müßten auch die Folgen für den Bereich „medizinische Versorgung" geprüft werden. Könnte die Zulassung der Euthanasie zum Alibi für Versäumnisse im sozialen Bereich werden, bzw. wie könnte das verhindert werden (flankierende Maßnah-men)? So mag es sein, daß ich andere Handlungsziele anstreben muß, wenn es mir um den „Tod in Würde" geht.[4]

## 7. Schritt: Entscheidung

Die jeweils notwendige Entscheidung läßt sich in ihrer Bedeutung mit Hilfe der Leitworte „Kompromiß", „Lernprozeß" und „neue Selbstverständlichkeit" darstellen.

**Kompromiß.** In den seltensten Fällen werden sich die Ideale, die durch eine bestimmte Erfahrung verletzt worden sind, in der Wirklichkeit später so vollständig realisieren lassen, daß die Spannungserfahrung ganz verschwindet. Durch den Begriff des Kompromisses wird angedeutet, daß auch die entgegenstehenden Gegebenheiten ein wie auch immer zu beurteilendes Recht haben und daß alle Beteiligten nicht über absolute, sondern nur über begrenzte Fähigkeiten und Einsichten verfügen.

**Lernprozeß.** Gegebenheiten können durch Ideale verändert werden, aber in Konfrontation mit Gegebenheiten kann es auch zur Veränderung von Idealen kommen. Im Abschreiten des Weges, der in dem Schema dargestellt wird, wird das Feld der Erfahrungen erweitert. Das Ideal, die Vorstellung vom Leben, wie es sein soll, kann sich dabei verändern. Was abstrakt und lebensfern am Ideal war, kann korrigiert werden. Was unerfüllt bleibt, kann zum Ansporn für neue Veränderungen werden.

**Neue Selbstverständlichkeit.** Ethische Überlegungen zielen auf eine neue Selbstverständlichkeit der Handlungsabläufe. Die Menschen, die in einer entsprechenden Situation handeln müssen, sollen davon befreit sein, bei jedem Einzelfall den aufwendigen Weg der ethischen Prüfung zurücklegen zu müssen, sie sollen fortan „routiniert" handeln dürfen. Es ist klar, daß diese neue Selbstverständlichkeit des Handelns nur eine vorläufige sein wird und sein darf. Durch neue Erfahrungen und durch neue Gegebenheiten wird es zu neuen Spannungserfahrungen kommen, und neue Alternativen werden zur Entscheidung anstehen.

Auch wenn oben gesagt wurde, daß das Schema kaum anderes beschreibt als das, was sowieso in einer Entscheidungssituation überlegt wird, darf nicht verschwiegen werden, daß es in dieser Ausgestaltung doch bestimmte Akzente setzt

---

⁴ Zu anderen als den hier angedeuteten Ergebnissen kommt z. B. Norbert Hoerster in dem Artikel „Tötungsverbot und Sterbehilfe" (Sass 1989, 287 ff.). Das liegt daran, daß er juristisch vom Selbstbestimmungsrecht her argumentierend, Fragen der Rückwirkungen einer Entscheidung nicht stellt.

und bestimmte Wertentscheidungen enthält. Drei von diesen sollen genannt werden:

1) Das Schema der Urteilsfindung ist daran orientiert, daß die Vorstellungen vom guten Leben – soweit als möglich – eine innere Konsistenz haben sollen. Anders ausgedrückt steht hinter dem Schema das Gebot: Niemand soll sich verleugnen in dem, was er tut! Denn mit der Konsistenz der Ideale hängt auch die Identität der Existenz zusammen. Der Mensch verliert sein „Ich", wenn er jeden Tag neue Ideale verwirklichen will.

2) Kontinuität der Lebensgeschichte heißt aber nicht, daß man immer derselbe bleibt. Man verändert sich in seiner Lebensgeschichte und durch sie. In jeder Spannungserfahrung werden Vorstellungen, Ideale und Werte einer Prüfung unterzogen. Zusammenstöße mit der Wirklichkeit enthalten darum Lernchancen, die die Lebensgeschichte reicher machen und Wertvorstellungen verändern können. Es wäre also gar nicht gut, wenn jemand keine Spannungserfahrungen mehr erleben würde, nicht mehr zu ethischer Reflexion herausgefordert würde. Als Gebot formuliert: Du sollst nicht aufhören zu lernen!

3) Das Entscheidungsschema ist inhaltlich orientiert am Ziel der Verminderung von „Verletzungen", der Verminderung von Leiden. Die Arbeit ethischer Reflexion besteht auch darin, unvermeidliches Leiden von vermeidbarem zu unterscheiden.

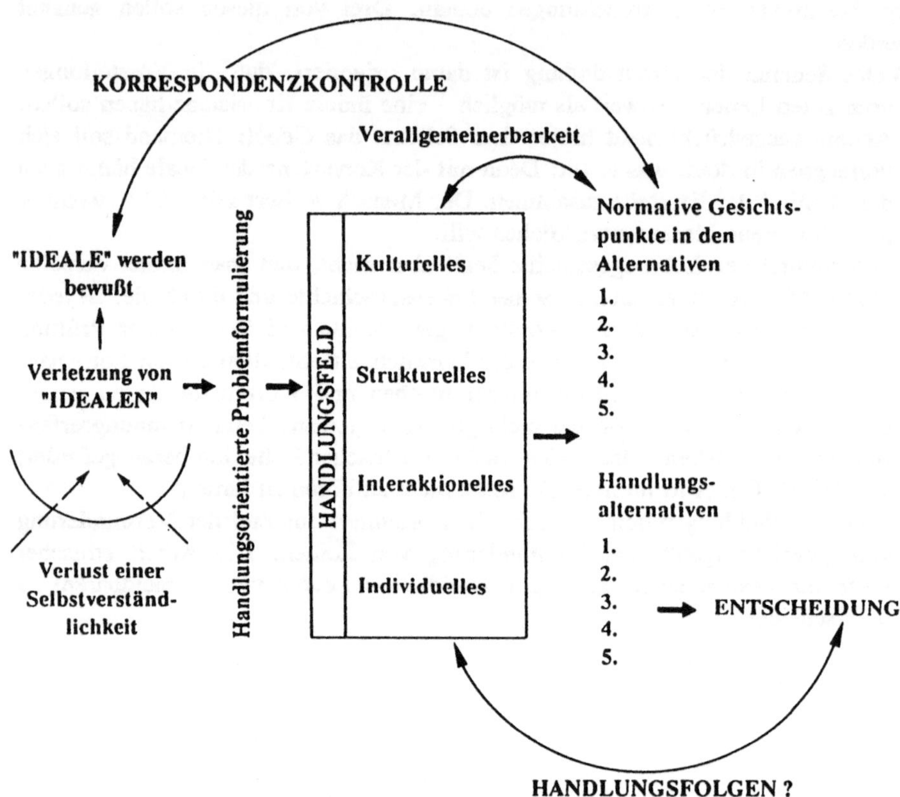


**Abb. 2.** Schritte einer verantwortlichen Urteilsbildung (zusammenfassende Darstellung)

## Zusammenfassung

Als Hilfe zu ethischer Entscheidungsfindung wird ein Verfahren in 6 Schritten vorgeschlagen. Das Verfahren selbst strebt drei Ziele an: Niemand soll sich in dem, was er tut, verleugnen müssen. Niemand soll aufhören, dazu zu lernen. Jeder soll versuchen, vermeidbares Leiden von unvermeidbarem zu unterscheiden.

## 4.2 Ethikkommissionen

Als klassisch gilt insbesondere in der Medizin die Art der Entscheidungsfindung vor dem eigenen Gewissen. Typisch für diese Entscheidungsfigur ist der Titel der Autobiographie des Arztes H. Killian *Hinter uns steht nur der Herrgott*: Mit diesem Titel werden zahlreiche dramatische Fälle auf den Punkt gebracht, nämlich auf die Vorstellung des einsamen, genialen und mutig entscheidenden Arztes. Es ist nicht zu bestreiten, daß in Entscheidungskonflikten eine religiöse Einstellung hilfreich sein kann; ebensowenig ist zu bestreiten, daß es Situationen gibt, in denen der Helfer – nicht nur der Arzt – allein auf sich gestellt die Lösung eines Handlungskonflikts ausmachen muß; aber es gab immer schon die Aufforderung an den Arzt, sich mit Kollegen über schwere Fälle zu beraten. Die Konsiliarpflicht und die Verstöße gegen das konsiliare Arbeiten sind bisher ein wenig erforschtes Gebiet geblieben, gleichwohl ist der Anspruch des Konsils ein Wesenszug medizinischer Arbeit.

Das Konsil ist das Mittel, mit dem sich Helfer vor wichtigen Entscheidungen mit anderen beraten, um möglichst viele und angemessene Perspektiven in die zu treffende Entscheidung miteinzubeziehen. Eine bis dahin für die Medizin unbekannte Situation entstand, als Ärzte in Krankenhäusern, die traditionell Domäne allein der Pflege waren, zu arbeiten begannen und dort kooperieren mußten. Eine neue Art des Konsils, wörtlich: des Sich-Beratens, wurde notwendig. Erstmals 1803 forderte der englische Arzt und Medizinethiker Thomas Percival für sein Krankenhaus in Manchester Kommissionen, die über schwere praktische Fälle fächerübergreifend [das hieß damals: zwischen „Ärzten (Internisten)" und „Chirurgen"] und über Verwaltungsprobleme diskutierten, um gemeinsam der Verwaltung gegenübertreten zu können. Aus pragmatischen Gründen stellte Percival sogar konkrete Regeln auf, wie eine solche Kommissionsarbeit vernünftigerweise aussehen sollte.

Der Weltärztebund stellte 1964 in der Deklaration von Helsinki Leitsätze zur medizinischen Forschung auf; als die Deklaration bereits 1975 in Tokio erstmals revidiert wurde, enthielt sie ein scheinbar neues Instrument der Entscheidungsfindung, die Ethikkommission. Ihre Aufgabe sollten Überlegung („consideration"), Begutachtung („comment") und Orientierung („guidance") bei Experimenten und Heilversuchen sein. Hinter der Forderung nach einer Kommission mit solchen Aufgaben stand die Erfahrung, daß in der medizinischen Forschung Probleme auf den Forscher, der meist zugleich Arzt ist, zukommen, die er weder allein lösen kann noch darf. Wenn man an den Anspruch des Konsils oder z. B. an die Forderungen Percivals denkt, kann man den Ruf nach Ethikkommissionen nicht als neu bezeichnen. Die revidierte Deklaration aktualisierte vielmehr dieses – vielleicht vergessene – angelsächsische Erbe der Medizin, das Konsil und die Kommission, und gab ihm den modernen Namen „Ethikkommission". Neu in der revidierten Deklaration war lediglich, daß der Anspruch konsiliarischer Arbeit auf die Forschung ausgeweitet wurde.

Wichtig ist ein weiteres Element der Ethikkommissionen: die interdisziplinäre Zusammensetzung. Mitglieder sind üblicherweise Ärzte aus verschiedenen betroffenen Fächern (bzw. bei Ethikkommissionen in der Forschung: Ärzte und nichtärztliche Forscher aus den entsprechenden Gebieten), ein Jurist, ein Vertreter der theologischen oder philosophischen Ethik, ein Vertreter der Laienschaft bzw. der Betroffenen oder der politischen Gemeinde. Eine wesentliche Aufgabe der so zusammengesetzten Kommission ist, daß Entscheidungen in Therapie und Forschung nach außen hin durchsichtig werden sollen. Alle sollen sehen, wie Entscheidungen zustande kommen, und es muß dabei deutlich werden, daß sie nicht nur die Forscher selber, sondern immer auch andere Menschen – in letzter Konsequenz sogar die Zukunft der Menschheit – betreffen.

Daß für das Durchsichtigmachen von Entscheidungen in der Medizin aufwendige Verfahren nötig sind, liegt auch daran, daß medizinische Ausbildung in der modernen Gesellschaft viel spezialisierter und enger ist als vergleichsweise in früheren Jahrhunderten. Medizinisches Personal verfügt daher sicher über medizinische Kompetenz, aber nur selten über Kompetenz in nichtmedizinischen Fragen, z. B. über moralische Kompetenz. Interdisziplinarität ist darum folgerichtig die einzige Möglichkeit, die Einseitigkeit nur-medizinischer Perspektiven aufzubrechen und das in die Entscheidungen einzubringen, was den Menschen über Medizin hinaus auch wichtig ist. Demnach kann folgende Umschreibung angeboten werden: *Ethikkommissionen sind interdisziplinär zusammengesetzte Gruppen, die in den Bereichen medizinischer Therapie und Forschung dem Arzt bzw. Forscher helfen sollen, Entscheidungen zu treffen, die sachlich und moralisch „gut" sind* (s. Kap. 1).

### 4.2.1 Aufgabenstellung

Neben den Impulsen insbesondere der US-amerikanischen Entwicklung spielte die *SAMW* (*Schweizerische Akademie der Medizinischen Wissenschaften*) eine führende Rolle bei der Etablierung von Ethikkommissionen in Europa. Ähnlich wie in Dänemark wurde ein subsidiäres System aufgebaut, das den dezentral arbeitenden Ethikkommissionen die Möglichkeit gab, sich in strittigen Fragen mit der zentralen Kommission zu beraten. Die Niederlande nehmen insofern eine besondere Position ein, weil sie ein Schulungssystem für Mitglieder solcher Kommissionen geschaffen haben. Das Phänomen „Ethikkommission" wird häufig auf den Bereich der Forschung beschränkt und hier nur als Instrument der Kontrolle angenommen. Dabei wird der Sinn einer Ethikkommission übersehen, der in konsiliarischer Arbeit besteht, also in der Entscheidungsfindung durch Beratung. International haben sich folgende Aufgabenbereiche durchgesetzt:

*1. Beratung bei klinischen Behandlungsproblemen*
Ethikkommissionen sind aus dem Spektrum der modernen Dienstangebote in der individuellen Krankenversorgung nicht mehr wegzudenken. Sie haben hier z. B. die Beratung des medizinischen Personals bei problematischen Entscheidungen, wie Behandlungsabbruch, Schwangerschaftsabbruch, Aufklärung des Patienten u. ä. zu leisten; sie übernehmen gelegentlich die Beratung betroffener Patienten, sie haben es mit der Bestätigung und Rechtfertigung von Prognosen, Diagnosen und Indikationen und Indikationen vor Dritten (Familien, Arbeitgebern, Gerichten usw.) zu tun. Die Anfänge solcher Kommissionsarbeit reichen im anglo-amerikanischen wie im deutschsprachigen Raum in die 60er Jahre zurück. Die große Wertschätzung dieses Instruments „Ethikkommission" kann man dem Ergebnis einer aktuellen amerikanischen Krankenhausumfrage entnehmen: 71% der Ärzte und 83% der Schwestern/Pfleger schätzten die Ethikkommission ihres Krankenhauses als „hilfreich für Entscheidungen in schwierigen Fällen" ein.

*2. Öffentlichkeitsarbeit*
Das Verhältnis medizinischer Institutionen zur Öffentlichkeit ist häufig gespannt. Damit hängt das zweite Aufgabengebiet der Ethikkommissionen zusammen: die *Vermittlung* zwischen medizinischen Institutionen und politischen Entscheidungsträgern, das *Verständlichmachen und Rechtfertigen* von getroffenen Entscheidungen für die interessierte und betroffene Öffentlichkeit sowie die *Beratung der Politiker* bei Gesetzgebungsverfahren in medizinischen oder sozialen Problemkreisen, bei der Organisation der medizinischen Versorgung und bei der Forschungsförderung. Diese Aufgaben sind allen Typen von Ethikkommissionen gemeinsam, sie können darum statistisch nicht eindeutig zugeordnet werden.

*3. Klärung von Forschungsprojekten*
Seit Ende der 70er Jahre haben Ethikkommissionen auch die Aufgabe, den medizinischen Forscher bei der Gestaltung und Durchführung von Forschungsprojekten zu beraten, z. B. in Fragen des Schutzes und der Auswahl von Probanden, der Risikoabwägung, der tangierten moralischen Werte, der Konsequenzenabschätzung usw. Eine Umfrage registrierte 1984 an 24 bundesdeutschen Universitäten bzw. medizinischen Fachbereichen und zusätzlich an sechs universitären Sonderforschungsbereichen Ethikkommissionen für diese Aufgabe.

## 4.2.2 Organisation

Der Aufgabenstellung von Ethikkommissionen in Klinik *und* Forschung ist ihre Organisationsform angepaßt. Ihre Funktion ist Beratung und nicht Entscheidung, d. h. sie helfen dem, der Entscheidungen treffen muß, aber treffen sie nicht an seiner Stelle. In vielen schriftlichen Anträgen an Ethikkommissionen wird um „Genehmigung" eines Therapie- oder Forschungsprojekts gebeten. Dieser Bitte liegt ein Mißverständnis zugrunde, denn Ethikkommissionen sind keine Behörde, die etwas „genehmigen" könnte. Sie arbeiten vielmehr die Argumente für oder gegen ein Projekt und seine Details durch. Das Ergebnis kann Bestätigung oder aber totale Zurückweisung sein, meistens werden Auflagen zur Veränderung verschiedener Punkte gemacht.

Die Statistik einer Ethikkommission an einer deutschen Universität ergab: Zurückweisung aus prinzipiellen Gründen bei 6%, Annahme ohne Einwände bei 34% der Anträge. Die restlichen 60% bedingter Zurückweisungen betrafen: geringfügige Einwände (18%), mangelhafte Projektbeschreibung (10%), mangelhafte Patientenaufklärung (36%) und mangelhafte Einverständniserklärung des Patienten (66%).

Danach stellt sich das Problem, auf welcher Ebene eine Ethikkommission angesiedelt sein soll. Kommissionen auf zentraler Ebene wie in der Schweiz oder in Dänemark haben für Ethikkommissionen auf regionaler Ebene, z. B. solchen bei Ärztekammern oder Krankenhäusern, Richtlinienkompetenz oder dienen als Berufungsinstanz. In der BRD sind Kommissionen (keine Ethikkommissionen im eigentlichen Sinne) auf zentraler Ebene indirekt Instanzen der Orientierung für Ethikkommissionen auf regionaler Ebene. Nicht zentraler Art sind alle anderen, die bei Ärztekammern, Institutionen der medizinischen Forschung, Krankenhäusern, der pharmazeutischen Industrie und bei solchen Institutionen angesiedelt sind, die Tierexperimente durchführen. Ein Unter- oder Überordnungsverhältnis gibt es nicht (vgl. Tabelle 1.).

### 4.2.3 Bedingungen der Etablierung

Wenn Beratung und Orientierung in medizinischen Handlungskonflikten an Ethikkommissionen übertragen werden, liegt darin auch die Erkenntnis, daß die „einsame Entscheidung" in der Gefahr steht, weder der Freiheit betroffener Menschen gerecht zu werden, noch die Interessen der Wissenschaft und ihre Sachzwänge gegen die Belange der Menschen und ihre Freiheit abzuwägen. Wer die Entwicklung hin zu Ethikkommissionen bejaht, muß sich also fragen lassen, ob er wirklich – und nicht nur als Alibi – die Interessen der Wissenschaft gegen die Interessen der Menschen abzuwägen bereit ist. Wer sich dieser Entwicklung verschließt, muß sich fragen lassen, ob er nicht Ethik als abfragbaren Wertekatalog mißversteht, der nur abgecheckt, nicht diskutiert zu werden braucht. Darum ist die Einrichtung von Ethikkommissionen nicht nur ein Organisationsproblem, sondern auch ein Problem der Einstellung zur Ethik in der Medizin. Drei Elemente spielen dabei eine Rolle:

1) Nur eine Kommission kann eine *wirkliche Dialogsituation* herbeiführen und echte, d. h. nicht nur theoretisch vorgestellte *Verschiedenheit der Perspektiven* gewährleisten. Weil von einer Entscheidung in der Medizin die Interessen und Werte vieler Menschen betroffen sind, muß das Verfahren der Entscheidung diese Komplexität und Pluralität der Perspektiven berücksichtigen. Unparteiische Einschätzung der verschiedenen Perspektiven – das ist der kri-

tische Punkt aller Ethikkommissionen – soll zu verbindlichem Konsens und transparenter Stellungnahme führen. Insofern stimmt es, daß viele Augen mehr sehen als nur zwei und darum mehr Perspektiven wahrnehmen, als es Empathie und Nachdenken eines einzelnen könnten.

2) In den europäischen Ländern ist in sehr unterschiedlichem Maße eine *demokratisch-parlamentarische Haltung* gewachsen, die wichtige Probleme, wie es die Probleme in der Medizin sind, dialogisch zu lösen bereit ist und diese nicht einfach an Autoritäten delegiert. Da Ethik keine Faktenwissenschaft ist, kann sie nicht in der Ableitung von ethischen Schlußsätzen aus wahren Prämissen bestehen. Ethische Probleme sind offene Probleme. Darum müssen Überlegungsgänge der medizinischen Ethik in dialogischen Prozessen ablaufen.

3) Ethikkommissionen können ein Beleg dafür sein, daß ethische Entscheidungen keine – wie es üblicherweise heißt – Privatsache, sondern *öffentlich wirksam* sind. Angesichts der Brisanz der modernen biomedizinischen Entwicklung kann sich niemand mehr den Luxus erlauben, ethische Entscheidungen als unverbindliche, private Angelegenheit abzutun. Sie müssen vielmehr demonstrieren, daß eine Welt, in der es sich gut und glücklich (über)leben läßt, ethische Verbindlichkeit braucht. Ethik darf nicht im Bann einer Privatisierungstendenz stehen bleiben. Durch Etablierung von Ethikkommissionen setzt die Medizin ein Zeichen, daß ihre Entscheidungen verbindliche Entscheidungen sein sollen.

**Tabelle 1. Überblick über Form und Aufgaben von Ethikkommissionen**

| *Ebene* | *Organisationsform* | *Aufgabe* |
| --- | --- | --- |
| 1) Zentral[5]<br>A:<br>Beratung politischer Einrichtungen bei der Regierung | Kommissionen je nach Thema ad hoc einberufen, ca. 20 Fachleute verschiedener Disziplinen wie Medizin, Biologie, Theologie, Jurisprudenz etc. | Gremien bei Gesetzgebungsverfahren, z. B. zur Fortpflanzungsmedizin, Embryonenforschung, Gentechnik usw. |
| B:<br>Einrichtungen bei der Bundesärztekammer | Kommissionen als Wissenschaftlicher Beirat der BÄK, ca. 25 Fachleute aus verschiedenen Disziplinen jeweils ad hoc bestellt | Erarbeitung von Deklarationen und Stellungnahmen zu aktuellen Fragen der Medizin, wie künstliche Befruchtung, IvF, Embryonenforschung, Gentherapie usw. |
| C:<br>Einrichtungen bei den Kirchen | Symposien, Synoden, Ausschüsse der Bischofskonferenzen | wie A und B |
| D:<br>Arbeitsgemeinschaft von regionalen Ethikkommissionen (Ebenen 2-4) | Jährliche Tagung der Vertreter der regionalen Ethikkommissionen | – Koordination<br>– Erfahrungsaustausch<br>– Außenvertretung<br>– Lösungen für Probleme der regionalen Kommissionen erarbeiten |
| 2) Regionale Ärztekammern | Periodisch zusammentretende Kommissionen aus verschiedenen Disziplinen, außerordentliche Sitzungen werden ad hoc vereinbart | – Klärung von Einzelfragen zur Weitervermittlung an niedergelassene Ärzte<br>– Klärung standesrechtlicher Fragen<br>– Beratung niedergelassener Ärzte bei Behandlungsproblemen und Beteiligung an Feldstudien |

---

[5] Die Kommissionen auf dieser Ebene sind nur im übertragenen Sinne als Ethikkommissionen zu bezeichnen.

| | | |
|---|---|---|
| 3) Einrichtungen der Forschung | Feste Kommissionen mit mehreren Mitgliedern aus Forschung und Klinik, Vertretern der theoretischen Medizin bzw. nicht-medizinischen Fächern der Forschungsrichtung, Juristen; nach Bedarf können weitere Fachleute hinzugezogen werden | Fragen medizinischer und pharmakologischer Forschungsprojekte wie<br>– wissenschaftliche Solidität, Ziel, Sinnhaftigkeit<br>– Patientenschutz<br>– Aufklärung<br>– Abwägung der Risiken und Konsequenzen<br>– Generelle Verteilung von Forschungsmitteln |
| 4) Klinische Einrichtungen | Feste Kommissionen mit Vertretern verschiedener therapeutischer Dienste aus den jeweiligen Abteilungen oder Stationen, also aus Medizin, Pflege, Verwaltung und je nach Bedarf auch aus Funktionspflege, Psychologie, Seelsorge u.ä. | Lösung von Entscheidungskonflikten<br>– Beratung des Personals, das Orientierung braucht<br>– Planung von Diskussionsforen und Symposien des Krankenhauses<br>– Vertretung von Problemen der Institution nach außen<br>– gelegentlich: Beratung von Patienten in Entscheidungskonflikten (z. B. vor einer Operation, Amputation usw.) |
| 5) Einrichtungen der pharmazeutischen Industrie | Feste Kommissionen mit Vertretern verschiedener Disziplinen wie Medizin, Pharmakologie, Recht, Geisteswissenschaft zuzüglich eines Laienvertreters; Ethikkommissionen dieser Art sind entweder firmenintern oder arbeiten extern im Auftrag von Prüflabors | – Begutachtung von Arzneimittelprüfungen meist in vorklinischen Phasen<br>– Beratung des Prüfungsleiters bei der Gestaltung des Prüfprotokolls (z. B. Ein- und Ausschlußkriterien für Probanden, Aufklärungsmaßstäbe u.a.)<br>– Monitoring der Versuchsdurchführung<br>– juristische Beratung in Fragen von Vertrieb und Werbung für pharmakologische Substanzen |
| 6) Einrichtungen des Tierschutzes | Feste Kommissionen mit Vertretern aus Biologie/Zoologie, Veterinärmedizin, Recht- und Tierschutzorganistionen | – Begutachtung anmeldepflichtiger Tierversuche<br>– Überwachung der Versuchsdurchführung |

## 4.3  Medizin und Recht

### 4.3.1  Medizin im Verhältnis zum Recht, zur Politik und zur Ethik

Medizin läßt sich, wie in Kap. 2 beschrieben, auf drei Ebenen lokalisieren. Diese wirken zwar zusammen, funktionieren aber auf verschiedene Weise. Der interaktionelle Bereich umfaßt die Begegnungen von Menschen: das Aufsuchen des Arztes, die Kontakte mit der Sprechstundenhilfe oder der Krankenschwester, die Gespräche, Untersuchungen und Verschreibungen. Das Recht regelt diesen Bereich im wesentlichen durch das sog. Privatrecht. Privatrecht meint die Rechtsbeziehungen zwischen gleichen Partnern, die keine staatlichen Hoheitsrechte haben. Die Politik mischt sich in der Regel nicht unmittelbar in diesen Bereich ein. Dafür gilt dieser Bereich als das klassische Feld der medizinischen Ethik als ärztlicher Ethik: Hilfeleistung, Einfühlung, Information, Eingriff und Ehrfurcht vor dem Leben des Kranken spielen hier eine dominierende Rolle.

Der strukturelle Bereich (s. 2.2) umfaßt die Bahnen, in denen sich die individuellen Beziehungen bewegen: Die freie Arztwahl, der Krankenschein, die Abrechnung über die Kassenärztliche Vereinigung, die Organisation der Krankenhäuser, die pharmazeutische Industrie usw. gehören dazu. Das Recht regelt diesen Bereich durch Gesetze, die Institutionen einrichten oder den Rahmen zu deren Einrichtung aufstellen. Es handelt sich um die Reichsversicherungsordnung, um das Krankenhausfinanzierungsgesetz usw. Man nennt diesen Rechtsbereich „Öffentliches Recht". Dieser Bereich ist zugleich der klassische Ort der Gesundheitspolitik, denn die Regeln dieses Bereiches betreffen fast alle Bürger. Politik ist darauf aus, bestimmte Spielregeln zu erhalten oder zu verändern. Traditionell wird diesem Bereich politische bzw. soziale Ethik zugeordnet, sie befaßt sich mit der Verantwortung, welche Menschen als Funktionäre und im Rahmen von Institutionen tragen und geht der Frage nach, wie Institutionen zu gestalten sind.

Der kulturelle Bereich der Medizin (vgl. 2.3) umfaßt die Einstellung zur Gesundheit, zu Leben und Tod, die Bewertung von Krankheit und ärztlicher Hilfe, Eßgewohnheiten und Drogensucht, Fortschrittsgläubigkeit oder Skepsis usw. Dieser Bereich wird vom Recht nur indirekt normiert. Die Staatsverfassungen nennen Grundprinzipien wie Demokratie, Rechtsstaat, Sozialstaat. Die in einer Kultur geltenden Werte sind aber meist unausgesprochen in den einzelnen Gesetzen mitenthalten, z. B. das Solidaritätsprinzip in der gesetzlichen Krankenversicherung und deren Regel, daß alle Patienten gleich zu behandeln sind. Die kulturelle Seite der Medizin wird meist in politischen Grundsatzprogrammen oder Festreden angesprochen und hat dann, wie man im Deutschen sagt, weltanschaulichen Charakter. Für die Ethik dieses Bereichs gilt ähnliches, denn es handelt sich dabei weniger um Alternativen des Handelns, sondern um Alternativen aus der tieferen Einstellung, die zu einem guten Teil ins Unbewußte reicht und in der Diskussion über eine Einzelentscheidung selten genau erfaßt werden kann.

Es handelt sich dann um Fragen derart, wie sie heute häufig gestellt werden, wie z. B.: Dürfen wir alles, was wir können?

Das Verhältnis von Arzt und Patient, das sich bewußt und beabsichtigt im interaktionellen Bereich abspielt, wird durch Rechtsformen geregelt, die die Verpflichtung von zwei Menschen gegeneinander zum Gegenstand haben: Vertragstreue, Haftung für zugefügten Schaden im Privatrecht und Verantwortung für absichtlich oder fahrlässig zugefügten Schaden im Strafrecht. Geprägt wird die Begegnung von Arzt und Patient natürlich auch durch den strukturellen Bereich: Muß der Patient in bar bezahlen oder genügt ein Krankenschein? Was darf der Arzt abrechnen und was verschreiben? Wer kontrolliert das Arzneimittelangebot? usw. Dieser Bereich ist durch eine Unmenge von Gesetzen geregelt, in denen sich das Prinzip der Sozialstaatlichkeit ausdrückt. Der kulturelle Bereich wird uns bewußt, wenn es z. B. darum geht, ob ein Patient bereit ist, weniger zu essen, bei der Frage, ob Aids-Kranke einer allgemeinen Meldepflicht unterliegen sollen und wann eine Entmündigung oder zwangsweise Einweisung in eine psychiatrische Klinik erfolgen darf. Es ist also klar, daß sich Medizin und Recht auf allen Ebenen der Kultur berühren.

Wie verhalten sich Recht, Politik und Ethik jeweils zur Medizin? Nehmen wir als Beispiel die ärztliche Aufklärung. Dies ist ein weites Feld, in dem es viele mögliche Wege gibt. Die Ärzte neigen dazu, die Information für den Patienten von den Therapiezielen abhängig zu machen. Man gibt sie gewissermaßen dosiert. Die ethische Reflexion setzt ein, wenn angesichts eines konkreten Falles zu entscheiden ist, ob das Therapieziel nicht zusammen mit dem Patienten gesteckt werden soll und wenn ja, wieviel Information der Patient braucht, damit er aktiv an der Erreichung des Zieles mithilft. Zuviel Information könnte den Willen zur Gesundung unter Umständen blockieren. Die tatsächliche Entscheidung fällt in der komplexen Begegnung von zwei Menschen; als Verantwortliche für ihr Tun haben sie sich dem Problem der Aufklärung als ethischem Problem zu stellen. Wenn sich gewisse Lösungen eingespielt und die Beteiligten den Eindruck gewonnen haben, daß es so gut ist, sprechen wir von Ethos oder Moral (vgl. 1.1 und 3.1.1).

Das Recht, das für alle gleich gelten soll, muß die Beziehung nicht nur verallgemeinern wie die Ethik, sondern auch noch formalisieren. Arzt und Patient sind im Recht Vertragspartner, die Information über die Diagnose kann Teil des Vertrags sein, muß es jedoch nicht notwendigerweise. Die Zustimmung zu einer bestimmten ärztlichen Behandlung setzt aber voraus, daß beide Vertragspartner wissen, worauf sie sich einigen. Weiß es der Patient nicht, so kann er den Arzt unter Umständen wegen Körperverletzung zur Verantwortung ziehen. Das Recht klärt also die gegenseitigen Rechte und Pflichten und setzt die Einhaltung notfalls mit staatlichem Zwang durch. Es gibt viele Übergänge zwischen Moral und Recht, aber in ihrer heute ausgeprägten Form sagt die Moral „Du sollst", das Recht aber „Es gilt: Wenn jemand ..., dann ...". Die Moral wirkt sowohl als soziale Erwartung als auch im Gewissen der Einzelnen, beides muß sich nicht decken. Das Recht setzt die allgemeine Geltung und Anerkennung seiner Regeln durch.

Wie steht die Politik dazu? Nehmen wir an, die namentliche Anzeigepflicht für Aids-Kranke sei vorgeschrieben. Wenn ein Arzt zu der Überzeugung gelangt, daß ihm seine ärztliche Moral verbietet, den Namen des Patienten gegen dessen Willen anderen bekanntzugeben und er die Gefahren, die davon ausgehen, in der Verantwortung des Kranken liegen sieht, dann ist das eine ethisch begründete Entscheidung, die sich gegen das geltende Recht stellt. Dabei legt er die Verantwortung für die Gefahren, die eventuell aus der Entscheidung entstehen können, dem Kranken auf. Wenn aber Ärzte die Ausbildung in Katastrophenmedizin und die Einbindung in einen Katastrophenplan für den Kriegsfall ablehnen, sich zu einer Gruppe zusammenschließen, ihre Ablehnung öffentlich kundgeben und eine Änderung des Gesetzes fordern, so handeln sie nicht nur ethisch, wie auch immer man den Entschluß ethisch beurteilen mag, sondern auch politisch. Der Politiker wird sich zwar in der Regel auf ein ethisches „Du sollst" berufen, und er benötigt ethische Reflexion und eine geltende Moral wie jeder andere Handelnde. Im politischen Handeln wird aber über das verantwortliche Handeln des Subjekts hinausgegriffen, wenn man z. B. fordert: die allgemeine Meldepflicht für Aids-Kranke einzuführen, die weitgehende Beschränkung medizinischer Tierversuche, das Verbot von Versicherungsleistungen für Schwangerschaftsabbrüche usw. Politik ist folglich gekennzeichnet durch das Stichwort „Ich will, daß die Gesellschaft ...".

Wenn wir also Medizin in ihrem Verhältnis zum Recht betrachten, können wir das nur tun, wenn wir Moral und Politik miteinbeziehen. Dies gilt grundsätzlich, auch wenn sich dieser Beitrag in der Hauptsache mit den Beziehungen von Medizin und Recht befaßt.


## 4.3.2 Der Ärger mit dem Recht

Wer der Überzeugung ist, daß er einem anderen etwas Gutes tut, möchte sich von einem Dritten nicht hineinreden lassen, denn er denkt: Hilfe hat immer recht. Wer die Frage nach Recht oder Unrecht im Gesamtbereich der Medizin stellt, darf allerdings nicht bloß den guten Willen des handelnden Therapeuten (Therapeut werden hier alle ärztlich, therapeutisch und pflegerisch Tätigen genannt), sondern muß auch den Willen des Patienten, die therapeutischen Methoden und den Erfolg der therapeutischen Tätigkeit beachten.

Die Medizin als Wissenschaft und Kunst ist nicht allwissend und begeht Irrtümer; der individuelle Therapeut verfügt nicht über das gesamte Wissen; Gewinnstreben, Ehrgeiz, Neugier, Überarbeitung und institutionelle Zwänge können sein Handeln beeinflussen. Natürlich kann auch das eigene Verhalten des Patienten den Erfolg ärztlicher Tätigkeit vereiteln, und eine Unmenge von Faktoren können dazu beitragen, daß der erwünschte Erfolg der Heilung nicht eintritt. Deshalb kann es geschehen, daß Patienten Schaden erleiden, und deshalb muß es eine Instanz geben, die klärt, wer für den Schaden verantwortlich zu machen ist.

Medizin ist menschliche Reaktion auf Krankheit, Rechtspflege ist menschliche Reaktion auf Unrecht. Mißerfolg der Behandlung und Schaden des Patienten sind also die Hauptanlässe dafür, daß sich Medizin und therapeutische Tätigkeit der Rechtsprechung stellen müssen. Der leibliche Schaden führt zum sozialen Konflikt, und dieser soll mit den Methoden der Rechtspflege gelöst werden.

Rechtspflege ist in den modernen Staaten – und vermutlich war sie es nie ausschließlich – nicht nur das unparteiische Instrument der Schlichtung von Streitigkeiten, sondern auch eine öffentliche Einrichtung, ausgestattet mit dem Gewaltmonopol des Staates. Eine Sache vor Gericht bringen, heißt daher nie bloß das Recht suchen, sondern immer auch die Staatsgewalt anrufen, und diese vermag ihre Entscheidung auch dann durchzusetzen, wenn sich der Betroffene unschuldig fühlt.

Die ärztliche Tätigkeit richtet sich meist auf einen bestimmten Menschen, auf einen einzelnen Organismus und dessen biologische Funktionen. Sie ist trotz standardisierter Verfahren und Computerdiagnostik auf Individualität und auf die Intimität des Leibes gerichtet. Rechtshandeln hingegen hat es mit Verstößen gegen das friedliche Zusammenleben zu tun, es hat Streit zwischen mehreren Menschen zu schlichten und den Frieden der Beteiligten wiederherzustellen, es ist darum auf öffentliche Aufmerksamkeit und Zustimmung ausgerichtet. Die Tendenz der Veröffentlichung widerspricht der Tendenz der Intimität der ärztlichen Tätigkeit.

Freilich arbeitet auch die Medizin mit Versuchsreihen und statistischen Methoden, die auf generelle Geltung aus sind – sie wäre sonst nicht „wissenschaftlich". Schutzwürdig ist zunächst und hauptsächlich die Intimität des Kranken und nicht die des Arztes.

Ein anderer Unterschied zwischen Medizin und Recht besteht darin, daß die Medizin nie den individuellen Erfolg ärztlichen Handelns garantieren kann, weil die therapeutische Einwirkung immer nur ein Faktor unter vielen ist. Die Rechtsprechung hingegen setzt mit dem Urteil das juristische Wissen und Wollen durch. Durch Übertragung seiner eigenen Arbeitsweise mutet der Jurist daher der Medizin oft mehr Präzision zu, als diese bieten kann; Juristen setzen Ärzte unter Erfolgsdruck. Vielleicht sind es aber auch in erster Linie die öffentlichen Erwartungen gegenüber der Medizin, welche den Arzt als Experten und schließlich sogar als Garanten der Heilung derart unter Erfolgszwang stellen, daß er, in die Verteidigung gedrängt, den Juristen als Bedrohung und nicht als faire Schiedsinstanz sieht.

### 4.3.3 Typische Rechtsbereiche

Wenn eine Mutter ihr krankes Kind pflegt und behandelt, besteht noch keine medizinrechtliche Situation. Erst, wenn der Arzt berufsmäßig auftritt und für seine Arbeit bezahlt wird, und erst recht, wenn der Kranke ein Krankenhaus aufsucht, taucht die Frage auf, wie das Verhältnis von Patient und Arzt rechtlich aussieht. Es handelt sich in der Regel um einen Vertrag, aus dem beide Partner

Rechte und Pflichten haben. Öffentliche Gesundheitsdienste hingegen arbeiten unter anderen Rechtsformen.

Der ärztliche Berufsstand hat schon sehr früh ethische Regeln entwickelt, die von den modernen Staaten z. T. übernommen und erweitert worden sind und sich auf Ausbildung, Prüfungen, Approbation und professionelles Verhalten beziehen. Aufgrund der Übernahme durch den Staat kam es zur Verrechtlichung, und es entstand das ärztliche Berufsrecht, das zusammen mit dem Recht der nichtärztlichen Heilberufe, nämlich der Krankenschwestern und Pfleger, der Hebammen, Physiotherapeuten und Psychotherapeuten einen Sachbereich bildet. Vor dem ärztlichen Behandlungsvertrag hat sich – im wesentlichen im Christentum – aus religiösen Motiven die Pflege und Versorgung von Kranken als eine eigene unentgeltliche Aufgabe herausgebildet. Auch dieser Bereich ist seit der Mitte des 19. Jahrhunderts mehr und mehr von den Staaten geregelt und z. T. in eigene Regie übernommen worden. Dabei ist die Auseinandersetzung über Vor- und Nachteile einer zentralen staatlichen Gesundheitsversorgung weltweit gesehen noch in keiner Weise abgeschlossen. Die finanzielle Absicherung von Behandlung und Pflege durch die Kranken- und Unfallversicherung gehört zum großen Komplex des modernen Sozialrechts. Schließlich tauchen heute an verschiedenen Stellen des Gesundheitswesens Probleme auf mit neuen Risiken, die nach einer gewissen Zeit des Tastens rechtlich geregelt werden müssen. Es sind das z. B. die Fragen klinischer Forschung, der Gentechnologie, der Medikamentenprüfung, aber auch der Feststellung des Todeszeitpunktes; im Bereich der Prävention gehören dazu die Kontrolle von Luft, Wasser, Lebensmitteln und Boden. Im wesentlichen neu auftauchende Unsicherheiten und Risiken erscheinen einer Gesellschaft als ethische Herausforderung, kaum und selten die Bereiche mit eingespielten Regeln.

**Der Vertrag zwischen Arzt und Patient.** Das Modell der Rechtsbeziehungen zwischen Arzt und Patient ist die Vorstellung, daß ein Kranker einen Arzt aufsucht, der Arzt den Kranken als Patienten annimmt und daß sich daraus für beide Rechte und Pflichten ergeben, welche nach dem Recht der Bundesrepublik im Rahmen eines Dienstvertrages nach § 611 BGB verstanden werden. Danach ist der Arzt zur Leistung der versprochenen Dienste, insbesondere Diagnose und Therapie, der Patient zur Gewährung der vereinbarten Vergütung verpflichtet. Ein Werkvertrag nach § 631 BGB liegt nur dann vor, wenn sich der Vertrag auf die Herstellung eines Gegenstandes oder Zustandes bezieht, die von dem Hersteller eindeutig garantiert werden kann, wie z. B. die Herstellung von Schuheinlagen oder anderen technischen Hilfsmitteln.

Ohne Vertrag wäre die ärztliche Behandlung häufig eine Körperverletzung. Das österreichische Recht kennt einen eigenen medizinischen Behandlungsvertrag; entsprechende Vorschläge zur Rechtsänderung in der Bundesrepublik liegen vor. In den sozialistischen Ländern handelte der Arzt im Rahmen eines medizinischen Betreuungsverhältnisses, in dem sich alle Staatsbürger befanden.

Der Vertrag, der mit gewissen Einschränkungen der freien Gestaltung beider Partner unterliegt, ist nur eine klassisch gewordene Rechtsform des Verhältnisses von Arzt und Patient, aber keineswegs die einzige. Die Frage, welche Rechtsform die Beziehung haben soll, hängt von der Art des gesamtpolitischen Systems ab. Sie kann – wenn auch nicht ohne Rücksicht auf den weiteren Rahmen – doch rechtspolitisch und gesundheitspolitisch und v. a. auch ethisch danach beurteilt werden, inwieweit sie nicht bloß ökonomischen Kriterien oder der Volksgesundheit dient, sondern auch, inwieweit sie die Gestaltungsmöglichkeit der Beteiligten wahrt.

**Der Vertragspartner im Krankenhaus.** Wenn sich auch der Krankenhauspatient, eingeschüchtert durch die oft umständliche Aufnahmeprozedur, wie ein Antragsteller in einem öffentlichen Amt fühlt, so ist er doch rechtlich gleichberechtigter Vertragspartner des Krankenhausträgers. Ärzte, Pflegepersonal, Verwaltung und alle anderen Dienste sind Erfüllungsgehilfen des Krankenhausträgers. Der Privatpatient kann einen totalen Krankenhausbehandlungsvertrag abschließen so wie der Kassenpatient, er kann aber auch einen gespaltenen Arzt/Krankenhausaufnahmevertrag abschließen, bei dem dann der Krankenhausträger und der Chefarzt Vertragspartner sind. Ungeachtet dieses gespaltenen Vertrages, haften Krankenhausträger und Chefarzt als Gesamtschuldner. Nur wer den ärztlichen Dienst als gesonderte Wahlleistung verabredet, hat das Recht auf persönliche Behandlung durch den betreffenden Arzt. Die sog. Unpersönlichkeit des Krankenhauses hat also auch eine juristische Form, denn Vertragspartner des Patienten ist der Krankenhausträger: eine Stadt, ein Landkreis, ein Verein – jedenfalls nicht eine natürliche Person. Die persönliche Beziehung, welche in der ambulanten Versorgung aufgrund freier Arztwahl zustande kommt, hängt im Krankenhaus an der Verpflichtung zur bestmöglichen Versorgung und Behandlung und wird in der Regel ein Kompromiß zwischen den Bedürfnissen des Patienten und den organisatorischen bzw. den finanziellen Möglichkeiten des Krankenhauses sein. Angesichts der Tatsache, daß bereits mehr als die Hälfte der Ärzte in der Bundesrepublik im Krankenhaus tätig ist und natürlich ohnehin der Großteil des Pflegepersonals, wird die idealtypische Form eines Vertrages zwischen zwei Personen für die Arzt-Patient-Beziehung deutlich eingeschränkt. In den sozialistischen Ländern, welche für die ambulante Versorgung Polikliniken eingerichtet hatten, gab es fast nur angestellte Ärzte. Der Patient tritt im Krankenhaus einer Vielzahl von – in juristischem Sinn – Erfüllungsgehilfen gegenüber, deren Verpflichtung gegenüber dem Patienten rechtlich zunächst auf ihrem Dienstauftrag beruht, d. h. ihrem Arbeitsvertrag, den sie mit dem Arbeitgeber, dem Krankenhausträger, abgeschlossen haben.

Die organisatorische Hierarchie des Krankenhauses wirkt sich insofern auf die Rechtsstellung des Patienten aus, als er seinen Vertragspartner nie sieht. Dessen Erfüllungsgehilfen behandeln und pflegen ihn, ohne Vertragspartner zu sein. Das bedeutet, daß die ethische Verantwortung und die rechtliche nicht parallel laufen. Ein spezielles Problem entsteht, wenn der Krankenhausträger seine angestellten Ärzte verpflichten will, rechtlich erlaubte Behandlungsweisen nicht anzuwenden, z. B. eine legale Abtreibung nicht vorzunehmen oder homöopathische Arzneimittel nicht zu verordnen, oder umgekehrt ausschließlich diese anzuwenden. Wird eine solche Beschränkung nicht Teil des Behandlungsvertrags, ist sie gegenüber dem Patienten unwirksam. Inwieweit sie den Arzt arbeitsrechtlich bindet, ist eine offene Frage.

**Die „Garantenpflicht".** Über die Vertragsbeziehung hinaus bestehen zwei wichtige strafrechtliche Tatbestände, welche zwar ganz allgemein gelten, aber für das Verhältnis von Kranken und Ärzten oder auch Angehörigen anderer helfender Berufe von Bedeutung sind. Es handelt sich zunächst um den § 13 StGB, der sagt:

> Wer es unterläßt, einen Erfolg abzuwenden, der zum Tatbestand eines Strafgesetzes gehört, ist nach diesem Gesetz nur dann strafbar, wenn er rechtlich dafür einzustehen hat, daß der Erfolg nicht eintritt, und wenn das Unterlassen der Verwirklichung des gesetzlichen Tatbestandes durch ein Tun entspricht.

Voraussetzung der Strafbarkeit ist nach diesem Paragraphen, daß der Tod oder ein anderer körperlicher Schaden nicht eingetreten wäre, wenn der Verpflichtete gehandelt hätte und daß der Verpflichtete rechtlich dafür einzustehen hat, daß der Erfolg, nämlich der Schaden, nicht eintritt. Diese Verpflichtung nennt man „Garantenpflicht" und es ist selbstverständlich eine heikle Frage, festzustellen, wann sie besteht und wann nicht. Die Garantenpflicht besteht sicher, wenn sie faktisch freiwillig übernommen wurde, z. B. im Rahmen der Notfall- und Rettungsdienste. Sie besteht keinesfalls schon deshalb, weil der Arzt durch seinen Beruf eine besondere Stellung hat, und auch nicht, weil nur approbierte Ärzte zur medizinischen Behandlung zugelassen sind. Sie wird am ehesten dann anzunehmen sein, wenn unter den gegebenen Umständen der Kranke oder das Unfallopfer von niemand anderem ärztliche Hilfe erwarten oder beanspruchen kann.

Die Präzisierung der Garantenpflicht hat sowohl deutliche Bezüge zum traditionellen ärztlichen Berufsethos als auch zu den sozialpolitischen Standards und Vorstellungen der verschiedenen Gesellschaften. Von daher muß man jeweils fragen: Wieviel öffentliche Verpflichtungen sollen einem Arzt aufgebürdet werden, und welche Rechtsansprüche soll der Bedürftige haben?

Eine weitere Form der Rechtsbeziehung zwischen Arzt und Patient ist noch allgemeiner. Sie liegt im allgemeinen Straftatbestand des § 323 c StGB begründet, der jeden Menschen in Notfällen zur Hilfe verpflichtet, sofern sie erforderlich, möglich und zumutbar ist.

**Die Einwilligung.** Es gehört zum Selbstbestimmungsrecht der Menschen, sich in ärztliche Behandlung zu begeben oder nicht, eine bestimmte Behandlung an sich durchführen zu lassen oder nicht. Wer dieses Selbstbestimmungsrecht mißachtet, handelt rechtswidrig. Nach dem Gesetz der Bundesrepublik Deutschland ist ein ärztlicher Eingriff ohne Einwilligung zivil- und strafrechtlich eine Körperverletzung. Andere Rechtsordnungen kennen den besonderen Straftatbestand der eigenmächtigen Heilbehandlung. In diesem Fall wird die Handlung als ein Verstoß gegen die Freiheit des Patienten deklariert, im ersteren als Verstoß gegen die körperliche Unversehrtheit. Nach dem Recht der Bundesrepublik kann der Patient den Schaden aus einer mißglückten Heilbehandlung auch in der Weise geltend machen, daß er behauptet, er sei nicht ausreichend aufgeklärt worden und seine Einwilligung sei deshalb ungültig. In diesem Fall muß der Arzt Aufklärung und Einwilligung beweisen. Es ist eine rechtspolitische und ethische Entscheidung, wenn man dem Patienten auf diesem Umweg eine günstigere Position im Beweisverfahren verschafft.

Da nur der informierte Patient gültig einwilligen kann, erlangt die Aufklärung nicht nur therapeutische, sondern zunehmend auch juristische Bedeutung. Die Ärzte empfinden die strenge Aufklärungspflicht oft als eine Last und als Gefahr für die Therapie, weil der Patient durch die Kenntnis vieler Risiken ängstlich werden könnte. Die Juristen pochen auf das Selbstbestimmungsrecht, und die Gerichte verlangen eine Aufklärung, die den Patienten entsprechend seiner Vorbildung, seinem Geisteszustand, seiner psychischen Verfassung und der Dringlichkeit des Eingriffs in die Lage versetzt, abzuwägen und zu entscheiden, ob er diesen Eingriff bzw. diese Behandlung an sich vornehmen lassen will oder nicht. Inwieweit Patienten von ihrem Recht der Selbstbestimmung im einzelnen Gebrauch machen oder dem Arzt gegenüber einfach ihr volles Vertrauen aussprechen, ist sicher kulturspezifisch und individuell verschieden. Es bleibt aber die Tatsache bestehen, daß der Patient das Risiko an Leib und Leben trägt und darum, zumindest ethisch, nicht nur das Recht, sondern auch die Pflicht der Selbstbestimmung hat. Der Arzt muß sorgfältig abwägen, wieviel Risiko er, getragen vom Vertrauen des Patienten, in die eigene Verantwortung übernimmt.

Die Einwilligungsfähigkeit von Kindern richtet sich nach deren Alter, nach deren Einsicht und nach der jeweiligen Situation. Bewußtlose werden nach den Regeln der Geschäftsführung ohne Auftrag behandelt. Zwangsbehandlung ist nur möglich aufgrund eines besonderen Gesetzes, z. B. bei Seuchen oder kraft richterlicher Anordnung, z. B. bei psychischen Krankheiten. Solange der Suizident seine Einwilligung in die ärztliche Behandlung verweigert, darf er nicht behandelt werden, ist ihm aber die Kontrolle über das Geschehen entglitten, z. B. durch Bewußtlosigkeit, ist der Arzt entweder durch Garantenpflicht oder gemäß § 323 c StGB zur Hilfe verpflichtet. Allgemein gilt, daß die Rechtspflicht des Arztes zu helfen desto stärker wird, je schwächer sich der Wille des Kranken selbst artikulieren kann. Zugleich läuft der Arzt dann Gefahr, die Selbstbestimmung des Kranken zu verletzen.

**Wofür haftet ein Arzt?** Es gilt das Prinzip, daß jeder für den Schaden einstehen muß, den er verursacht, den er hätte vermeiden können und hätte vermeiden sollen. Das Sollen ergibt sich, wie bereits dargestellt, aus den Rechtspflichten, die Verursachung und die Schuld muß der Geschädigte beweisen. Weil das oft sehr schwer ist, hat man in Schweden eine allgemeine Patientenversicherung eingeführt, die dann eintritt, wenn sich der Schaden nicht auf ein Verschulden des Arztes zurückführen läßt. Vorstellbar wäre auch die Regelung, daß bei jedem

Schaden der Arzt bzw. der Krankenhausträger seine Unschuld beweisen muß. Man nennt dies Gefährdungshaftung. Das Recht der Bundesrepublik Deutschland bleibt jedoch auch bei der Arzthaftung beim Verschuldensprinzip. Der Grund dafür ist, daß die Krankheit als die Gefährdung der Gesundheit und des Lebens des Menschen angesehen wird und das Mißlingen der Behandlung, solange kein Verschulden des Arztes oder anderer nachgewiesen wird, der Ursache Krankheit zuzuschreiben ist. Krankheit aber liegt juristisch im Verantwortungsbereich des Individuums, in dem sie entsteht. Je stärker freilich Umwelteinwirkungen als Krankheitsursachen diagnostiziert werden, desto schwieriger wird es, diesen Grundsatz aufrechtzuerhalten. Ein wichtiger Teil des Rechtssystems steht hier in Frage. Für den Kranken ist der schlechte Ausgang einer Krankheit und Behandlung in den meisten Fällen der unentwirrbare Komplex von Erbanlagen und inneren und äußeren Ursachen, ein Ausgang, den man in der Medizin „schicksalhaften Verlauf" zu nennen pflegt. Im Zusammenhang der Arzthaftung geht es freilich nicht um die Verursachung von Krankheiten, sondern um Behandlungsfehler und den daher rührenden Schaden.

Fahrlässig handelt, wer nicht die nötige Sorgfalt im konkreten Fall aufwendet. Gefordert ist das Maß an Umsicht und Sorgfalt, das in der konkreten Situation entsprechend dem Urteil besonnener und gewissenhafter Angehöriger des Berufsstandes von dem in seinem Rahmen Handelnden zu fordern ist. Die Sorgfalt erstreckt sich auf die Einhaltung medizinischer Standards und den individuellen Umgang damit. Je weiter sich ein Arzt von anerkannten und erprobten Methoden entfernt, was er grundsätzlich darf, desto höhere Anforderungen werden sowohl an die Aufklärung als auch an die individuelle Sorgfalt gestellt. Das größte Problem in diesem Zusammenhang ist die Beweisführung. Der klagende Patient hat es in der Regel schwer, dem Arzt die Verursachung und Schuld nachzuweisen. Darum gilt in Fällen grober Fahrlässigkeit die Umkehr der Beweislast, d. h. wenn dem Arzt ein Fehler unterläuft, der ganz offenkundig ist, muß der Arzt beweisen, daß der Schaden auch bei fehlerfreier Behandlung eingetreten wäre. Das Haftungsrecht muß versuchen, die Schadensursache zu entwirren und einzelnen Verursachern zuzuordnen. Diese rechtlichen Gegebenheiten haben den Nachteil, daß sie die persönliche Verarbeitung des Mißgeschicks durch den Kranken behindern. Dessen seelische Arbeit konzentriert sich nun auf die Suche von Schuldigen, statt auf die Suche nach neuen Lebensmöglichkeiten. Zudem wird dem Arzt ein persönliches Schuldbekenntnis gegenüber dem Patienten erschwert oder unmöglich gemacht.

**Das Dilemma des Vermögensschadens.** Ist das Kind ein „Schaden" im Sinne des Gesetzes, wenn die vereinbarte Sterilisation nicht den gewünschten Erfolg hat? Es ist eindeutig, daß der Arzt seine Vertragspflicht verletzt hat, aber ehe eine Haftpflicht zum Zuge kommt, muß ein Vermögensschaden angegeben werden können. Der Bundesgerichtshof hat einen Schadensersatzanspruch der Eltern auf einen „Mindestregelunterhalt" anerkannt. Eine solche Entscheidung entspricht zwar der Rolle des Kindes in unserer Gesellschaft als kostspielige Lebensfreude, hinterläßt aber ein ungutes Gefühl. Es ist ethisch schwer erträglich, die Geburt eines Kindes generell als Schadensfall zu deklarieren, nur um den sterilisierenden Arzt wegen mangelnder Sorgfalt ersatzpflichtig zu machen. Ein Schaden liegt zwar im verletzten Interesse der Frau, damit ist aber nicht gesagt, daß dies ausschließlich ein Vermögensschaden ist. Das Zivilrecht der Bundesrepublik tut sich mit reinen Vermögensschäden jedenfalls leichter als mit ideellen.

Ein weiteres Problem entsteht, wenn der Arzt oder Genetiker die genetische oder vorgeburtliche Schädigung eines Kindes fahrlässigerweise nicht erkennt und es somit versäumt, die Mutter darauf aufmerksam zu machen. In diesem Fall wird der Mutter die Möglichkeit genommen, die Schwangerschaft rechtzeitig abbrechen zu lassen. Soll es denn in diesem Fall dann einen Rechtsanspruch auf Euthanasie geben? Kann der Tod als Nichtschaden gegenüber geschädigtem Leben angesehen werden? Die Gerichte sind in der Entscheidung dieser Frage zurückhaltend; die Lehrmeinung geht äußerstenfalls so weit, daß jener Teil des Unterhalts zu erstatten ist, der durch die Behinderung erforderlich wird.

**Die Haftung in der Krankenpflege.** Grundsätzlich besteht für alle Mitarbeiter des Krankenhauses die ihrer jeweiligen Funktion zukommende Sorgfaltspflicht und die entsprechende Haftung. Die Schwierigkeiten für Krankenschwestern und Pfleger kommen daher, daß sie neben der rein pflegerischen Funktion noch Hilfsfunktionen des ärztlichen Dienstes wahrnehmen. Die lange geführte Diskussion um intravenöse Injektionen hat gezeigt, daß es einen Bereich gibt, in dem sich nicht eindeutig sagen läßt, ob eine bestimmte Tätigkeit dem Arzt vor-behalten bleiben muß oder nicht. Der Arzt, der eine Anordnung gibt, muß sich ver-gewissert haben, daß diese von der Pflegekraft korrekt ausgeführt werden kann. Die Pflegekraft ist aber nicht dadurch entschuldigt, daß sie auf Anweisung ge-handelt hat, sondern zur eigenen Sorgfalt verpflichtet. Sie darf daher eine Hand-lung, für die sie nicht ausgebildet wurde oder die sie nicht mit der nötigen Sicher-heit durchführen kann, nicht ausüben. Gerade die medizinische Teilaus-bil-dung des Krankenpflegepersonals macht es für dieses oft schwer, ab-zu-schätzen, ob eine Handlung mit unbekannten medizinischen Gefahren verbunden ist oder nicht. In diesen Fällen ist umso größere Vorsicht geboten. Es gilt, noch einmal nachzufragen, einen erfahrenen Kollegen, eine erfahrene Kollegin dazu-zu-holen, einen Arzt beizuziehen und unter Umständen die Ausführung zu verweigern. Dieser Pflicht zur Vorsicht entspricht eine erhöhte Aufsichtspflicht des Arztes. Die berufliche Tätigkeit von Ärzten und Krankenschwestern bzw. Pflegern ist so ineinander verzahnt, daß über die nicht gesetzlich festgelegten, sondern aus Gewohnheit entstandenen und sich ständig verändernden Kompetenz-zuweisungen hinaus eine Sorgfaltspflicht der Kommunikation besteht.

**Berufsrecht.** Die Berufe des Arztes, der Krankenschwester, der Hebamme haben eine lange Tradition und darum auch eigene Berufsregeln entwickelt. Diese wirken z. T. als Standesethik ausgesprochen oder unausgesprochen weiter, z. T. sind sie von den modernen Staaten umgeformt und in die Gesetzgebung übernommen worden. Für die Berufe des Arztes, der Krankenpfleger und Schwestern, der Hebamme und des Psychologen sind Gesetze in Geltung, die die Ausbildung, die Zulassung zur Berufsausübung, die Anerkennung und Aberkennung von Berufsbezeichnungen und die Zuständigkeiten festlegen. Die Ärztekammern haben Berufsordnungen erlassen und die Angehörigen therapeutischer Berufe treffen sich international und vereinbaren ethische Verhaltensregeln. Eine etwas ungeklärte Stellung haben die Heilpraktiker in der Bundesrepublik, weil das Heilpraktikergesetz von 1939 die Kurierfreiheit abschaffen wollte. Dennoch praktizieren heute Heilpraktiker nach diesem Gesetz.

Standesrecht hat immer zwei Funktionen: Einmal schafft es Schutz vor unerwünschter Konkurrenz und die Erhaltung von Privilegien, zum anderen soll es für die Aufrechterhaltung von moralischen Prinzipien untereinander und gegenüber Dritten sorgen. Auf der Ebene ethischer Argumentation entsteht daraus die Frage nach der wünschenswerten Zuordnung von Rechten und Pflichten. Gibt es eine sachgemäße Vorordnung des einen gegenüber dem anderen, oder muß man davon ausgehen, daß Rechte und Pflichten immer in einem ausgewogenen Verhältnis zueinander stehen, d. h. daß es keine Rechte ohne dazugehörige Pflichten gibt? In der Bundesrepublik gab es in früheren Jahren eine lebhafte Diskussion darüber, ob Geburtshilfe eine Tätigkeit sein könne, die Ärzten und Hebammen vorbehalten ist. Das Gesetz vom 4. 6. 1985 hat diesen Vorbehalt bestätigt und die Ärzte verpflichtet, dafür zu sorgen, daß bei einer Entbindung eine Hebamme bzw. ein Entbindungspfleger zugezogen wird. Als die Hebammen in der Vorbereitungsphase des Gesetzes diese Forderung aufstellten, war ihnen klar, daß mit diesem Privileg eine Pflicht zur verbesserten Ausbildung und Fortbildung verbunden sei.

**Versuche am Menschen.** Wenn es eine allgemein geübte Praxis oder Behandlungsmethode nicht gibt, oder wenn eine bestehende durch eine bessere ersetzt werden soll, muß nach einer neuen gesucht werden. Auch sagt die Tatsache, daß eine Methode zum Standard gehört, noch nicht notwendigerweise etwas über ihren Erfolg aus, sondern nur darüber, daß man sich ihrer allgemein bedient, sei es, daß sie unter gewissen Bedingungen wirksam war, sei es, daß man keine bessere hat. Jedes Suchen führt zum Versuch, der sich sowohl auf die Gewinnung einer Behandlungsmethode als auch unmittelbar auf die Gesundheit der Probanden beziehen kann. Das letztere heißt „Heilversuch". Solche Versuche werden rechtlich anders eingestuft als Experimente, die dem Probanden unmittelbar nichts nützen, sondern nur der Gewinnung wissenschaftlicher Daten dienen und damit dem Interesse der Allgemeinheit. Der Weltärztebund hat in seiner revidierten Deklaration von Tokio (1975) Grundsätze über die biomedizinische Forschung am Menschen aufgestellt. Die Bundesrepublik hat erst einige Bereiche gesetzlich normiert. Es geschah v. a. durch das Arzneimittelgesetz von 1976 und die Strahlenschutzverordnung, deren Regelung allerdings auch auf andere Bereiche anwendbar ist. Der Heilversuch, der unmittelbar Patienten zugute kommen soll, unterliegt weniger einschneidenden Voraussetzungen als das klinische Experiment.

Beim Heilversuch ist das Risiko im Verhältnis zur Gefahr der Krankheit und zu einer etwa zur Verfügung stehenden Standardbehandlung jeweils abzuwägen, die Chancen für den Patienten müssen sich durch den Heilversuch vergrößern. Die Einwilligung des Patienten bzw. seines gesetzlichen Vertreters oder Pflegers muß gegenüber dem behandelnden Arzt in Gegenwart eines Zeugen abgegeben werden. Beim klinischen Experiment müssen die Risiken, gemessen an der voraussichtlichen Bedeutung des Arzneimittels für die Heilkunde, ärztlich vertretbar sein. In Erinnerung an die Medizin des Nationalsozialismus dürfen Personen, die auf gerichtliche oder behördliche Anordnung hin verwahrt sind, nicht für klinische Experimente herangezogen werden. Die Einwilligung muß in Form eines schriftlichen Vertrages erfolgen. Die Frage der Einwilligung wird bei vergleichenden Therapiestudien schwierig, weil die Zufallsverteilung als nötig angesehen wird. Die einzige klare und korrekte Lösung ist deshalb, daß alle Probanden von vornherein über das ganze Unternehmen aufgeklärt werden und daß ihre Zustimmung auch dem Zufallsfaktor gilt.

Die Abwägung aller dieser Fragen ist oft so schwierig, daß sie die Kompetenz eines einzelnen Forschers oder auch einzelner Teams übersteigt. Überdies muß man damit rechnen, daß der Forschungseifer entgegenstehende Bedenken leicht zu gering bewertet. Viele Länder haben darum, dem Beispiel der USA folgend, sog. Ethikkommissionen eingerichtet (vgl. 4.2). Es gibt sie in der Bundesrepublik bei den Ärztekammern, bei den medizinischen Fakultäten und bei einer Reihe von Forschungseinrichtungen. Sie können je nach Satzung Forschungsvorhaben mißbilligen oder ablehnen. Diese Ethikkommissionen zeigen einen wichtigen Weg der ethischen und rechtlichen Urteilsbildung. Je umfangreicher das nötige Wissen wird und je rascher es sich ändert, desto untauglicher werden einfache Regeln. Es wird vielmehr nötig, Regeln für den Umgang mit Regeln aufzustellen, d. h. Verfahren zur ethischen oder juristischen Urteilsbildung bindend vorzuschreiben. Das bringt für den einzelnen größere Unsicherheit über den Ausgang, für den aber, der den Schaden hätte, größere Sicherheit, weil in einer Kommissionsentscheidung die Bedenken größeres Gewicht erlangen.

### 4.3.4 Beispiele neuer Rechtsbildung

**Gentechnik.** Die Wissenschaft ist dabei, die Zusammensetzung des Erbguts zu entschlüsseln und in diese mehr und mehr einzugreifen. Ethik und Recht sind so vor neue Aufgaben gestellt. Während sich Ethos relativ schnell in den Diskussionen der Beteiligten und der Öffentlichkeit heranbildet, besteht für das Recht zunächst die Möglichkeit, Fälle abzuwarten, um zu sehen, ob die Spruchpraxis der Gerichte die offenen Fragen unter das geltende Recht subsumieren kann. Das würde aber in diesem Fall bedeuten, daß unabsehbare Schäden abgewartet werden müßten, weil die klassischen Haftungsregeln und Strafbestimmungen für die Materie noch keine Abschreckungsbarriere gebildet haben, die genau genug auf die Tatbestände paßt. 1978 wurden vom Bundeskabinett die ersten „Genrichtlinien" verabschiedet, mit dem 1. 7. 1990 trat das

Gentechnikgesetz in Kraft. Sein Ziel ist, „Leben und Gesundheit von Menschen, Tieren, Pflanzen sowie die sonstige Umwelt in ihrem Wirkungsgefüge ... zu schützen ... und Gefahren vorzubeugen." Gleichzeitig wird ein rechtlicher Rahmen für Forschung und Nutzung geschaffen. Das Gesetz schafft Kontroll- und Beratungsinstitutionen, unterscheidet Sicherheitsstufen und regelt Genehmigungsverfahren, Überwachung und öffentliche Anhörung. Gentechnik wird ähnlichen Verfahren unterworfen wie die Atomtechnik, man rechnet also mit einem vergleichbaren Gefährdungspotential. Dies ist auch der Anhaltspunkt des Gesetzes, denn andere Grenzen der Forschung und der Technik sind nicht objektivierbar. Eine allgemeine Ehrfurcht vor dem Leben ist ethisch als eine Einstellung der Scheu und der Vorsicht vor dem in Millionen von Jahren Gewordenen zwar formulierbar, aber sie kann nicht im vorhinein die Grenzen exakt angeben. Darum verwendet der Gesetzgeber ein sehr flexibles Instrumentarium, das in der Lage sein soll, jeweils erkennbar Gefährliches von dem Nutzbringenden, das im Rahmen des verantwortbaren Risikos bleibt, zu unterscheiden. Damit steht freilich auch das Recht auf einem knappen Boden, und der kulturellen Seite der Ethik, also der öffentlichen Diskussion, der Journalistik, der Religion, der Kunst wird ein hohes Maß an Arbeit aufgebürdet; sie müssen das geistige Klima schaffen, in dem Ehrfurcht gedeiht und den Drang der Machbarkeit in die Schranken weist.

**Fortpflanzungsmedizin.** Näher der traditionellen Medizin und unmittelbar den Menschen betreffend sind die biologischen und medizinischen Bemühungen um menschliches Erbgut, Embryonen und Mutter- bzw. Vaterschaft. Darum sind hier sowohl in den Beratungen des Europarats als auch in dem Gesetz vom 1. 1. 1991 die Bestimmungen strikter und die Verbote materialiter konkretisiert. Verboten ist grundsätzlich die künstliche Veränderung der Erbinformation menschlicher Keimbahnzellen und die Benutzung veränderter Erbinformation zur Befruchtung. Selbst bei guter therapeutischer Absicht sind die Gefahren des Mißbrauchs und die Fehlschläge in der Experimentierphase mit irreversiblen Schäden ausreichend, um im Sinne des Grundrechts auf Leben und körperliche Unversehrtheit und der Menschenwürde ein uneingeschränktes Verbot zu rechtfertigen. Konsequent sind dann auch Klonen, Chimären- und Hybridbildung untersagt. Der Grundsatz der Menschenwürde schützt in diesem Fall nicht nur das Individuum, sondern die Gattung in dem Fortpflanzungsstrang, der von der Keimzelle ausgeht. Inwieweit die alten Tabus gegen Inzest und „Sodomie" (Geschlechtsverkehr mit Tieren) unbewußt einen solchen Schutz im Sinn haben, mag offen bleiben. Das in diesem Gesetz artikulierte strikte Verbot wird in diesem Fall sicher durch ein tiefreichendes Ethos getragen. Ob dies freilich für internationale Übereinkünfte ausreicht, wird man sehen.

Ein weiterer Grundsatz soll Embryonen vor Mißbrauch schützen. Künstliche Befruchtung ist allein zum Zweck einer Schwangerschaft der Frau erlaubt, von der die Eizelle stammt. Die Klarheit der Elternschaft genießt den Vorrang vor dem Kinderwunsch. In der Begründung wird der Anspruch des Menschen auf Vater und Mutter genannt und die psychologischen Risiken der gespaltenen

Mutterschaft. Dazu kommt die Frage, was zu geschehen habe, wenn die Ammenmutter ein geschädigtes Kind zur Welt bringt und die genetische Mutter es nicht nehmen will. Der Kinderwunsch wird allerdings soweit respektiert, als die Strafdrohung nur das medizinische Personal trifft und nicht die beteiligten Eltern. Der Bundesrat hat moniert, daß, wenn mehrere befruchtete Eizellen implantiert werden, die überzähligen Feten, soweit sie herangewachsen sind, abgetötet werden. Ein generelles Verbot dieser Praxis wollte die Bundesregierung nicht aufstellen, hingegen erwägen, ob die Übertragung von befruchteten Eizellen auf drei begrenzt werden kann. Mit diesen Erwägungen reicht das Gesetz in die Konfliktsituation des Schwangerschaftsabbruchs.

Und mit dieser Nähe gerät es auch in die Unsicherheit der umstrittenen Materie des Schwangerschaftsabbruchs. Die Straffreiheit der genetischen Eltern sowie der Frau, die zur Schwangerschaft für die andere bereit ist, hat es schon angedeutet: Es gibt einen Bereich, der gleichzeitig in hohem Maße dem Rechtsschutz des Staates anvertraut ist wie auch dem körperlichen, seelischen und ethischen Intimbereich einer Person, so daß der Strafrechtsschutz des Ungeborenen zugleich als Einbruch in das Leben der Mutter angesehen werden muß. In einer solchen ethischen, politischen und juristischen Situation helfen Begriffsbestimmungen nicht weiter. Es müssen das Rechtsinteresse, das politische und das ethische Interesse voneinander gelöst werden, d. h. den Menschen wird zugemutet, daß sie selber das Auseinanderklaffen von Rechtsnorm, moralischer Norm und politischer Lösung überbrücken, z. B. die rechtliche Straffreiheit bis zum 3. Monat, den moralischen Schutz des Lebens von der Zellverschmelzung an und die politische Unterstützung der Mutterschaft.


### 4.3.5 Schlußbetrachtung

Die hier genannten Rechtsbereiche und Lösungen sind weder vollständig noch geben sie einen umfassenden Überblick, beides wäre im Rahmen eines Exkurses nicht möglich. Sie sollen nur zeigen, wie eng das Recht mit der Ethik – in diesem Fall der Medizinethik – zusammenhängt. Die Strukturfragen werden in einem anderen Kapitel behandelt, obgleich sie auch in diesen Zusammenhang gehören. Wenn wir eine Regel oder eine konkrete Lösung als recht oder gerecht bezeichnen, so meinen wir meistens, daß wir sie als ethisch korrekt beurteilen und uns auch vorstellen könnten, sie wäre Teil der Rechtsordnung, d. h. allgemein verbindlich und durchsetzbar.

Das gleiche gilt im negativen Fall. Dann gibt es aber auch Regeln und Lösungen, die wir ethisch gutheißen, aber vom Recht nicht geregelt haben wollen, und schließlich gibt es solche, die rechtlicher Regelung bedürfen, uns aber ethisch indifferent erscheinen und allein deshalb ethisch relevant, weil wir die Rechtsordnung im ganzen als ethisch zu respektieren ansehen. Wenn ethische und rechtliche Lösung einander ausschließend gegenüberstehen, müssen wir auf ein höheres ethisches Niveau rekurrieren, wie das Antigone für ihren Bruder und gegen die Staatsraison tut. Das geltende Recht respektiert dies in einzelnen Fällen als Gewissensentscheidung, im normalen Gang der Dinge rechnet man in einem demokratischen Rechtsstaat mit der Veränderbarkeit des Rechts durch die politische Diskussion und Willensbildung.

## Zusammenfassung

Es werden einige typische Rechtsbereiche angeführt, die die Medizin, die Institutionen, Therapeuten und Patienten betreffen: Vertrag, Haftung, Krankenhaus, Einwilligung, Schaden, Heilversuch, klinischer Versuch, Gentechnik. Rechtliche Regelung wird notwendig, wenn Streit herrscht oder gewisse Formen oder Einrichtungen zur Sicherheit geschaffen werden sollen. Moral sagt, wie das menschliche Verhalten sein soll, auch wenn sich viele nicht daran halten. Recht sagt: wer sich nicht daran hält, der wird von der Gemeinschaft nach festgelegten Regeln gezwungen. Während also die medizinische Ethik davon handelt, wie man sich im Bereich der Medizin verhalten soll, handelt die Rechtsethik davon, was als Gesetz gelten soll. Politik – als Gesundheits- und Rechtspolitik – sind die öffentlichen Bemühungen um Regeln und Gesetze im Gesundheitsbereich. Das Recht verbindet auf diese Weise die individuellen Handlungen im Bereich der Medizin mit den allgemeinen Vorstellungen einer Gesellschaft von dem, was nicht bloß „getan werden soll", sondern notfalls erzwungen werden soll und darf.

# 5  Fälle – Lebensschicksale – Problembereiche

Im folgenden werden einige Fälle aus der Praxis des ärztlichen Alltags berichtet und in unterschiedlicher Weise kommentiert. Dabei stellt die Kommentierung die ethische Reflexion des jeweiligen Berichterstatters dar. Entsprechend den Intentionen der Autoren, wie sie im Vorwort geschildert wurden, hat der Herausgeber darauf verzichtet, die Falldarstellungen sehr stark aneinander anzugleichen. Die beteiligten Ärztinnen, Ärzte, Schwestern und Pfleger haben die Fälle unterschiedlich erlebt und sie in verschiedenartigen Kategorien reflektiert. Auch die Leser werden sie unterschiedlich aufnehmen. Die Fallbeispiele zeigen, wie differenziert in unserer Gesellschaft ethisch reflektiert wird.

Das Buch erhebt aus seiner ganzen Anlage heraus nicht den Anspruch, das gesamte Gebiet ärztlichen Handelns darzustellen und zu reflektieren. Der Fortschritt von Wissenschaft und Technik und der schnelle gesellschaftliche Wandel haben so viele Probleme in unserer Zeit geschaffen, daß es unmöglich ist, sie alle in einem handhabbaren Lehrbuch abzuhandeln. Inzwischen liegen auch viele Einzelstudien zu den verschiedenen Problemfeldern vor, die dem Leser, der sein spezielles Problem reflektiert sehen will, weiterhelfen können.

## 5.1  Ethische Probleme aus dem institutionell-organisatorischen Bereich „Gesundheitswesen"[1]

(Beispielsammlung)

Zu den Merkmalen unseres Gesundheitswesens gehörte schon lange vor seiner gesetzlichen Fixierung das Prinzip der Selbstverwaltung durch die Betroffenen. Dieses Prinzip hat im Laufe der historischen Entwicklung zu einer ausdifferenzierten und hochkomplexen Struktur von Kompetenzen und Verantwort-

---

[1] Vgl. zu dieser Beispielsammlung 2.2.

lichkeiten geführt, die insgesamt den Prozeß der Bereitstellung und der Verteilung der Gesundheitsgüter bestimmt und – für die ethische Reflexion wichtiger – die das Verhalten der Beteiligten, ob Versicherte, Patienten, Ärzte oder die Verwaltungen der eingerichteten Institutionen leitet.

Diese Idee der Selbstverwaltung baut darauf, daß Sicherheit gegen die Folgen von Krankheit nur solidarisch organisiert werden kann und deshalb marktwirtschaftliche Prozesse sozial eingebunden werden müssen. Sie baut aber auch darauf, daß die Betroffenen willens und fähig sind, sich an ihrer sozialen Sicherheit aktiv zu beteiligen und diese Solidarleistung in Selbstverwaltung sicherzustellen.

Diese Grundentscheidung zu selbstverwalteten und selbstverantworteten Lebensbereichen folgt der Auffassung subsidiärer Aufgabenerfüllung in Gesellschaft und Staat: Sie macht Subsidiarität zu einem Konstruktionsmerkmal der Solidarität.

Es ist klar, daß diese Grundentscheidung, verbunden mit den in der nun über 100jährigen Geschichte entwickelten Normen und Regelwerken, den sich daraus entwickelnden Abhängigkeiten und Zwängen, eine Vielzahl von handlungsleitenden Strukturen herausgebildet hat, die medizinisch, politisch, ökonomisch und nicht zuletzt ethisch reflektiert werden müssen. Der Ökonom spricht dabei von Anreizen und meint nicht nur das Motiv des wirtschaftlichen Vorteils, sondern die breite Vielfalt möglicher Motive. Sicherheit, berufliche Anerkennung, die Verteidigung eigener Besitzstände, Risikominimierung, öffentliche Interessen und nicht zuletzt Status- und Machtfragen können solche Motive sein, die das Verhalten bestimmen.

Wenn, wie im einleitenden Kapitel dargestellt, Regeln und Normen vor der „ethischen Dauerreflexion bewahren" (s. 1.6) müssen diese Regeln und Normen, die das Verhalten bestimmen, ethisch reflektiert und begründet werden, um der Politik als letzter regelsetzender Instanz die Folgen ihres Tuns offenzulegen und sie frühzeitig vor falschen Schritten zu warnen. Letztendlich geht es um die Frage, ob das Gesundheitswesen institutionell und organisatorisch so konstruiert werden kann, daß die vernunftgeleitete Entscheidung jedes einzelnen zu einer übergeordneten „Vernunft" des Systems beiträgt oder dieser entgegensteht, ob also individuell rationales Verhalten zu einer kollektiven Rationalität beiträgt.

Wir wollen in einem „Gang" durch das Gesundheitswesen typische Situationen und deren ethischen Gehalt reflektieren, die so tausendfach jeden Tag und an jedem Ort vorkommen können und über deren Konsequenzen – auch das gehört zu den Anreizen des Systems – keiner der Beteiligten nachzudenken braucht.


## Beispiel 1: Versicherungsalternative

Stellen Sie, der Leser, sich bitte vor: Sie sitzen im Kreis von Mitarbeitern einer Klinik und unterhalten sich über die abermals teurer gewordene Krankenversicherung. Ein junger Arzt, 32 Jahre, Junggeselle, sportlich und ohne äußere Anzeichen einer Krankheit, wirft ein, daß ihn dieses Problem nicht berühre, denn er habe sich das einmal ganz genau durchrechnen lassen und dabei festgestellt, daß er durch eine Mitgliedschaft bei einer privaten Krankenversicherung pro Jahr über DM 1500 sparen würde. „Davon finanziere ich meinen Skiurlaub", bemerkte er trocken, bevor der Dienstplan weitere Nachfragen verhinderte.

Das Thema läßt Sie nicht los; schließlich geht es um einen erheblichen Geldbetrag, und schließlich müssen Sie bei der Planung Ihrer eigenen Urlaube immer ganz scharf kalkulieren und manche Abstriche bei Ihren Wünschen machen.

Sie informieren sich und erfahren dabei eine ganze Menge über die Struktur des Gesundheitswesens, so z. B.:

- daß nicht jedem die Wahl zwischen einer privaten und einer gesetzlichen Krankenversicherung freisteht, sondern diese Wahlmöglichkeit erst von einem bestimmten Einkommen an aufwärts besteht, was für die meisten Versicherten (rund 75 %) nicht zutrifft;
- daß die Prämien oder Beiträge in der privaten Krankenversicherung nach dem persönlichen Gesundheitsrisiko, das am Alter, am Geschlecht und an der Art und Schwere eventueller Vorerkrankungen gemessen wird, orientiert sind, während die gesetzliche Versicherung das Risiko der Gesamtheit aller Versicherten durch eine am Einkommen bemessene Umlage kalkuliert und finanziert;
- daß diese Umlage zu über 25 % durch Aufwendungen für alte Menschen und zu weiteren 25 % durch Aufwendungen für beitragsfrei mitversicherte Familienangehörige bestimmt wird;
- daß die Beiträge also zu weit mehr als der Hälfte dem sozialen Ausgleich zwischen Jung und Alt, zwischen Arm und Reich und zwischen Alleinstehenden und Familien mit Kindern, also sozialpolitischen Zielen dienen;
- daß die an den persönlichen Risikofaktoren orientierten Prämien der privaten Versicherungsunternehmen natürlich nur für diejenigen eine Einsparung bringen, die jung, gesund und alleinstehend sind und dementsprechend Alte, Kranke und Kinderreiche auf die Solidarität und das Gemeinwohlempfinden der Bevölkerung angewiesen bleiben;
- daß die gesetzliche oder soziale Krankenversicherung alle Krankheitsrisiken umfaßt, während die privaten Versicherungsunternehmen bestimmte Krankheiten oder Vorerkrankungen ganz ausschließen oder mit hohen Risikozuschlägen belegen können, die den scheinbaren ökonomischen Vorteil für viele der Bewerber sehr schnell zunichte machen;
- daß die gesetzliche Krankenversicherung weitergehende Funktionen im Spektrum der gesundheitlichen Versorgung, wie etwa die Prävention oder Maßnahmen der Rehabilitation, leistet und auch in Fragen der Qualitätssicherung vielfältige und sozialpolitisch wichtige Aufgaben wahrzunehmen und zu finanzieren hat.

So informiert denken Sie noch einmal über diese Frage nach und reflektieren die Konsequenzen, welche die eine oder andere individuelle Verhaltensweise für die Gesamtheit aller mit sich bringt:

- Sie fragen sich, nach welchem politischen Kriterium eine Einkommensgrenze definiert ist, ab der jemand nicht mehr zur Finanzierung der sozialen Probleme unserer Gesellschaft beizutragen hat, sondern sich dieser durch eine rein persönliche Entscheidung entziehen kann.

– Sie fragen sich, ob Sie es persönlich verantworten könnten, den individuellen Vorteil zu suchen und z. B. die Finanzierung der Krankenversicherungsleistungen Ihrer Eltern anderen, und zwar denen zu überlassen, die wegen ihres geringeren Einkommens weiterhin pflichtversichert bleiben müssen.

– Sie fragen sich, was es bedeutet, wenn immer größere Kreise derer, die diese Wahlmöglichkeiten haben, dem individuellen Vorteil folgen und welche Konsequenzen dies für die Finanzierung der sozialen Lasten unserer Gesellschaft hat.

– Sie fragen sich auch, wie es ethisch zu begründen ist, daß gerade diejenigen, die einen ökonomischen Beitrag zum sozialen Ausgleich liefern könnten, sich dieser Verpflichtung entziehen können und damit diejenigen allein lassen, zu deren Schutz das System schließlich geschaffen wurde und wegen dem es seine große politische Legitimität besitzt.

Sie befinden sich mitten in der ethisch begründeten Reflexion, die von dem System und seinen Handlungsanreizen ausgelöst wird. Schon diese ersten Fragen zeigen das Dilemma dieser konkreten historisch bedingten Konstruktion, daß nämlich die individuell durchaus rationale, weil Vorteile versprechende Entscheidung zu Konsequenzen führt, die das Gesamtsystem und seine Stabilität in Frage stellen und seine Lebensfähigkeit auf Dauer schwächen. Es ist paradox: Das Gesamtsystem honoriert ein Verhalten, das seine Stabilität gefährdet. In der ökonomischen Literatur hat sich dafür der anschauliche Begriff „Rationalitätenfalle" herausgebildet. Mit der Verfolgung der individuellen Ziele werden die institutionellen Voraussetzungen der Zielerreichung gefährdet. Je mehr Sie über diese Fragen nachdenken, um so mehr vermögen Sie zu erkennen, daß soziale Systeme ganz allgemein gerade diejenigen als Mitglieder und Beitragszahler brauchen, die selbst noch nicht alt, noch nicht krank und auch nicht sozial bedürftig sind; es macht gerade den ethischen Gehalt des sozialen Systems „Gesundheitswesen" aus, Solidarität durch Einsicht in deren Notwendigkeit zu organisieren.

Nach diesen Überlegungen wirkt die so clevere Entscheidung des jungen Arztes auf Sie fremd und vom Eigennutz geleitet; die Entscheidung wirkt entsolidarisierend.

Für Sie ist nach diesen Überlegungen die Mitgliedschaft in der Solidargemeinschaft der sozialen Krankenversicherung ethische Pflicht, die Ihren persönlichen Beitrag zur Finanzierung des sozialen Ausgleichs in unserer Gesellschaft braucht und Ihnen diese Solidarität in Zeiten der Not verspricht.

**Beispiel 2: Beim Arzt**

Stellen Sie sich weiterhin vor: Von den Konsequenzen individueller Entscheidungen im Gesundheitswesen neugierig gemacht, nutzen Sie die Gelegenheit anläßlich eines Arztbesuches, weitere Aufschlüsse über die Anreize und die Handlungsalternativen der Betroffenen zu bekommen. Sowohl dem Verhalten einzelner wartender Patienten als auch dem Verhalten des Arztes glauben Sie wichtige Hinweise für die Struktur dieses Versorgungssystems entnehmen zu können.

Ein resolut wirkender, etwa 40jähriger Mann betont im Gespräch mit seiner Nachbarin, „daß es nun wohl an der Zeit ist, daß der Doktor mir meine Kur verschreibt", wo doch einige seiner Arbeitskollegen diese bereits durchgeführt hätten, schließlich „zahle ich auch schon lange genug meine Beiträge".

Szenenwechsel: Sie betreten das Arztzimmer, und ein junger Arzt, der diese Praxis erst 1 1/2 Jahre betreibt, tritt Ihnen freundlich entgegen und fragt nach Ihren Beschwerden. Für die Vorgänge innerhalb des Gesundheitswesens sensibilisiert, wundern Sie sich etwas über das auffällige Bemühen um weitere diagnostische Abklärung und über den Einsatz der bei ihm vorhandenen technischen Apparaturen. Seine Formulierungen wie „Wollen wir doch zur Sicherheit noch einmal ..." oder „Fräulein Meyer (seine Sprechstundenhilfe), machen Sie doch noch einmal einen Test" bis hin zu seiner gutgemeinten Bemerkung, während der er das Rezept ausfüllt, daß das von ihm verschriebene Medikament „zwar etwas teurer, aber für Sie wohl das richtige" sei, geben Ihnen zugleich Anlaß zur Freude und Verunsicherung. Freude, weil diese Formulierungen Ihnen das Gefühl vermitteln, gut aufgehoben zu sein, die beste medizinische Versorgung zu bekommen; Verunsicherung, weil sie nicht nur medizinische Motive vermuten. Sie können nämlich nicht unterscheiden, welche Leistungen medizinisch notwendig sind und welche aus anderen Motiven heraus – Einkommen, Wettbewerb etc. – gewährt werden.

Wo liegen nun die Probleme, und welche ethischen Fragen sind damit verbunden? Bleiben wir bei dem Patienten, bei dem Sie eine ausgeprägte Anspruchshaltung vermuten. Dieses Verhalten ist sicher nicht die Regel, aber genauso sicher auch kein Ausnahmefall; denn es folgt in seinem Anspruchsdenken im Grunde nur einer verführerischen Struktur, die in unserem Gesundheitswesen angelegt ist und dessen permanente Expansion wenigstens mitbewirkt und stabilisiert.

Die Zahlung einer festen und nicht an der Inanspruchnahme, sondern am eigenen Einkommen orientierten Umlage und der damit verbundene Anspruch auf eine umfassende medizinische Versorgung, bürden jedem einzelnen Versicherten ein hohes Maß an individueller Verantwortung für den Fortbestand dieses Systems auf. Er hat diese Verantwortung, denn die Folgen der Ansprüche, die er geltend macht, wirken nicht unmittelbar und merklich auf ihn selbst zurück, sondern werden über die Umlage auf die Schultern aller anderen verteilt; sie werden anonymisiert.

Ein eigennütziger Mensch kann seine eigenen Ansprüche durch andere finanzieren lassen. Je mehr Versicherte also eigennützig handeln, um so mehr treiben sie das System gemeinschaftlich dem Kollaps zu; und je näher das System diesem wahrscheinlichen Kollaps – gemessen an der Höhe der Beitragssätze – zugeführt wird, um so vernünftiger wird in den Augen von immer mehr Versicherten das eigennützige Verhalten. So entsteht ein Teufelskreis, jedenfalls ein Kreis, der eine erhebliche ethische Herausforderung für jeden einzelnen bedeutet:

- Verhält er sich so, wie die „Idee" des Systems es von ihm erwartet, beschränkt er sich also auf das medizinisch Notwendige, Zweckmäßige und Wirtschaftliche, so hat er weder einen persönlichen Nutzen in Form von medizinischen Leistungen noch einen ökonomischen Nutzen in Form niedrigerer Beiträge, denn sein Verhalten ist bei der Größe der Solidargemeinschaft in keiner Weise für den Beitrag ausschlaggebend;
- paßt er sich jedoch einer wie ihm selber scheint „allgemeinen Anspruchshaltung" an, verspürt er ebenfalls keine unmittelbare Wirkung auf seinen Beitragssatz, denn dieser hätte sich wahrscheinlich auch ohne sein Verhalten weiter nach oben entwickelt, aber er hat eben z. B. „seine Kur" und die damit verbundenen Annehmlichkeiten.

Diese „Logik" übertragen Sie nun auf das Verhalten des Arztes und erkennen eine fast identische Struktur in dessen Worten und Handlungen. Sie vermuten Erfüllungsbereitschaft, ohne daß Sie ihrerseits Ansprüche geäußert hätten, und sehen diese bestätigt. Sie vermuten eine Ausweitung der erbrachten Leistungen und sehen sie bestätigt. Sie vermuten eine Delegation technischer Leistungen auf das Personal und sehen diese bestätigt. Sie vermuten eine großzügige Verordnung teurer Produkte, „Das Medikament ist zwar etwas teurer ...", und sehen auch diese bestätigt.

Auch der Arzt folgt nur der „Logik" des Systems, denn er befindet sich in Konkurrenz zu seinen Kollegen, die sich durch die jährlich anwachsende Zahl niedergelassener Ärzte enorm verstärkt hat. Seine einzige Möglichkeit, den Konkurrenzkampf zu bestehen, liegt in der Form der Leistungserbringung, und zwar in einer möglichst großzügigen und erfüllungsbereiten Form. Zum einen, weil er nur dadurch Patienten an sich binden kann, die sonst zu anderen Kollegen abwandern würden, und zum andern, weil die Logik des Honorierungssystems ihn in die Menge der erbrachten Leistungen ausweichen läßt, um ein möglichst großes Stück vom verteilungsfähigen Kuchen zu behalten.

Wie beim Patienten wirkt diese Situation selbststabilisierend und selbstantreibend, da alle Ärzte dieselben Strukturen vorfinden und auch für sie das Dilemma zwischen individuellem und kollektivem Verhalten deutlich wird. Ein im medizinischen Sinne guter Arzt, der sich lange und ausgiebig der Vorgeschichte eines Patienten widmet, der im Gespräch die Hintergründe eines akuten Krankheitsbildes ausleuchtet und der möglichst zurückhaltend mit den ja oft auch den Patienten belastenden diagnostischen oder therapeutischen Möglichkeiten umgeht und Medikamente auf das Notwendigste beschränkt, wird bei der Honorierung seiner Leistungen gleichsam bestraft: Er wird weniger Patienten behandeln, weniger Leistungen abrechnen können und wird dadurch auch weniger Einkommen erzielen. Eine seltsame Situation – sollen Honorare doch die guten und zweckmäßigen medizinischen Leistungen abgelten, den medizinisch guten und sorgfältigen Arzt belohnen und nicht bloß Instrumente zur Einkommenserzielung sein.

Durch diese Situation, in der sich grundsätzlich alle Ärzte befinden und die durch die wachsende Zahl an Ärzten weiter verschärft wird, scheidet der Arzt zunehmend als Regulativ für die Begrenzung eines möglichen Anspruchsverhaltens der Versicherten aus. Aber auch dies wäre seine systemkonforme Funktion: Ansprüche kann ich als Patient zwar äußern, ich brauche jedoch für jede einzelne Leistung, die ich in Anspruch nehmen will, die Unterschrift des Arztes unter der entsprechenden Verordnung. Wenn diese jedoch immer leichter zu erhalten ist, wird auch die Anspruchshaltung der Versicherten in diesem Sinne immer „rationaler".

Beide Regelkreise gefährden in einer unseligen Allianz den Fortbestand eines Systems, das gerade durch die Offenheit des Zugangs zum Medizinbetrieb, durch das Fehlen monetärer Schranken und durch die Sachleistung ohne nennenswerte finanzielle Eigenbeteiligung seine Funktion der sozialen Sicherheit und der sozialen Gerechtigkeit miteinander verknüpft. Ob Patient oder Arzt, die Bewußtmachung dieser Situation und die gedankliche Durchdringung des Systems führen zu Entscheidungssituationen, die die Verantwortungsfähigkeit des einzelnen zu überfordern drohen. Ethisch begründbar wäre ein Verhalten, das die Überlebensfähigkeit dieses Versorgungssystems sichert, also ein Verhalten, das beim Patienten nur im medizinisch begründeten Bedarfsfall und im zweckmäßigen Umfang medizinische Leistungen in Anspruch nimmt und beim Arzt die medizinische Indikation des Einzelfalles zur ausschließlichen Richtschnur ärztlichen Handelns macht. Beide Verhaltensweisen werden jedoch, wie wir gesehen haben, durch die Eigenart der Strukturen selbst bestraft: Auch die Betroffenen – Patient und Arzt – befinden sich in einer Rationalitätenfalle.


## Beispiel 3: Im Krankenhaus

In einem Kreiskrankenhaus steht der Stationsarzt der Abteilung für innere Medizin am Bett einer am gleichen Tag von der Chirurgie zuverlegten Patientin. Ihre im Grunde medizinisch einfache Radiusfraktur ist nach den Unterlagen der chirurgischen Abteilung medizinisch kein Problem mehr, und der Arzt fragt sich, was denn der Grund für die Verlegung in die „Innere" gewesen sei. Aus der Patientenakte geht hervor, daß die 75jährige Dame verwitwet und ohne Kinder in einem Altstadtbezirk lebt. Auf Befragen erklärt sie, daß sie in ihrem gegenwärtigen Zustand die vier Stockwerke ohne Aufzug mit ihren ohnehin bestehenden rheumatischen Beschwerden und dem nunmehr zu tragenden Gipsverband nur mit Mühe schafft, nun wegen des Gipsarmes sich nicht einmal anziehen, waschen, kochen oder die sonstigen notwendigen Tätigkeiten im Haushalt verrichten könnte.

Für den Arzt ist dies kein Einzelfall. Medizinisch gesehen gäbe es keinen Grund, die Patientin länger in der Klinik zu belassen, aber der soziale und häusliche Hintergrund des Falles zwingt ihn zu einer ethisch begründeten Entscheidung:

- Er könnte sich auf das medizinische Faktum zurückziehen, wonach keine weitere wesentliche Behandlungsbedürftigkeit besteht, und die Frau aus der Klinik entlassen;
- er könnte über die Benachrichtigung des Hausarztes, der Gemeindeschwester, der sozialen Dienste am Ort (z. B. Essen auf Rädern) eine Entlassung aus dem Krankenhaus medizinisch und sozial flankieren und so die sozialen Folgen seiner medizinisch begründeten Entscheidung mildern;
- er könnte auch – und nichts hindert ihn daran – die Frau für weitere Tage oder Wochen auf der inneren Station belassen und damit eine Entscheidung treffen, die zwar vom medizinischen Standpunkt aus fragwürdig, vom ethischen Standpunkt aus ihm jedoch angezeigt erscheint. Ethisch begründbar wäre die Entscheidung zur sofortigen Entlassung aus medizinischen Gründen sicher nicht, denn sie entspräche einem sehr verengten technokratischen Verständnis von Medizin, wenngleich sie der Aufgabenverteilung zwischen stationärem und ambulantem medizinischen Bereich entsprechen würde: Pflegefälle sind nun einmal in einem Akutkrankenhaus falsch angesiedelt.

Der Fall der Entlassung mit begleitender Fürsorge durch soziale Dienste im weitesten Sinne verlangt nicht nur das medizinisch sichere Urteil, sondern auch erhebliche Kenntnisse der Versorgungsstruktur in der Region und darüber hinaus die Initiative, die verschiedenen Stellen zu aktivieren. Es bliebe jedoch ein Rest Unsicherheit, ob der Frau tatsächlich genügend Hilfe zuteil wird.

Die dritte mögliche Entscheidung ist zwar medizinisch haltlos, aber auf den ersten Blick „sittliche Pflicht". Der Arzt behält die Verantwortung für die Patientin und interpretiert die ärztliche Pflicht als über den medizinischen „Fall" hinausreichend.

Der Arzt behält also die Patientin im Akutkrankenhaus, handelt aus ärztlicher Verantwortung heraus durchaus rational und liegt mit dieser Entscheidung im übrigen ganz im Interesse des jeweiligen Krankenhausträgers, der seinerseits einen finanziellen Vorteil aus diesem Pflegefall hat.

Pflegefälle dieser Art bringen für das Krankenhaus lediglich Selbstkosten für Unterbringung, Verpflegung und für einige Pflegedienstleistungen. Sie bringen jedoch den gleichen Pflegesatz pro Tag wie der der Schwerstkranken. Mittels der Gesamtheit der erbrachten Pflegesätze müssen alle schwierigen operativen Eingriffe, die Intensivversorgung, das Labor und die Technik des Hauses finanziert werden. Ein Pflegefall subventioniert deshalb das Krankenhaus. Es ist somit aus der Sicht der Krankenhäuser ökonomisch rational, Pflegefälle möglichst lange im Krankenhaus zu belassen. Dies gilt im übrigen nicht nur für Pflegefälle, sondern für alle Krankenhausfälle, bei denen ein Eingriff bereits durchgeführt worden ist, denn der medizinische Aufwand und damit die Sach- und Personalkosten sinken danach stetig. Dieser ökonomische Anreiz ist nicht zuletzt die Ursache für die hohe Krankenhausverweildauer in der Bundesrepublik.

Die ethische Reflexion dieses Zusammenhangs – gerade auch bei diesem so leicht nachvollziehbaren und verständlichen Fall – darf jedoch nicht außer acht lassen, daß durch diese individuell und sozial geprägte Entscheidung das Gesamtsystem wieder schweren Belastungen ausgesetzt wird, denn es ist auch eine moralisch und juristisch begründete Pflicht, wirtschaftlich und im Sinne der Stabilisierung des Gesamtsystems zu handeln.

Schwerwiegende Fehlsteuerungen werden durch diese scheinbar gute und richtige ärztliche Entscheidung verstärkt:

1) Das Krankenhaus erhält Zahlungen, die medizinisch nicht indiziert sind und welche die tatsächlichen Kosten- und Leistungsstrukturen verschleiern.

2) Das vorhandene Bettenangebot wird ausgelastet, ohne daß dies dem tatsächlichen medizinischen Bedarf entspricht.

3) Die Bedarfsplanung für Krankenhausbetten wird durch diese „künstliche" Auslastung manipuliert, denn sie macht den Auslastungsgrad zu einer wichtigen Planungsgröße.

4) Eine darauf aufbauende überhöhte Bedarfsplanung verschärft den ökonomischen Zwang zur Auslastung (nur ein belegtes Bett bringt Geld).

5) Der Kreislauf der Unwirtschaftlichkeit stabilisiert sich so zu Lasten des Beitragszahlers, der aus seinem verfügbaren Einkommen immer höhere Anteile abzuführen hat.

6) Auch für die sozialpolitische Entscheidungsfindung führt diese Art von „Fehlbelegung" eines Akutkrankenhauses zu fehlerhaften Konsequenzen, da sie das wahre Ausmaß des Problems fehlender Pflegeeinrichtungen und Sozialstationen für ältere Menschen verschleiert und damit ein Versorgungsniveau vorspiegelt, das es so nicht gibt.

Diese Konsequenzen zeigen das ethische Dilemma dieser so sympathischen ärztlichen Entscheidung, die für viele ähnlich gelagerte Fälle im Krankenhaus typisch ist. Auch in diesem Leistungsbereich klaffen individuelle und kollektive Vernunft weit auseinander.

Ethisch begründet und bei Abwägung aller Vor- und Nachteile angemessen wäre wohl die Entscheidungsmöglichkeit 2). Sie würde dem Patienten helfen, die notwendige Hilfestellung zu erhalten, würde das teure Krankenhausbett nicht länger als medizinisch nötig belegen, damit wirtschaftlich sein und das Problem Pflegefall politisch transparent und damit lösungsfähig machen.

Beispiele 1, 2 und 3 sind lediglich Variationen desselben Problems, daß nämlich ethisch begründbare, also verantwortliche Entscheidungen durch die dem System innewohnenden Strukturen diskriminiert werden. Es fällt leicht, weitere Fälle aufzuzählen, die das Grundmuster der „Rationalitätenfalle" im Gesundheitswesen auch in den anderen Leistungsbereichen bestätigen.

Die ethische Reflexion dieser Strukturen muß insbesondere folgende Fragen klären, um die für die individuellen Entscheidungen entstehenden „Dilemmasituationen" zu überwinden:

– Ist es verantwortbar, der individuellen Vernünftigkeit zu folgen, die in aller Regel finanziell oder durch Leistungen belohnt wird, deren Verfolgung jedoch das Gesamtsystem gefährdet?

– Wann und in welchem Maße waren diese Entscheidungen verantwortbar?

– Was ist mein konkreter und durch die aktuelle Entscheidung bestimmter Beitrag zur Überlebensfähigkeit des Gesamtsystems?
– Welche konkreten sozialpolitischen Absichten unterstütze ich auch und gerade dann, wenn sie den gewohnt bequemen Zugriff auf die Leistungen des Systems erschweren oder an bestimmte medizinische Begründungen binden?

Diese Fragen verlangen nach einer individuellen, ethisch begründbaren Entscheidung.

Eine Frage der politischen Ethik bleibt dabei offen, muß jedoch um der Überlebensfähigkeit des Systems willen gestellt werden: Wie ist ein Gesamtsystem ethisch zu beurteilen, das die Betroffenen und die Beteiligten geradezu systematisch in Dilemmasituationen versetzt und somit die Rationalitätenfalle zum Grundmuster der Entscheidungssituationen macht?

### Zusammenfassung

Die dargestellten Fälle zeigen beispielhaft, daß die Anreize, die im Gesundheitswesen auf die Betroffenen und die Beteiligten wirken, auf Expansion gerichtet sind. Dies hat einerseits stark zur Versorgungssicherheit und zum hohen Niveau der medizinischen Versorgungs- und Leistungsstruktur beigetragen, zeigt jedoch andererseits eine Dynamik, die das System zunehmend gefährdet. Steigende Beitragssätze belasten die Versicherten, sie erhöhen die Zwangsabgaben und gefährden die Akzeptanz dieser Beiträge gerade bei denjenigen, die bisher zur Stabilisierung beigetragen haben.

Neue Anspruchshaltungen und neue, nicht medizinischen Kriterien folgende Eingriffe in das System wären die Folgen. Die ethische Dimension der individuellen Entscheidungen im Gesundheitswesen führt damit weit in die politische Dimension des Problems hinein.

## 5.2  Aspekte ärztlicher Aufklärung
### (19jähriger Tumorpatient)

Zu den in den letzten Jahren zunehmend heftig diskutierten Problemen medizinischer und ärztlicher Patientenversorgung gehört auch das der Information, der Aufklärung über die Krankheit, über die für erforderlich erachtete Diagnostik und die Therapie. Das Spannungsfeld liegt nicht nur in dem Bereich zwischen der juristisch geregelten, justiziablen Aufklärungspflicht des Arztes und dem Selbstbestimmungsrecht des Patienten. Auch unter den Ärzten, unter den Mitarbeitern im therapeutischen Team im Krankenhaus, im Verhältnis zwischen Arzt und Patient und schließlich im Gespräch zwischen Therapeuten und den

Angehörigen von Patienten sind Fragen der Aufklärung ein weites Feld fast alltäglicher Auseinandersetzung. Die folgende Falldarstellung zeigt die vielfältigen
Aspekte.

### 5.2.1 Fallschilderung

Bis zum Januar konnte der eben 19jährige Frank noch Sport treiben, obwohl sich gelegentlich Schmerzen im Bereich der Lendenwirbelsäule und der Nieren bemerkbar
machten und auch trotz kleiner „Knoten" am Hals und in den Leistenbeugen. Dann erlitt
er eine rasch zunehmende Leistungseinbuße und wechselndes Druckgefühl im Bauch.
Der Bauchumfang wuchs, die Atmung war zunehmend behindert, die Rückenschmerzen
wurden heftiger und hielten an. Wegen der Beschwerden wurde Frank in die Klinik eingewiesen.
   Hier fällt bei dem schlanken, elenden, psychisch verschlossen wirkenden jungen Mann
eine starke Bauchwassersucht, ein Aszites auf. Durch die prall gespannten Bauchdecken
hindurch sind höckerige kleine und größere Fremdkörper, Resistenzen, tastbar. Lymph-
knotenschwellungen am Hals und in beiden Leistenbeugen, zusammen mit dem Befund
am Bauch, lassen von vorneherein an ein bereits metastasiertes Tumorleiden denken,
wenn auch manche Befunde für eine Infektionskrankheit, eine Toxoplasmose, verdächtig
sind. Eine Lymphknotenbiopsie erbringt die Diagnose eines äußerst seltenen Tumors,
eines Paraganglioms, der bei dem offenbar bereits weit fortgeschrittenen Stadium allenfalls einer zytostatischen Chemotherapie zugänglich erscheint.
   Anknüpfend an geäußerte Besorgnisse und Vermutungen der geschiedenen Eltern des
jungen Patienten, die beide den schwerkranken Sohn besuchen, wird mit ihnen die u. E.
einzig mögliche Therapie erörtert. Frank dürfe – so die Meinung der Mutter – nicht aufgeklärt werden. Alternativ-medizinische Vorschläge zur Therapie und Mutmaßungen
über die möglichen psychischen Ursachen der Krankheit verraten in mehreren langen
Gesprächen nicht nur, daß sich die Eltern vielseitig umhören und sich aus Laien- und
Fachliteratur informieren, sondern auch die Sorge um den Sohn, auch ein Schuldgefühl
im Blick auf Versäumnisse an ihm während seiner Kindheit und Jugend. Beide Eltern
bitten dringend, den Rat von onkologischen Fachkollegen zweier benachbarter Tumor-
zentren einzuholen; sie bitten auch, selbst den Leiter des Krebszentrums einer Universitätsklinik aufsuchen zu können. Frank wird dort vorgestellt. Die Diagnose eines Paraganglioms wird bestätigt. Angesichts des offensichtlich weit fortgeschrittenen Tumors
schlägt auch der Spezialist als einzig aussichtsreich eine aggressive Chemotherapie vor.
Frank äußert in dem offenen Gespräch mit dem Onkologen, er wolle klar und eindeutig
informiert werden, um auch aktiv an der Therapie mitwirken zu können. Diesem
Wunsch wird entsprochen, Frank wird aufgeklärt (laut telefonischer Nachricht des Onkologen an uns). Die vorgeschlagenen Infusionen werden in unserer Klinik gegeben. Nicht
allein wegen der juristischen Verpflichtung, sondern auch aus dem Gefühl der notwendigen Vertrauenskonstanz, der eigenen Glaubwürdigkeit und einer für die weitere Kommunikation nötigen Offenheit heraus, sieht sich die junge Stationsärztin gedrängt, mit
Frank über die Art und die Schwere der Erkrankung, auch über die Aussichten und
Nebenwirkungen der zytostatischen Therapie ihrerseits noch einmal ausführlich zu
sprechen. Der zuständige Oberarzt rät von einer eingehenden Aufklärung ab. Die
Schwestern der Station äußern Unsicherheit und Ratlosigkeit im Blick auf ihren täglichen
Umgang mit Frank. Er selber erduldet die Behandlung, ohne weiter zu fragen. Seine
Hoffnungen oder Befürchtungen bleiben verborgen. Verborgen bleibt auch, ob und wie-
weit sich Frank aufgeklärt fühlt, ob sein Erdulden der Therapie seinem Einverständnis

aufgrund hinreichender Information entspricht. Auch bleibt verborgen, ob Frank ahnt oder sieht, wie fragwürdig das therapeutische Bemühen, wie gering die Chance einer Heilung einzuschätzen ist.

Nach dem ersten „Kurs" einer aggressiven zytostatischen Therapie mit all ihren Nebenwirkungen wie quälender Übelkeit und heftigem Erbrechen, zeigt ein Kontrollcomputertomogramm nicht die geringste Besserung des Befundes. Deswegen wird nach erneuter Beratung durch den auswärtigen Onkologen die Behandlung abgebrochen. Jetzt nehmen die Eltern erneut Kontakt zu einer anthroposophischen Tumorklinik im Ausland auf, die Frank bald für eine fast 6wöchige Behandlung aufnimmt. Neben einer Iscador-Therapie nimmt Frank, der als „insgesamt äußerst kontaktarm" beschrieben wird, regelmäßig an der künstlerischen Therapie teil. Wenn auch „in den ersten Wochen tatsächlich eine leichte Besserung des Allgemeinbefindens" erreicht wird, bleibt der Befund des Tumorleidens unbeeinflußt. Frank wird mit anhaltendem Aszites, abgezehrt und elend nach Hause entlassen mit der Empfehlung weiterer Iscador-Gaben.

Wenige Tage vor der Entlassung schreibt Franks Großmutter an uns und berichtet über eine „langsame und stetige Besserung". Eine Erwiderung auf diesen Brief mit unserer Bitte, Frank möchte sich doch nach der Rückkehr vorstellen, bleibt unbeantwortet. Über Monate fehlt der Kontakt, bis wir vom neuen Hausarzt von einer weiteren „alternativmedizinischen" stationären Behandlung erfahren, aus der Frank inzwischen auch entlassen worden ist. Wegen des schwerstkranken Zustandes weist der Hausarzt Frank bald darauf wieder in unsere Klinik ein. Hier zeigt sich der erschreckend abgemagerte, kurzatmige, eben 20jährige junge Mann mit einem riesigen derben Bauchtumor vom Rippenbogen bis zum Beckenboden, ja, mit einem hühnereigroßen Zapfen in den Hodensack vorwachsend. Aus dem ausgehöhlten Gesicht schauen die hilfeflehenden Augen. Im Gegensatz zu seiner psychischen Verfassung neun Monate vorher ist er jetzt aufgeschlossen und mitteilsam. Eine etwas ältere Schwester fragt er, ob er sie duzen dürfe. Jetzt sind auch längere Gespräche über seine Krankheit, über Hoffnungen und Wünsche mit ihm möglich.

Angesichts der hochgradigen Kurzatmigkeit, die durch den extremen Zwerchfellhochstand infolge des Tumors bedingt ist, wird erwogen, ob durch eine partielle Tumorresektion eine Erleichterung zu bringen ist. Frank willigt zögernd ein. Unter vier Augen fragt er den behandelnden Internisten, ob er denn nach der Operation noch mit einer Frau zusammen sein und Kinder würde zeugen können. Innerhalb der nächsten 48 Stunden verlischt das schwache Leben des jungen Mannes, ohne daß noch eine Operation durchgeführt wurde und ohne neue akute Veränderungen.

### 5.2.2 Reflexion der Betroffenheit

So weit die uns alle, die wir mit Frank zu tun hatten, bedrückende Geschichte des 19jährigen, bei seinem Tode eben 20jährigen jungen Mannes. War sie nur bedrückend, weil hier ein junges, noch ungelebtes, unerfülltes Leben durch eine bösartige Krebskrankheit zerstört, abgebrochen wurde? War es das Mitleid, das bei den nur wenig älteren Schwestern, der Stationsärztin angesprochen wurde? War es die medizinische Ohnmacht gegenüber der Krankheit? Ja, gewiß auch. Das alles hätte ausgereicht zu der Bedrückung, die wir empfunden haben.

Darüber hinaus hat uns aber die Betreuung des Schwerkranken Spannungen erfahren lassen, die nicht nur auf der emotionalen und affektiven Ebene lagen, sondern auch auf der rationalen Ebene ausgetragen werden mußten.

Da war von vornherein der dringende Verdacht auf einen Tumor, der in aufwendigen Untersuchungen bestätigt werden mußte. Sollten, durften wir, durfte die Stationsärztin dem jungen Mann sagen, wozu all die diagnostischen Eingriffe nötig waren (Aufklärung zur Begründung von Diagnostik und Therapie; Einverständnis aufgrund von Informationen, „informed consent")? Nun wurde die Diagnose gesichert: Wer würde den Mut, die Kraft aufbringen, Frank die Diagnose zu sagen? Wer sollte über die therapeutischen Konsequenzen der Diagnose, über die sicheren Nebenwirkungen der Therapie mit ihm sprechen? Über die unsichere Beeinflussung des Tumors? Über die mögliche Aussichtslosigkeit allen medizinischen Bemühens (prognostische Aufklärung)?

Ja, es kostete eine Anstrengung, sich in den zunächst so verschlossenen jungen Mann hineinzufühlen, seine Ahnungen, vielleicht sein konkretes Wissen um die Krankheit zu erspüren; auch zu erspüren, wieweit er aufnahmebereit war für Informationen und mehr noch für die emotionale Zuwendung. Konnten wir uns denn in seine Ängste vor den Qualen der Krankheit und ihrer Therapie, vor der Ungewißheit des Ausgangs, in seine Angst vor dem Tod, in seinen Protest dagegen, daß ihm das Leben, Lebensinhalt und -zeit, genommen werde, einfühlen? Wie konnten wir ihm darin nahe sein – solidarisch doch nur in einem theoretischen, nicht aber existentiell erfahrenen Umfangensein vom Tod? Wie konnten wir Vertrauen aufbauen, wo doch die medizinisch begründbare Zuversicht fehlen mußte? Vertrauen konnte hier doch nur durch die sympathetische Zuwendung und durch die Konsistenz des Gesprächs vermittelt werden, durch Wahrhaftigkeit, durch Widerspruchsfreiheit auch in den von verschiedenen Personen geführten Gesprächen. Das erforderte das Gespräch auch im therapeutischen Team.

Da waren auch die Eltern, die sich dringend gegen eine Aufklärung aussprachen. Hatten auch sie Angst vor der Zerstörung von Franks Hoffnung? Vor seinem Protest? Vor den Vorwürfen von Schuld an diesem Leiden? Wir haben nur die häufige Begründung gehört, man dürfe doch nicht die Hoffnung auf Heilung zunichte machen, nicht die möglichen psychologischen Hintergründe dieser Argumentation. So wissen wir nur unvollständig, warum sich die Eltern so dringend gegen die Aufklärung aussprachen.

Mußte nicht aber Frank einbezogen werden in die so aggressive Therapie (Selbstbestimmungsaufklärung), deren Nebenwirkungen nur angesichts der Hoffnung auf eine positive Wirkung auf den Tumor vertretbar, in Kauf zu nehmen waren?

Da waren die Schwestern, die im täglichen Umgang mit dem Leidenden ständig gewärtig sein mußten, daß Frank sie nach der Diagnose, nach den Aussichten fragte. Durften sie der Frage zuvorkommen oder hätten sie ausweichen können (zumal ihnen Frank im Mitleid so nahe war)? Wie hätten die Schwestern auf seine Frage, ob er bald sterben müsse, antworten sollen? Wie hätten sie ihn menschlich unterstützen können, sein Leiden anzunehmen? Gewiß, durch die Pflege, die größtmögliche zeitliche Zuwendung, die Geduld, das Erspüren von möglichen Erleichterungen und Wünschen, die Linderung von Schmerzen und indem sie Mitleid auch fühlen ließen, konnten Schwestern wie Ärzte Frank unterstützen. Wie aber hätten sie auf die Frage nach der Unausweichlichkeit des

Todes antworten sollen? Hätten sie anders als die Stationsärztin, anders als der Chefarzt, anders als die Eltern reagieren sollen und dürfen? Auf jeden Fall war eine wahrhaftige und mit den Antworten der anderen Beteiligten übereinstimmende Offenheit gefordert. Wie hätte Frank sonst Vertrauen gewinnen können?

Die Stationsärztin hatte sich zu entscheiden zwischen der juristischen und moralischen Verpflichtung zur Aufklärung einerseits und dem dringenden Rat, fast einer Anweisung des zuständigen Oberarztes, Frank nicht „in vollem Umfang" aufzuklären. Sie aber war diejenige, die sich in der täglichen Visite, in weiteren Gesprächen mit Frank und durch das Anlegen der zytostatischen Infusionen den möglichen Fragen, den Reaktionen Franks aussetzen mußte. Auch den Eltern gegenüber war sie der erste Gesprächspartner. Auf welcher Ebene emotionaler, empathischer oder medizinisch-fachlicher Kompetenz und Verpflichtung sollte, durfte sich Aufklärung abspielen? Wer fühlte die Kraft, Frank auch über die Information über seine Krankheit hinaus zu begleiten durch die äußerliche Zumutung einer nebenwirkungsreichen Therapie wie durch die innere Entwicklung von Zorn, Protest, Depression, vielleicht bis zur Annahme der Krankheit zum Tode? Wer konnte die ärztliche Seelsorge – war sie denn (wenn auch nicht ausdrücklich) gefordert – leisten?

Da war auch die teils fragende, teils fordernde Bitte der Mutter, alternative Maßnahmen der Krebstherapie einzusetzen. Konnten wir – darin völlig unerfahren – uns neben der schulmedizinischen zytostatischen Therapie darauf einlassen? Auch im Wissen um die Fragwürdigkeit unserer Behandlung?

So waren während Franks erstem Klinikaufenthalt die Spannungserfahrungen v. a. um die Frage der Aufklärung konzentriert. Als Frank dann gut ein halbes Jahr später wieder aufgenommen wurde – jetzt vom nahen Tod gezeichnet, galt es, die Kraft zum Sterbebeistand aufzubringen. Frank war jetzt aufgeschlossen, zugänglich, gesprächsbereit. Seine Äußerungen über Hoffnung und Lebenswünsche standen in krassem Gegensatz zu seinem schwerstkranken Zustand.

Hatte Frank denn noch nicht die Aussichtslosigkeit, die kurze Begrenztheit seines Lebens eingesehen? Ja, wir hatten den Eindruck, Frank war sich der Schwere seiner Erkrankung, der Hoffnungslosigkeit nicht bewußt. Sollten wir nun die Hoffnung zerstören, ihm die Unheilbarkeit noch klarer machen? Ihn auf seinen nahen Tod vorbereiten? Wer sollte, durfte, konnte das? Wer wollte ihm sagen, daß die kurz erwogene Operation keine Heilung, allenfalls eine Erleichterung in seinem Sterbeprozeß bringen könnte?

Frank ist gestorben ohne Operation, ohne zu fragen nach der Unausweichlichkeit des Todes. Von seiner oder der Angehörigen Seite war nie die Frage nach aktiver oder passiver Sterbehilfe geäußert worden. Auch gab es für die Betreuenden keinen konkreten Anlaß für Therapieabbruch oder aktives Eingreifen. Das hat uns nicht belastet. Sind wir deshalb besser in der Lage gewesen zu Sterbebeistand?

### 5.2.3 „Wahrheit am Krankenbett"

Noch einmal: Die Frage der Aufklärung, die „Wahrheit am Krankenbett", war das zentrale Problem, das unsere Alltagsroutine unterbrochen hat.

Mit den Stichwörtern von diagnostik- und therapiebegründender Aufklärung, von prognostischer Aufklärung und Selbstbestimmungsaufklärung sind mögliche Zielrichtungen von Aufklärung genannt, die den Horizont medizinischer Information überschreiten. Geht es doch – besonders deutlich in der Aufklärung zur freiheitlichen Selbstbestimmung – um die juristisch geforderte hinreichende Erklärung medizinischer Sachverhalte, aufgrund derer der Patient in diagnostische und therapeutische Maßnahmen einwilligen oder sie verweigern kann. Einwilligung ist rechtsgültig wirksam jedoch nur, wenn sie nach hinreichender Aufklärung über die Dringlichkeit und die Auswirkungen der ärztlich gebotenen Eingriffe erteilt wird. Dringlichkeit und Auswirkungen waren hier aber nur vor dem Hintergrund der bösartigen Krankheit zu rechtfertigen. Wir standen mit der Aufklärungspflicht vor der Notwendigkeit, den jungen Mann über die Art der Krankheit zu informieren, auch darüber, daß sie in hohem Prozentsatz unheilbar, d. h. tödlich ist, daß wir aber dennoch mit neuen Methoden eine Heilung, mindestens eine Linderung zu erreichen versuchen wollten. Im Hinblick auf die therapeutische Aufklärung war das ja geboten. Wie anders hätte Frank zustimmen, wie wir rechtmäßig handeln können?!

Mit der Aufklärungspflicht wird das Selbstbestimmungsrecht des Kranken rechtsgültig gesichert. War Frank dazu in der Lage? Konnte er selbst bestimmen? Während des ersten Krankenhausaufenthaltes hat Frank nur sehr wenig gesprochen, fast nie gefragt, vieles mit sich geschehen lassen. Und doch hat er in dem sehr offenen Gespräch mit dem Onkologen des Universitätstumorzentrums auf eindeutiger Information bestanden, „um besser mitarbeiten zu können bei der Behandlung". Hier war mindestens kurzfristig seine Freiheit zur Selbstbestimmung nicht allzusehr beeinträchtigt. Die so plausible Begründung seines Wunsches nach eindeutigen Informationen ließ die tiefere Frage nach der Lebensaussicht aufscheinen. Wir haben die Chance, darauf einzugehen, versäumt, haben das Gespräch hier nicht aufgenommen, obwohl Franks Äußerung (im auswärts geführten Gespräch mit dem Onkologen) fast das erste Aufbrechen aus seiner Verschlossenheit war. Auf den ethischen Konflikt, auf eine wertorientierte Entscheidung hin zugespitzt, stellte sich die Frage: War die Aufklärungspflicht zur Sicherung des weitgehend beeinträchtigten Selbstbestimmungsrechtes (Frank war ja durch seinen schwerkranken Zustand nicht nur im Blick auf die Zukunft, sondern auch in der Realisierung seiner gegenwärtigen Lage eingeschränkt) vorrangig vor der Wahrung von Hoffnung, Lebensmut und Lebenswünschen zu befolgen? War es zu vertreten, die Diagnose und die geringen Aussichten der nebenwirkungsreichen Therapie zu verheimlichen zum Schutz vor dem zu befürchtenden inneren Zusammenbruch des erst 19jährigen?

Zwei Fragen sind gestellt: War die Aufklärungspflicht zu befolgen? Und: War es zu vertreten, die Diagnose zu verheimlichen? Die Aufklärungspflicht mußte befolgt werden, wir durften die Diagnose nicht verheimlichen. Hieß das aber zugleich, daß Franks Hoffnung, sein Lebensmut, seine Lebenswünsche zerstört werden mußten?

Wir mußten uns klar werden über den Umfang, auch über die Art, den Weg und die Zeit der Aufklärung. Der Umfang der Information hatte sich nach Franks rationalem Auffassungsvermögen zu richten, auf unserer Seite nach dem kurzfristig Geplanten und Notwendigen. Beides, Auffassungsvermögen und aktuell Notwendiges, können jedoch wechseln. Vollzieht sich doch mit der Auffassung ein wechselnd aktiver Prozeß von Annahme und Abwehr, von existentieller Auseinandersetzung, der verschließen und befreien kann für neue Information. So wechselt auch der Zeitablauf von Aufklärung in ihrer Intensität; Phasen des reinen Zuhörens, der offenen Zuwendung, wechseln mit Phasen stärkeren Zuspruchs. Der Inhalt der Aufklärung muß den „Raum des Möglichen" (Becker 1979, S. 350), des medizinisch Möglichen und des für den Kranken Faßbaren offenhalten und wahren und den „Wert der Hoffnung" (Becker 1979, S. 350f.) respektieren. So kann Aufklärung aus der juristisch geforderten Information zur Mitteilung, zur Hinführung, zur Wahrheit als Prozeß des Umganges miteinander werden. Ist doch „Wahrheit am Krankenbett" nicht denkbar ohne Einfühlung, Mitmenschlichkeit und Solidarität (Becker 1979, S. 351). Inhuman, „brutal" ist Aufklärung über eine lebensbedrohliche Krankheit dort, wo sie als distanzierte Information über Diagnose und Prognose praktiziert wird und der Kranke in seiner Einsamkeit, seiner existentiellen Auseinandersetzung allein gelassen wird.

## 5.2.4 Kommunikative Erfahrung

Längere Gespräche der beteiligten Ärzte und des Pflegepersonals über derartige Unterschiede brachten uns trotz vieler Einwände zu der gemeinsam getragenen Überzeugung, daß es im Hinblick auf Vertrauen und Zuwendung, auf Einsicht und allmähliche Krankheitsbewältigung richtig sei, mit Frank nach und nach über seine Krankheit zu sprechen, über unser Bemühen, das Mögliche zu tun, ihm zu helfen, so gut wir konnten. Auch die Angehörigen haben dem zugestimmt – zunächst wohl mehr unsere juristische Aufklärungspflicht akzeptierend, allmählich auch die für Franks Reifungsprozeß in der Krankheit notwendige Klärung einsehend.

Die Gespräche haben auch die bedrückende Spannung für die Schwestern gemindert, indem unter den Betreuenden und im Umgang mit Frank eine größere Gelassenheit und Bereitschaft sich einstellte, mit ihm zu sprechen, falls er es wünschte. Auch wurde in ihnen das institutionelle Gefälle von Ärzten und Schwestern kommunikativ überwunden. Gleichwohl blieb – wie nicht anders zu erwarten oder zu wünschen – die emotionale Belastung angesichts des Leidens des jungen Mannes bestehen.

Aus der Not der empfundenen Spannungen in der Betreuung des kaum erwachsenen, auf einen nahen Tod hin lebenden jungen Mannes heraus, haben die vielen kurzen und langen Gespräche die vordergründig medizinische Problematik erweitert und in einen Horizont gestellt, der uns erst allmählich deutlich wurde in seiner Tragweite und Tragfähigkeit für den Umgang mit dem Kranken wie miteinander. Es wurde uns bewußt, wie sehr Diagnostik und Behandlung für den Leidenden, zumal für den Todkranken, mehr als eine nur somatische Ebene haben. Die Vielfalt und die oft eingreifende Art diagnostischer Maßnahmen kann für den Kranken Anlaß zur Beunruhigung hinsichtlich der Dignität seiner Krankheit sein. Diagnostik und Therapie greifen auch in das psychische Befinden ein. Hier stellt sich die Frage der Zumutbarkeit und ihrer Begründung.

Ist erst die Diagnose gestellt, und oft genug hat der Schwerkranke eine Ahnung längst vor der objektiven Sicherung, so betrifft sie, zumal die Diagnose eines potentiell letalen Tumorleidens, die leibseelische Verfassung, das Befinden, den Lebensentwurf, die soziale Selbsteinordnung in Familie, Beruf, Lebensgemeinschaft. Die Diagnose betrifft auch die Angehörigen, die dem Kranken nahe sein können in dem Prozeß der Krankheitsbewältigung und des Sterbens.

Das Handeln der Pflegenden und die medizinische Behandlung stehen auch in dem Kontext von juristischen und moralisch-rechtlichen Regeln, hier besonders den Regeln von Aufklärungspflicht und Selbstbestimmungsrecht. Behandlung einschließlich Aufklärung im Krankenhaus ist kooperativ zu leisten von Ärzten und Pflegenden, sie verlangt das Gespräch untereinander ebenso wie das mit dem Kranken und seinen Angehörigen.

Auch dort, wo aus zeitlicher Überlastung Seelsorge im engen Sinne kirchlicher Betreuung nicht möglich ist, ist in der Wahrnehmung der Leiblichkeit, der Behandlung des Körpers, die Person des Leidenden zu achten. Hier erweitert sich medizinisches Handeln zur Dimension von Sinnfindung und Sinngebung für das Leben, Leiden und Sterben des kranken Menschen.

Wir haben versucht, den so über das Medizinisch-Alltägliche hinaus erweiterten Horizont kommunikativ zu erfahren. Werden doch erst im Gespräch zwischen den Betreuenden und dem Kranken und seiner Familie die vielfältige Problematik rational aufgehellt, Meinungsunterschiede artikuliert, hierarchische Vorbehalte überwunden und das psychisch schier Erdrückende dieser und ähnlicher Situationen aufgefangen. So ist es auch möglich, die Entscheidung zur Aufklärung gemeinsam zu tragen.


### Zusammenfassung

Aufklärungspflicht korrespondiert dem Aufklärungsrecht und -anspruch, dem Selbstbestimmungsrecht des Kranken. Ziele von Aufklärung: Diagnostik- und Therapiebegründung, prognostische Aufklärung im Hinblick auf Patientenkooperation, ärztliche Haftungssicherung.

Aufklärung ist nicht allein Information; als „Wahrheit am Krankenbett" ist sie prozessual, glaubwürdige und wahrhaftige Begleitung, ggf. auch Sterbebegleitung.

Um konstant Vertrauen begründen zu können, sind der dialogische Konsens und die Konsistenz im Behandlungsteam, auch über das institutionell-hierarchische Gefälle hinweg, gefordert.


## 5.3 Gesundheitserziehung

Der Chefarzt der Herz-Thorax-Klinik eines kommunalen Krankenhauses – Anfang der 70er Jahre am Rande einer westdeutschen Großstadt als Zentralklinikum gebaut – berichtet:


### 5.3.1 Fallschilderung

Ein 48jähriger Patient wird wegen wiederholter pektanginöser Beschwerden vom Hausarzt überwiesen. Als Risikofaktoren werden Diabetes und Hypertonie angegeben. Im Gespräch bezeichnet der Patient sich selbst als regelmäßigen Raucher. Angiographisch wird eine koronare Dreigefäßerkrankung nachgewiesen. Da aber noch keine instabile Angina vorliegt, wird der Patient zunächst in Kur geschickt. Der Klinikchef legt ihm dringlich nahe, das Rauchen aufzugeben. Das tut der Patient auch. Als er ungefähr nach einem Vierteljahr zur Operation wieder in die Klinik kommt, beklagt er sich in einem präoperativen Gespräch darüber, daß es dort keinen Aufenthaltsraum für Nichtraucher gäbe. Der Klinikchef, der mit dieser Situation selber unzufrieden ist, bittet den Patienten, sich schriftlich bei der Krankenhausdirektion zu beschweren, und nimmt seinerseits den Anlaß wahr, einen entsprechenden Antrag an das Leitungsgremium zu richten. Der Antrag findet keine Mehrheit, so daß es in diesem Klinikum bis heute keinen Aufenthaltsraum für Patienten der Herz-Thorax-Klinik gibt, die Nichtraucher (geworden) sind.
*Begründung der Krankenhausdirektion:*
Die Aufenthaltsräume befinden sich jeweils in der Mitte zwischen zwei Stationen auf jeder Etage eines Bautraktes, in diesem Fall zwischen der Herz-Thorax-Klinik und einer Station der Allgemeinchirurgie. Ein Nichtraucherraum könnte nur durch Entwidmung eines Patientenzimmers gewonnen werden. Da die Herz-Thorax-Klinik sowieso schon Bettenmangel und viel zu lange Wartezeiten hat, wird diese Möglichkeit ausgeschlossen. Die Allgemeinchirurgie ist nicht bereit, für Nichtraucherpatienten einer anderen Klinik ein Zimmer zur Verfügung zu stellen. Es bleibt die Möglichkeit, den vorhandenen Aufenthaltsraum zum Nichtraucherraum zu machen. Dieses aber gilt als nicht durchsetzbar. Die Pflegedienstleitung vertritt im Direktorium den Standpunkt der Mitarbeiter von der allgemeinchirurgischen Station, ihnen könne der Frust von Patienten, die mehrheitlich Raucher seien, nicht zugemutet werden; es müsse deswegen demokratisch, d. h. nach den Mehrheitsverhältnissen entschieden werden.


### 5.3.2 Aspekte der Beurteilung

Der geschilderte Fall scheint auf den ersten Blick banal zu sein, er enthält aber bei genauerem Hinsehen durchaus Brisanz. Zunächst einmal betrifft der Vorfall die Rolle des Arztes als Gesundheitserzieher. Es ist offensichtlich, daß die gesundheitserziehende Verantwortung von dem Herzchirurgen im Rahmen einer guten Arzt-Patienten-Beziehung wahrgenommen wurde und auf der Ebene des individuellen Verhaltens auch zu dem wünschenswerten Ergebnis geführt hat. Die individuelle Verhaltensänderung stößt aber auf bauliche und organisatorische Gegebenheiten struktureller Art, die sich als (einstweilen) nicht änderbar erweisen. Der Konflikt verschiedener Werte und Interessen (Nichtrauchen ist besser als Rauchen – Frustrierte Raucher sind „schwierige" Patienten) tritt als Dilemma zutage. Wäre es aus architektonischen Zufälligkeiten möglich gewesen, einen Nichtraucherraum in angemessener Nähe zur Station einzurichten, könnte das Problem als gelöst angesehen werden. Die entscheidende Frage der ethischen Beurteilung aber bliebe verdeckt.

Hier werden verschiedene Ebenen der Beurteilung deutlich:

a) Ebene der praktischen Beurteilung: In diesem Fall die bauliche Veränderung. Läßt sich überhaupt etwas verändern, auch wenn alle Beteiligten es wollen und daher einer Meinung sind? Solch praktische Probleme sind v. a. finanzielle Probleme, denn vieles läßt sich machen, wenn man das Geld hat (notfalls ein neues Haus bauen!).

b) Ebene der juristischen Beurteilung: Wer hat welche Rechte, die es ihm möglich machen, etwas zu verändern (Klinikleitung gegenüber den zuständigen Chefärzten; deren Rechte, soweit sie vertraglich geregelt sind)?

c) Ebene der ethischen Beurteilung: Welche Werte sind wie hoch zu achten?

d) Ebene der medizinischen Beurteilung: Wie schädlich ist das Rauchen eigentlich für den Herzpatienten, oder welche Rolle spielt der Frust, den die Patienten der chirurgischen Station erleiden, wenn sie nicht rauchen dürfen, für den Heilungsprozeß?

e) Ebene der organisatorischen Beurteilung: Welche Maßnahmen lassen sich organisatorisch verwirklichen? Läßt sich z. B. ein Rauchverbot durchsetzen?

### 5.3.3 Der Konflikt individueller und sozialer Entscheidungen

Die Diskussion in der Klinik geht erstens um die Beurteilung der Argumente auf den einzelnen Ebenen, zweitens um die zwischen den einzelnen Ebenen. Welche Betrachtungsweise soll Vorrang haben?

In unserem Fall prallt eine gesundheitsgerechte individuelle Entscheidung auf anders geartete Voraussetzungen, die auf der kulturellen Ebene liegen. Da diese nicht bewußt diskutiert werden, entsteht eine Verkürzung der Problemwahrnehmung. Die zur ethischen Beurteilung relevante Frage heißt hier nicht: Wie sind die Ansprüche von Rauchern und Nichtrauchern im Krankenhaus gegeneinander auszugleichen? Sondern: Sind die Ansprüche von Rauchern und Nichtrauchern im Krankenhaus wie gleichrangige Interessen zu behandeln und durch Mehrheitsentscheidung zu regeln?

Die Krankenhausleitung hat einen Interessenausgleich auch nicht wirklich vorgenommen. Sie ist den Weg des geringsten Widerstandes gegangen. Die Ablehnung des Antrages zugunsten der Rauchermehrheit ist nur scheindemokratisch. Es handelt sich um ein Alibiargument, denn die Betroffenen sind gar nicht entscheidungsbefugt, da der Beschluß in dem Gremium fällt, das über die Hausordnung zu bestimmen hat. Damit hätte es zwar ein Steuerungsinstrument in der Hand gehabt, das in anderen Fällen auch durchaus genutzt wird, nur in diesem Fall nicht. So liegt die Annahme nahe, daß das eigentliche Motiv der Krankenhausleitung war, die Arbeitsbereitschaft der Pflegenden auf der allgemeinchirurgischen Station nicht mit den Folgen einer Entscheidung zu belasten, die zwar gesundheitsgerecht gewesen, aber als gesundheitserzieherische Maßnahme auf wenig Akzeptanz bei den Raucherpatienten gestoßen wäre.

Es steht also:

medizinische Vernunft gegen hedonistische Unvernunft (vgl. 3.1.2)

oder:

ärztliche Einsicht gegen gesellschaftlich übliches Suchtverhalten.

Ethisch beurteilt war es deswegen sicherlich gut, die Lösung dieses Konfliktes nicht den Mitarbeitern einer Station allein aufzubürden. Kurzfristig gesehen erscheint es auch verständlich, daß die Krankenhausleitung die konkreten Vorteile eines vorhandenen Arbeitsfriedens nicht für die weniger faßbaren Ziele einer allgemeinen Gesundheitsoptimierung aufgeben will. Langfristig aber zementiert die getroffene Entscheidung ohnehin schon die Hintergründe, die den Konflikt verursachen. Die Diskrepanz zwischen Gesundheitserwartung und Gesundheitsverhalten wird moralisch immer größer. Es wäre deswegen gegenüber dem Ziel „Volksgesundheit" unethisch, das Problem mit der getroffenen Entscheidung für erledigt zu halten. Eine ethische Neutralität derer, die innerhalb des Gesundheitswesens und für das Gesundheitswesen Verantwortung tragen, kann es nicht geben, denn jede Enthaltung von gesundheitserzieherischen Wertentscheidungen ist de facto eine Stellungnahme für den gegenwärtigen Zustand.

Das Angebot eines Aufenthaltsraumes, in dem nicht geraucht wird, und die Ausweisung einer Flurecke als Raucherzone könnten als vertretbarer Kompromiß zwischen ärztlicher Verantwortung und gesellschaftlichen Genußgewohnheiten angesehen werden. Ein solcher Kompromiß könnte die Tendenz von zu viel Rücksichtnahme auf gesundheitsschädigendes Verhalten hin zu mehr Förderung von gesundheitsgerechtem Verhalten deutlich machen. Trotzdem wäre so ein Kompromiß nur eine Zwischenlösung, bei der ethisch wichtige Fragen unbeantwortet bleiben wie z. B.: Welches sind die Ziele eines aus öffentlichen Mitteln getragenen Krankenhauses?

– Ist das Krankenhaus präventivmedizinischen Aspekten verpflichtet?

– Müßten Krankenkassen im Interesse der Versichertengemeinschaft Rauchverbot im Krankenhaus fordern?

– Wer sind die Träger ethisch begründeter Entscheidungen in dem Prozeß eines sich entwickelnden neuen Gesundheitsverständnisses?

– Wieviel Vorbildcharakter darf von Mitarbeitern im Gesundheitswesen erwartet werden?

– Bezieht sich ihre Garantenstellung auch auf die präventiven Aspekte gesundheitsgerechten Verhaltens?

– Wieviel Verzicht darf und muß vom einzelnen mit Rücksicht auf die Solidargemeinschaft gefordert werden?

Diese Fragen können nicht ohne Auseinandersetzung mit wissenschaftlichen und
politischen Ansichten beantwortet werden. Die nachfolgenden Fragen stellen
sich außerdem:

– Reichen die z. Z. von Medizin und Epidemiologie angebotenen Orientierungs-
daten aus, um daraus gesundheitspolitische Konsequenzen zu ziehen?
– Wäre es ethisch vertretbar, Leistungseinschränkungen der Krankenkasse an
gesundheitsgerechtes Verhalten zu binden?
– Ist es andererseits vertretbar, kostensteigernde Leistungsausweitungen der Medizin unreflektiert hinzunehmen?
– Ist es zulässig, das medizinisch Richtige vom technisch Machbaren her zu definieren?
– Welche Fragestellungen gehen in der Routine der Machbarkeit verloren?

Solche Fragen berühren Finanzierungs- und Verteilungsprobleme des medizinischen Fortschritts, die noch kaum diskutiert werden. Nicht zuletzt an der Gefäß-
chirurgie kann auch die finanzielle Grenze einer unkritischen Indikationsstellung
deutlich werden. Koronarchirurgische Operationen kosteten in der Bundesrepublik Deutschland 1984 im Mittel zwischen DM 16000 und 24000 pro Eingriff. Die Zweit- oder Drittoperation eines Patienten, der nach erfolgter
Bypassoperation wieder 50 bis 60 Zigaretten pro Tag raucht, müßte genauso legitimiert werden können wie ihre Unterlassung. Dabei würde dann auch den
psychosozialen Anteilen, gerade auch bei Gefäßerkrankungen, vermehrte Aufmerksamkeit zuzuwenden sein.

Der Zusammenstoß gesundheitsgerechten Verhaltens mit gesundheitsschäd-
lichem Verhalten ruft zu ethischer Stellungnahme auf. Wem geschieht dabei Unrecht? Wessen Menschenwürde wird verletzt?

Entscheidungen, ggf. auch rechtliche Regelungen, müssen zum Schluß auf der
Ebene von Institutionen und Strukturen wirksam werden. Aber ethische Reflexion kann Anstöße zu neuen Regelungen und gesellschaftlichen Verabredungen
geben, die dann in eine neue Normalität einmünden.


## Zusammenfassung

Der Fall schildert den Konflikt um einen fehlenden Aufenthaltsraum für Nichtraucher in einem Krankenhaus. Er macht deutlich, daß die Konflikte im Alltag
des Medizinbetriebes ihre Ursache in unklaren und nur scheinbar selbstverständ-
lichen Zielvorstellungen über Gesundheit und Lebensstil haben können. Je deutlicher der „Ort" des Konflikts bestimmt werden kann, desto leichter wird die
Suche nach einer praktischen Lösung. Die Bereitschaft, einen Kompromiß zu akzeptieren, wird größer. Das Ergebnis der Konfliktregelung kann als Übergang zu
einer neuen, zukünftigen Routine verstanden werden. Die Einordnung des Kon
flikts in den weiteren Zusammenhang organisatorischer und gesellschaftlicher
Hintergründe kann entlastend wirken, weil sie davon befreit, den Konflikt per-

sonalisieren zu müssen. Die Beteiligten werden herausgefordert, ihre eigenen Ansichten über das Verhältnis von Berufsrolle und privatem Gesundheitsverhalten befragen zu lassen. Durchdachte Positionen lassen sich deutlicher vertreten. Geklärte Positionen fördern sachgemäßes Engagement.

## 5.4 Ethische Probleme ärztlicher Kommunikation

### 5.4.1 Fallschilderung

Frau M., eine 21jährige Krankenschwester, wird wegen einer Amenorrhöe und eines Tumors im linken Unterbauch in die Universitätsklinik eingewiesen. Es wird eine Extrauteringravidität diagnostiziert. Operativ wird ein knapp hühnereigroßer Tumor gefunden, exstirpiert und routinemäßig zur histologischen Untersuchung in die Pathologie geschickt.

Der dort erhobene Befund lautet zur Überraschung der Ärzte jedoch nicht „Extrauteringravidität", sondern „Chorionepitheliom" (ein bösartiger Tumor). Man teilt der Patientin diese Diagnose nicht mit. Weitere Untersuchungen werden angestellt, um herauszufinden, ob schon Metastasen da sind. Der Patientin, die aufgrund ihrer Berufserfahrung weiß, wann mit dem histologischen Befund zu rechnen ist und nach ihm fragt, sagt man, er stehe noch aus. Die Patientin wird unruhig. Drei Tage nach dem Fälligkeitstermin spricht die Patientin zufällig mit dem auf der Station arbeitenden PJ-Studenten[2]. Sie fragt ihn, besorgt und drängend, ob denn der Befund noch immer nicht angekommen sei. Der Student ist über die Situation unterrichtet. Er möchte ihr nicht ausweichen, ahnt aber, daß er in der Klinik kaum auf Verständnis stoßen würde, wenn er der Patientin die Diagnose mitteilte. Er sagt deshalb: „Der Befund ist tatsächlich da, er liegt beim Chef der Klinik. Ich rate Ihnen, sich direkt an ihn zu wenden." Die Patientin steht augenblicklich auf, macht sich zurecht und geht zu Prof. C., der ihr tatsächlich auch alles sagt. Die Patientin ist unglücklich und schockiert.

Am nächsten Tag holt der Student sie ins Arztzimmer, spricht mit ihr, versucht, ihr Mut zu machen und weist sie auch auf ihre Chancen hin. Als der Oberarzt zufällig ins Zimmer kommt und den Inhalt des Gesprächs bemerkt, bittet er den Studenten unter einem Vorwand vor die Tür und rüffelt ihn: Ob er sich über das Unmögliche seines Verhaltens eigentlich klar sei? Wie könne er denn als Jüngster auf der Station die Regeln durchbrechen? Ein solches Verhalten zerstöre das Vertrauen der Patienten. Er solle die Patientin sofort in ihr Zimmer schicken und sich um anderes kümmern. Der Student sagt, es sei ihm ja klar gewesen, daß sein Handeln nicht erlaubt war, er habe sich aber eben aufgrund seiner mangelnden Erfahrung überrumpeln lassen. Es solle nicht noch einmal vorkommen, und er bräche das Gespräch ab. Als der Oberarzt gegangen ist, bricht er jedoch keineswegs das Gespräch mit der Patientin ab, sondern führt es noch etwa eine Viertelstunde lang weiter.

---

[2] Ein PJ-Student ist ein Student der Medizin, der sich nach dem zweiten Teil seines dreiteiligen Staatsexamens für ein Jahr zur praktischen Ausbildung in einer Klinik befindet.

### 5.4.2 Analyse des Falls

Diese Patientin ist keine normale Patientin. Sie hat soviel Fachkenntnis, daß sie weiß, was es bedeuten kann, wenn sich ein pathologisch-anatomischer Befund verzögert. Er kann so schwerwiegend sein, daß die Pathologen sich durch weitere Untersuchungen zunächst einmal selbst zu vergewissern suchen. Er kann so ungewöhnlich sein, daß die Zuständigen der Klinik unsicher sind, wie sie mit ihm umzugehen haben. Doch würde das nur im Falle eines schwerwiegenden, für die Prognose relevanten Befundes zu einer Informationsverzögerung für den Patienten führen. Der bloß seltene, „interessante", aber prognostisch irrelevante Befund würde eher rasch mitgeteilt. Die Patientin hat also Grund zu der Vermutung, daß es sich um etwas Ernstes handelt und ist durch diese Ungewißheit stärker verunsichert als der Durchschnittspatient. Es fällt ihr besonders schwer, die „normale" ergeben-abwartende und auch emotional zurückhaltende Patientenhaltung beizubehalten.

Zugleich kennt sie die kliniküblichen Informationswege. Sie weiß, daß für ihr Problem der Stationsarzt zuständig ist. Sie hat diesen Weg offensichtlich auch versucht, hat aber keine sie beruhigende Auskunft bekommen. Beruhigend wäre nur eine einleuchtende Erklärung für die Verzögerung gewesen. Dies aber war ohne Offenheit nicht möglich. De facto ist also ihre Ungewißheit verstärkt worden.

Es ist in der Klinik ein geläufiges Ereignis, daß Patienten sich in dieser Situation an rangniedere Mitglieder der Klinikhierarchie wenden. Darin spricht sich eine durchaus realistische Einschätzung aus. Die vom Patienten so empfundene Mauer des Schweigens ist bei den am wenigsten eingebundenen, am wenigsten spezialisierten Mitgliedern der Hierarchie am durchlässigsten. Es ist also vermutlich nicht nur „Zufall", daß die Patientin den PJ-Studenten anspricht.

Der PJ-Student kennt die wahre Situation. Befunde aus der Pathologie kommen zuerst auf den Schreibtisch des Chefs. Der Chef gibt sie in der Morgenbesprechung oder über den Oberarzt oder auch direkt an die Station weiter. Der PJ-Student kannte den Inhalt des Befundes. Einer der genannten Informationswege muß also benutzt worden sein. Er wußte außerdem, daß die Stationslinie hieß: „Zunächst nichts sagen!" Wir erfahren nicht, ob dies eine chefärztliche oder oberärztliche Weisung oder eine Eigenentscheidung des Stationsarztes war. Jedenfalls hätte der Student die Patientin an den Stationsarzt verweisen müssen. Er schätzte aber, offenbar realistisch, die Situation so ein, daß ihr Gesprächsversuch mit dem Stationsarzt ergebnislos sein würde. Seine Entscheidung war also zugleich eine Entscheidung über seine eigene Stellung in der Hierarchie. Sich mit der Hierarchie zu identifizieren, würde bedeuten: Wegen Unzuständigkeit an den Zuständigen verweisen im Wissen, daß dies aus Sicht der Patientin sinnlos ist. Sich mit der Patientin zu identifizieren, würde bedeuten: Alles beantworten, was die Patientin wissen will, aber gegen die Stationslinie verstoßen. Der Student wählt einen Kompromiß: Er sagt nicht, was er weiß, ermöglicht der Patientin aber den Zugang. Er stellt sich gegen die Stationslinie, wahrt aber die Hierarchie insofern, als er die Entscheidung demjenigen zuspielt, der auch

Macht über die Stationslinie hat. Er verhält sich – an dem objektiven Kommunikationshindernis der Stationslinie vorbei – kommunikativ.

Die Patientin hat in einer gewissen Weise Glück: Der Chef ist nämlich im Haus und auch sofort ansprechbar. Außerdem akzeptiert er die Rolle, in die der PJ-Student ihn gedrängt hat. Über seine Beweggründe, das zu tun, erfahren wir nichts. Wie der weitere Verlauf der Geschichte zeigt, läßt er es damit auch bewenden. Weder mit dem PJ-Studenten noch mit dem Stationsarzt nimmt er Rücksprache. Er unternimmt auch nichts, um eine Stationslinie wie diese – also die Kommunikationsverweigerung – künftig auszuschließen.

Am nächsten Tag holt der PJ-Student die schockierte Patientin ins Arztzimmer. Das Arztzimmer ist das Dienstzimmer der Ärzte. Es ist durch eine in der Regel offene Tür mit dem Schwesterndienstzimmer verbunden. Für PJ-Studenten gibt es keine besonderen Dienstzimmer. Sie halten sich daher in der Regel ebenfalls im Arztzimmer auf. Es ist der einzige Raum auf Station, in dem Gespräche mit Patienten geführt werden können, die von Mitpatienten nicht mitgehört werden können. Es ist nichts Außergewöhnliches, daß ein PJ-Student ein solches Gespräch führt. Es könnte beispielsweise auch um die Krankheitsvorgeschichte oder um eine Versicherungsangelegenheit gehen.

Der PJ-Student hatte eine gewisse psychosomatische Vorbildung. Es war daher für ihn nichts Spektakuläres, mit der Patientin ein stützendes Gespräch zu führen und dazu auch das Arztzimmer zu benutzen. Es wird ihm auch nicht dies vom Oberarzt vorgeworfen. Der Vorwurf des Oberarztes geht einzig und allein auf die Tatsache, daß er – an der Stationslinie vorbei – die Patientin auf den direkten Kontakt mit dem Chef verwiesen hat. Die Interaktion Oberarzt – Student hat auch klar die typische Form des innerhierarchischen Rüffels. Ob das vorgeworfene Verhalten ein Fehlverhalten ist, bleibt außerhalb des Gesprächs. Es wird als Fehlverhalten vom Vorgesetzten behauptet, vom Untergebenen akzeptiert und von diesem durch eine Ergebenheitsgeste erledigt. Daß das Akzeptieren nur äußerlich ist, beweist der Student dadurch, daß er unmittelbar, nachdem das Auge der Hierarchie verschwunden ist, gegen sein Versprechen sein „Fehlverhalten" fortführt.

### 5.4.3 Die Frage nach der ärztlichen Kommunikation

Die Geschichte ist eine Geschichte von Defekten im Bereich der Kommunikation. Der Patientin wird das Gespräch verweigert. Der Student versucht, es im Wege eines Kommunikationskurzschlusses wiederherzustellen. Der Gesprächsablauf zwischen Oberarzt und Student zeigt das hoffnungslose Auseinanderklaffen von offizieller Funktionalität und Kommunikation im eigentlichen Sinne. Der zuständige Chef bleibt untätig, d. h. er tut nichts, um diese Diskrepanz aufzuheben, obwohl er auf sie vom Studenten auf zumindest auffällige Weise aufmerksam gemacht worden ist.

Die Geschichte illustriert zwei gegensätzliche Auffassungen von der Institution Krankenhaus. Die eine wird von der Patientin und dem Studenten praktiziert.

Man könnte sie als die „naive" bezeichnen. Die andere zeigt sich in Verhalten und Argumentation von Oberarzt und Chef. Man könnte sie als die „erfahrene" bezeichnen. Für die Patientin geht es hier nicht nur um eine „Information" und ihr Recht darauf. Was die Klinik an ihr und für sie tut – Untersuchung, Diagnose, Prognose – stellt ihr Verhältnis zum eigenen Körper, zu den ihr nahestehenden Menschen, zu Leben und Tod überhaupt, d. h. zu ihrem Leben und zu ihrem Tod auf die Probe. Sie ist *als Person* betroffen und erwartet als Kontrahenten ebenfalls eine Person. Der in der Institution noch unerfahrene, durch psychosomatische Praxis sensibilisierte Student teilt diese Erwartung. Chef und Oberarzt dagegen fühlen sich als Exponenten der Institution. Ihr Verantwortungsgefühl ist dann alarmiert, wenn eine fachlich falsche Diagnose oder Behandlung vorkommt. Aber diese Institution erbringt Gesundheitsleistungen, nicht Lebenshilfe. Mit seinem Schicksal muß eben jeder selber fertig werden. Die Klinik ist keine Person und Ärzte sind auch nur Menschen. Es gibt viel schlimmere Schicksale als das dieser Patientin, die ein oder zwei Tage Ungewißheit aushalten mußte.

Die ethische Frage lautet: Ist eine bestimmte Art von Kommunikation Pflicht? Ist es Pflicht, sich eine bestimmte Art von Klinik als Institution zum Ziel zu setzen? Für wen wäre es Pflicht? Ist eine bestimmte Art von Klinikorganisation pflichtwidrig?

## Zusammenfassung

1) Dieser nicht alltägliche Fall von Kommunikationsverweigerung und ihrer Auflösung illustriert ein für viele Krankenhäuser typisches Organisationsdefizit: Es fehlen innerbetriebliche, ausdrückliche Regeln, die die Erwartung und den Anspruch des Patienten auf Kommunikation tatsächlich realisieren.
2) Diesem Defizit liegt folgende Diskrepanz zugrunde: Der Patient hat ein Problem mit seinem eigenen Körper und erwartet deshalb Zuwendung zu seiner Person. Die Institution wird aber (von sich selbst und weitgehend auch von der Öffentlichkeit) als eine hochspezialisierte Dienstleistungseinrichtung gesehen und wendet sich nur Teilen der Person zu.
3) Diese Diskrepanz führt nicht nur zur Beeinträchtigung der Würde, sondern auch von Rechten des Patienten. Sie zu beheben ist deshalb eine nicht nur beliebige, sondern sittlich gebotene Organisationsaufgabe.

## 5.5 Lebensverlängerung wider Willen?
## Oder Behandlungspflicht versus Selbstbestimmungsrecht
### (58jähriger Urämiepatient)

Wie eine Erkrankung häufig genug eine existentielle Beunruhigung, vielleicht eine Entscheidungsnot zum Vorschein bringt, so kann auch eine ärztliche Behandlung einen Eingriff in den Lebensplan eines Kranken bedeuten. Nicht nur kann der Genesende die wiedergewonnene Gesundheit als Geschenk annehmen, sondern die Behandlung vermag auch ein innerlich bewußt abgeschlossenes Leben zu beunruhigen. Es stellt sich dann die Frage der Behandlungspflicht des Arztes gegenüber einer Willensentscheidung des Kranken. Diese Spannungserfahrung ist der Hintergrund der folgenden Krankengeschichte.

### 5.5.1 Fallschilderung

Seit gut drei Jahren ist uns der 58jährige Herr M. N., Patient der Spezialambulanz unserer Universitätsklinik, wegen einer Niereninsuffizienz und eines Bluthochdrucks bekannt. Aufgrund seines Leidens hatte er 1980 einen Schlaganfall erlitten, der ihn linksseitig gelähmt hat. Er ist seitdem Pflegefall und in seinen täglichen Verrichtungen weitestgehend von der Fürsorge einer Haushälterin abhängig. Von seiner Frau ist er lange schon geschieden. Seine Tochter und ein Stiefsohn leben weit entfernt und haben nur noch einen äußerst seltenen und lockeren Kontakt zum Vater.

Im Verlauf des letzten Halbjahres verschlechterte sich die Nierenfunktion und damit das Allgemeinbefinden rapide. Von seiner Haushälterin erfahren wir, er habe im letzten Vierteljahr fast nur noch teilnahmslos, mit eingeschränkter Nahrungs- und Flüssigkeitsaufnahme im Bett gelegen und den Tagesablauf weitgehend verschlafen. Wiederholte Krankenhausaufenthalte waren erforderlich wegen einer starken Harnblutung und weiterer Einschränkung der Nierenleistung. Erst wenige Tage wieder zu Hause, erlitt er einen akuten Luftnotanfall, vermutlich ein Lungenödem, das vom Hausarzt zufriedenstellend beherrscht werden konnte. Das auswärtige Krankenhaus, in das er notfallmäßig eingeliefert worden war, verlegte ihn nach telefonischer Rücksprache umgehend zu uns zur Dialysebehandlung.

Bei der Aufnahme hier ist der Patient wach und ansprechbar, wohl psychisch verlangsamt, fast apathisch, aber zeitlich und örtlich gut orientiert. Infolge seiner Halbseitenlähmung ist er unwiederbringlich stark beeinträchtigt. Im Vordergrund steht jedoch die Urämie, die Manifestation der Niereninsuffizienz. Aufgrund der Laboruntersuchungen ergibt sich eine klare Indikation zur Dialysebehandlung.

Obwohl schon früher wiederholt besprochen, versuchen wir, den Patienten wegen der Unausweichlichkeit davon zu überzeugen, daß eine solche Behandlung sinnvoll und höchstwahrscheinlich erfolgreich sei, indem durch die „Blutwäsche" Giftstoffe aus dem Körper entfernt werden könnten. So könne eine Verlängerung seines Lebens und eine Verbesserung seines Befindens erreicht werden. Trotz des nachdrücklichen Rates lehnt er eine Dialysebehandlung ab mit der Begründung, er wolle sich nicht in weitere Abhängigkeit begeben. Auch nach einem eindringlichen ausführlichen Gespräch mit mehreren Ärzten einschließlich einem Psychiater, der über die Geschäftsfähigkeit urteilen soll, bleibt er bei dem Entschluß; allerdings wolle er es sich „nochmal überlegen". Wir versichern ihm, ihn bei Änderung seiner Meinung jederzeit auch notfallmäßig zu dialysieren. Die gegenseitige Abmachung wird schriftlich festgehalten und mit beiderseitiger Unterschrift testiert. Dann wird der Patient in das einweisende Krankenhaus der Regelversorgung zurückverlegt.

Die Tochter des Patienten äußert sich eingedenk der Entscheidung des Vaters gegen die Dialyse, man solle ihn „in Ruhe sterben lassen"; der Stiefsohn dagegen tendiert dahin, doch „noch alles zu versuchen".

Wie zu erwarten, verschlechtern sich das Befinden und die Laborwerte rapide, so daß der Kranke jetzt die Notwendigkeit der Dialyse einsieht (laut telefonischer Auskunft der behandelnden Ärzte im auswärtigen Krankenhaus). Deswegen erfolgt die Rückverlegung bereits drei Tage später. Präkomatös, müde, bewegungsarm, mit starrem, maskenhaftem Gesicht nickt der Patient auf die Frage, ob er jetzt dialysiert werden wolle, schwach mit dem Kopf, spricht jedoch kein Wort. Trotz Besserung der Laborwerte mit der ersten Dialyse bessert sich das Allgemeinbefinden des Kranken nicht deutlich. Zwei Dialysen folgen. Eine Magen-Darm-Blutung macht die Gabe von Erythrozytenkonzentraten erforderlich. Die weitere Verschlechterung ist aber nicht aufzuhalten. Der Patient verstirbt drei Tage später.

Im kurzen Verlauf dieser Krankengeschichte, des Lebensendes mit einem chronischen Nierenleiden, haben uns drei Fragenkomplexe sehr beschäftigt:

- Konnten und durften wir als Ärzte bei diesem ohnehin durch seinen Schlaganfall behinderten, zu seinem Leidwesen abhängigen Mann, der medizinischen Indikation als Handlungsanweisung folgend, eine Dialysebehandlung durchführen?
- Hat uns der schriftlich fixierte Vertrag befreit oder gebunden in der Spannung zwischen der Achtung der Willenserklärung des Kranken und dem Versprechen der Hilfeleistung, falls der Patient seinen Wunsch ändern sollte?
- War es richtig, den Kranken in das allgemeine Krankenhaus zurückzuverlegen, wo wir doch eingedenk unseres Versprechens jederzeit hätten bereit sein müssen, ihn zu dialysieren?

### 5.5.2 „Indikation" – notwendige Handlungsanweisung für den Arzt? (Indikation versus Selbstbestimmung)

Aufgrund des klinischen Zustandes und der Laborergebnisse ergibt sich die Indikation zur Dialysebehandlung. Der Kranke lehnt jedoch bei vollem Bewußtsein die Behandlung ab. Auch unser Versuch, über ein psychiatrisches Attest der Geschäftsunfähigkeit die Willenserklärung zu übergehen, mißlingt. Ohnehin seit Jahren angewiesen auf fremde Fürsorge, wolle er sich nicht in weitere Abhängigkeiten bringen. Eindringliche Aufklärungsgespräche über die Gefährlichkeit der Nierenfunktionsstörung wie über die Wahrscheinlichkeit, durch die Dialyse den präkomatösen Zustand und das nahe Ende abwenden zu können, stimmen den Kranken nicht um, und er entscheidet sich bewußt und begründet gegen die Behandlung. Der medizinischen Indikation und der moralischen Hilfeleistungspflicht stehen hier Selbstbestimmungsrecht und individuelle Selbstbestimmung entgegen. Der mit der vertraglich formalisierten ärztlichen Behandlungsverpflichtung verknüpften Aufklärungspflicht hatten wir hinreichend Genüge geleistet. Auch war – attestiert durch die psychiatrische Beurteilung – die für die Selbstbestimmung vorauszusetzende rationale Einsichtsfähigkeit des Kranken gegeben.

In dieser Konstellation stellen sich folgende Fragen: Was heißt Indikation? Was ärztliche Behandlungspflicht? Ist sie in jedem Fall mit der medizinischen Indikation selbst gegeben? Hat die Selbstbestimmung, hat das Selbstbestimmungsrecht Vorrang vor der medizinischen Indikation und der Behandlungspflicht?

**Medizinische Indikation.** Eine medizinische Indikation ist eine statistisch belegte, auf Kollektiverfahrung gegründete Handlungsanweisung, sei es zur Untersuchung oder zur Behandlung. Sie impliziert allgemeingültige Standards. Wie weit läßt sie uns aber die individuelle Situation des Kranken, seinen eigenen Lebensplan, sein geistig-seelisches Selbstverständnis, seine psychosoziale Einwurzelung berücksichtigen? Allzu oft übersehen wir dieses persönliche Lebensgefüge des Kranken und entscheiden aufgrund von medizinischen Daten auch über so existentielle Fragen wie Weiterleben, Lebensverlängerung und Lebensqualität (s. 2.1).

Uns hat in dem auf wenige Tage zusammen gedrängten Umgang mit Herrn N. die Spannung zwischen der Handlungsanweisung und der konkreten Inadäquanz der Befolgung der diagnostischen und therapeutischen Indikation für unseren Kranken beunruhigt – Inadäquanz bezüglich seines Lebensentwurfes, seines bewußt und dankbar angenommenen Lebensendes, seines fehlenden Mutes, weiterhin in noch stärkerer Abhängigkeit zu leben. Haben wir ihn vielleicht auch wegen dieser Spannung zwischen Handlungsanweisung und ihrer Unangemessenheit zurückverlegt in das andere Krankenhaus? Wollten wir dieser Spannung ausweichen?

**Ärztliche Behandlungspflicht.** Ärztliche Behandlungspflicht ergibt sich aus dem Behandlungsauftrag, den der Kranke ausdrücklich oder implizit durch sein Kranksein dem Arzt oder der Institution Krankenhaus stellt, und aus der medizinischen Indikation. Durch die Sachbindung an den ärztlichen Vertrag und an medizinische Fakten unterscheidet sie sich von einer moralischen Verpflichtung zur Hilfeleistung. Sie hat demnach sowohl juristische, auch justiziable, als auch ethische Aspekte im Sinn von Rechts- und Tugendpflichten. Insofern geht ärztliche Behandlungspflicht auch über die Indikation als Handlungsanweisung hinaus. Auch verpflichtet der Arzt ja sich selbst, indem er den Behandlungsauftrag annimmt.

Über die juristischen Aspekte ärztlicher Behandlungspflicht wird andernorts die Rede sein (s. 5.5.3). Was uns beunruhigt hat im Umgang mit unserem Patienten, war das Gefühl, ihm helfen zu können und helfen zu sollen, aber durch seine Ablehnung nicht helfen zu dürfen. Uns erschien die Niereninsuffizienz mindestens für eine gewisse Zeit kompensierbar mittels der Dialyse. Wir sahen die Möglichkeit einer Leidensminderung und Lebensverlängerung, sahen uns daher dem Patienten durch sein Leiden zur Hilfeleistung verpflichtet, waren aber daran gehindert. Die medizinische Indikation war sozusagen auf unserer Seite, sie gebot ebenfalls die Dialyse. Aber: Haben wir unsere Pflicht der Behandlung vorrangig vor dem Entschluß des Kranken, sich nicht durch die Dialyse in neue, weitere Abhängigkeiten zu geben, gesehen? Haben wir vielleicht in unserem ärztlichen Selbstverständnis den Wunsch des Kranken nach Erlösung von seinem Leiden, seiner Abhängigkeit nicht gehört?

Die hier ausdrücklich begründete Entscheidung des Kranken ist der ärztlichen Behandlungspflicht ebenso übergeordnet wie der medizinischen Indikation. Selbst auf der Ebene juristischer Behandlungspflicht ist dem Arzt ein Ermessensspielraum für seine Entscheidung gegeben. Er hat „nach bestem Wissen und Gewissen" zu entscheiden, was er tut und unterläßt. Die Grenzen des Freiraumes werden nicht allein durch die medizinischen Möglichkeiten, sondern auch durch die Entscheidung des Patienten gesetzt.

**Selbstbestimmung.** Selbstbestimmung des Kranken setzt voraus, daß er bewußtseinsklar, einsichtsfähig und bereit ist, auch die Konsequenzen seiner Willensentscheidung zu tragen. Der Patient hatte lange vor der aktuellen Notwendigkeit der Dialyse eine solche Behandlung für sich abgelehnt, nicht erst in der Notfallsituation der Stoffwechselentgleisung. Er hatte seine Entscheidung damit begründet, daß er nicht in stärkere Abhängigkeit geraten wolle, als er ohnehin schon sei. Hat er das Recht zu solcher Selbstbestimmung? Recht ist hier in zweierlei Bedeutung zu verstehen: Im juristischen Sinne steht als potentiell einklagbares Gut, als eine durch gesellschaftlich gültige Rechtsnorm geschützte Berechtigung dem Kranken zu, darüber zu bestimmen, wie er ärztlich behandelt werden will. Selbstbestimmungsrecht ist ein von der Rechtsordnung gewährter und geschützter Entscheidungsraum des Kranken. Zudem bedeutet Recht in unserem Zusammenhang einen moralischen Anspruch des Kranken auf Selbstbestimmung und Selbstentfaltung und auf ein humanes Verhalten der ihn behandelnden Ärzte und Schwestern.

Haben wir dieses Recht auf Selbstbestimmung gewahrt – in seinem juristischen und in seinem ethischen Sinn? Juristisch war der Fall eindeutig. Durch den vom Patienten gewünschten Verzicht auf die Dialyse hatten wir Ärzte dem Recht entsprochen.

Wie aber sah der ethische Aspekt aus? War uns – den behandelnden Ärzten – dieser Aspekt überhaupt deutlich geworden? Und wie waren wir darauf eingegangen? War uns denn die Begründung des Verzichtes, die Lebensentscheidung, der Lebensentwurf, der Beschluß (!) des Kranken bewußt, waren sie bestimmend für uns, als wir seine Ablehnung weiterer Behandlungen akzeptierten? Hatten wir denn hinter der rational begründeten, plausiblen Entscheidung die existentielle Angst, mit dem Leben, der Einsamkeit, dem Leiden nicht fertig zu werden, gesehen?

### 5.5.3 Die Bedeutung der schriftlichen Willenserklärung

Nachdem der Kranke auch nach eindringlicher Aufklärung und Beratung „geschäftsfähig" die Dialysebehandlung abgelehnt hatte, wurde schriftlich die Abmachung getroffen, ihn nicht gegen seinen Willen zu dialysieren (Wahrung des Selbstbestimmungsrechtes). Die Bindung war rechtskräftig. Gleichzeitig vereinbarten Ärzte und Patient die Widerrufbarkeit der Abmachung, falls sich der Kranke umentschließen sollte.

Ein Patiententestament, eine schriftliche, ja schon die mündlich geäußerte Willenserklärung ist als Entscheidungshilfe für den Arzt anzusehen; sie ist rechtskräftig. Gleichwohl entbindet die willentliche Erklärung den Arzt nicht von seiner medizinischen und moralischen Verantwortung, nicht davon, sein Wissen und sein Urteilsvermögen auch bei Schwerstkranken mit potentiell überwindbarer Lebensbedrohung einzusetzen. In unserem Falle wurde sogar durch das Postskriptum die Widerrufbarkeit der Abmachung ausdrücklich verbrieft. Wir hatten uns damit in der Verantwortung für den Patienten zur Dialysebehandlung verpflichtet für den Fall, daß er seinen Willen ändern sollte.

Wann also, unter welchen medizinischen Bedingungen, galt die Abmachung? War denn für den Fall einer zunehmenden urämischen Bewußtseinstrübung bis zum Koma überhaupt davon auszugehen, der Kranke könnte je seinen Willen ändern? Hatte die Abmachung auch in dieser nach medizinischer Einschätzung potentiell überwindbaren Zuspitzung der Krankheit zu gelten?

Das ärztliche Handeln ist hier in einem doppelten Sinne aufgehoben: bewahrt und gebunden in einem potentiell rechtswirksamen Dokument, der schriftlichen Willenserklärung, und zugleich angreifbar dem Urteilsvermögen und der eigenen Verantwortung anheim gestellt.


### 5.5.4 Indikation – Selbstbestimmung – Institution

Die funktionsteilige Behandlung des Kranken in einem Krankenhaus der Maximalversorgung, der Universitätsklinik und einem Krankenhaus der Regelversorgung bringt einen dritten Problemkreis mit sich. Der Patient war uns zur Dialyse überwiesen worden. Obwohl uns durch die lange ambulante Betreuung bekannt, haben wir ihn rasch wieder verlegt, da er die Dialyse ablehnte. Für uns war ein baldiges Ende abzusehen: Sei es das Ende der Therapieverweigerung des Patienten in der Einsicht des sich verschlechternden Zustandes oder der Eintritt einer behandlungsverpflichtenden Notsituation oder schließlich der Tod in der Urämie.

War es da ethisch vertretbar, den Patienten evtl. gar unter dem Hinweis auf billigere „Regelversorgung" zu verlegen? – Eines konnte in der auswärtigen Klinik nicht getan werden: eine Dialysebehandlung gegen den Willen des Patienten. Aber: Der Kranke und wir hatten uns eine Änderung der Entscheidung sozusagen testamentarisch offengelassen. Es oblag uns damit, die Wahrung, Achtung, Erfüllung des „offenen", widerrufbaren Testamentes zu garantieren. Dafür trugen wir Verantwortung. Wir hatten uns sogar schriftlich gebunden.

Betrachtet man die Entscheidung zur Rückverlegung des Patienten in das Krankenhaus der Regelversorgung vor dem Hintergrund der drei Dimensionen ethischen Verhaltens und Argumentierens, so wird deutlich, daß sie nicht nur die unmittelbare Interaktion von Arzt und Patient betrifft, sondern daß auch die Handelnden wie der Betroffene, d. h. Ärzte und Patient, eingefügt sind in ein Geflecht von Krankenhaus und Gesundheitswesen. Geht es doch in der getroffenen Entscheidung auch darum, Funktionszuweisungen von Krankenhäusern, Kostenaufwand und Sozialgefüge zu berücksichtigen. Sicher waren wir uns dieser Einfügung in der Situation, als es um die Verlegung des Patienten ging, nicht bewußt.

Eine kurze Zeit stationärer Betreuung eines terminal nierenkranken, einsamen Mannes! Und was haben wir erlebt, beunruhigt wahrgenommen, was versäumt? Was erst im Nachhinein bedacht?! – Unter den Gesichtspunkten der drei Dimensionen ethischer Entscheidung, wie sie in Kapitel 2 dargestellt werden, läßt sich die hier dargestellte Geschichte folgendermaßen zusammenfassen:

In der unmittelbaren Begegnung und Interaktion mit dem Kranken ging es um die *Wahr*nehmung seiner Lebenssituation, seiner Einsamkeit, der erlittenen Abhängigkeit und Hilfsbedürftigkeit ebenso wie um das Respektieren seines Entschlusses, dieses Leiden nicht länger zu erdulden. Es ging um die Achtung seiner Willenserklärung. Diese personalen Werte hätten durchgängig vorrangig verfolgt werden müssen gegenüber der medizinischen Indikation, die im durchaus fehlbaren Urteilsvermögen der Ärzte begründet war. Die Rechtsgültigkeit der Willenserklärung des Kranken bildet ja nur einen Schutz der Person in ihrem Selbstbestimmungsrecht. Die Entscheidung über Behandlung oder Rücküberweisung war im Gefüge institutioneller Funktionszuweisungen zu treffen. Und schließlich waren die hier z. T. innerhalb des Entscheidungsprozesses mitgetroffenen ethischen Entscheidungen aufgehoben in einem sozialen und kulturellen Horizont von Wertsetzungen, in dem personale Selbstbestimmung und Sinngebung prägend sind.


## Zusammenfassung

Ärztliche Behandlungspflicht gründet im ausdrücklichen oder ggf. (z. B. im Falle von Bewußtlosigkeit) mutmaßlichen Behandlungsauftrag des Kranken einerseits und in den medizinischen und institutionellen Möglichkeiten von Diagnostik und Therapie andererseits. Medizinische Indikation bedeutet nicht schon Behandlungspflicht, sie allein rechtfertigt auch nicht ärztliches Handeln. Der Behandlungspflicht sind Grenzen gesetzt durch das Selbstbestimmungsrecht im Sinne des juristischen Schutzes wie des moralischen Anspruches. Die Wahrung dieses Rechtes erfordert das Gespräch mit dem Kranken und die Achtung seiner personalen Autonomie.

## 5.6  Ethische Problematik in einem Begutachtungsfall

### 5.6.1 Fallschilderung

Der Arzt in einer psychiatrischen Universitätsklinik soll im Auftrag der Behörden ein Gutachten über die Arbeitsfähigkeit eines 51jährigen Geologen erstellen. Dieser ist in beamteter Stellung in einem staatlichen Institut tätig. Er leidet seit mehreren Jahren unter depressiven Verstimmungen in Belastungssituationen. Scheu und Selbstunsicherheit sowie Klagen über unspezifische Magenbeschwerden lassen sich bis in die spätere Kindheit und die Studentenjahre zurückverfolgen. Seit der Patient vor vier Jahren an der Aufgabe scheiterte, einen Teil seiner Arbeit im Institut auf Computer umzustellen, haben sich die Symptome verstärkt; hinzu kamen Rückenschmerzen im Lumbalbereich, sowie spezifische Phobien (Angstzustände beim Befahren von unbekannten Autostrecken, von Autotunnels und in Eisenbahnen).

Der Patient heiratete mit 40 Jahren. Die Ehe ist kinderlos geblieben. Die Ehefrau ist wegen Herzbeschwerden in internistischer Behandlung. Das Ehepaar pflegt über den Kreis der Verwandtschaft hinaus wenig soziale Kontakte. Der Patient wird in seiner Arbeit geschätzt, ist aber über lange Zeitspannen hin unfähig, zur Arbeit zu gehen (mehrere Blocks von insgesamt 18 Wochen im letzten Jahr). Nach dem Abbruch einer psychologischen Beratung in der Studienzeit konsultierte der Patient in den vergangenen Jahren einzig den Allgemeinpraktiker sowie zwei Internisten, zu denen er überwiesen wurde. Die Behandlung der somatischen Symptome war konservativ und führte zu keiner Besserung. Der Patient lehnt eine psychotherapeutische Behandlung ab und war nur darum bereit, einen Psychiater aufzusuchen, weil er eine Frühberentung wünscht, die von der anstellenden Behörde von einem psychiatrischen Gutachten abhängig gemacht wurde.

Der begutachtende Arzt spricht sich für den Wunsch des Patienten nach vorzeitiger Pensionierung aus, indem er die Diagnose der in die frühe Jugend zurückdatierbaren depressiven Neurose in Verbindung mit berufsbehindernden somatischen Symptomen als so gravierend darstellt, daß er mit der Annahme des Antrages auf Pensionierung rechnen kann. In der mündlichen Erläuterung gegenüber dem Patienten erwähnte der Arzt auch den Gedanken an die Rücksichtnahme auf jüngere, stellenlose Akademiker, denen jede Pensionierung zugute käme.

### 5.6.2 Vorüberlegungen

Einleitend muß zunächst klargestellt werden, daß Ärzte freilich keine Frühpensionierungen aussprechen oder direkt bewirken können. Sie operieren als Fachberater der Behörde bzw. des Gerichts. Ihr medizinisches Urteil ist gefragt, wenn ein Gutachten angefordert wird, wobei allerdings zu bedenken ist, daß der Ermessensspielraum zwischen fachlich-medizinischem Urteil und der Einschätzung der sozialen Situation des Patienten bzw. seines Berufsstandes breit ist. In unserem Fallbeispiel äußert der begutachtende Arzt zumindest mündlich Überlegungen, die rechtlich gesehen gewiß außerhalb seiner ärztlichen Kompetenz liegen. Andererseits werden heute die Ärzte mehr und mehr ermahnt, über die Dualbeziehung zwischen Arzt und Patient hinauszusehen und das soziale Umfeld des Patienten nicht aus dem Auge zu verlieren. In unserem Fall besteht offensichtlich gerade in der Grenzziehung zwischen dieser richtigen Einsicht und der Kompetenzüberschreitung ein delikates Problem.

Einleitend muß ferner bedacht werden, daß die Erfahrung lehrt, wie wirksam tatsächlich ärztliche Gutachten zur Frage der Erwerbs- bzw. Berufsunfähigkeit sind (wobei zwischen diesen beiden Begriffen unterschieden werden muß). Erfahrungen der Ärzte, besonders in der Bundesrepublik (im Unterschied etwa zur Schweiz oder zu den USA), mit dem fast automatischen Erfolg ihrer ärztlichen Empfehlungen und Gutachten für Kuraufenthalte und die Gewährung von Nachurlaubswochen geben ihnen nicht selten das Gefühl einer Omnipotenz: Wer mit medizinischen Gründen und in echter Fürsorge für seine Patienten eine Kur und einen zusätzlichen Urlaub verschreibt, kennt im Grunde keine Instanz, die ihm dieses Urteil streitig machen könnte! Die Analogie zur gutachterlichen Befürwortung einer Frühpensionierung wird dann schnell gezogen.


### 5.6.3 Die Bedeutung der „Story"

Hier liegen allerdings Probleme verborgen. Es ist eine Sache, ob zu Lasten der Versicherung eine Kur und vier Wochen anschließender Urlaub verschrieben werden (oft problematisch genug, wie der Vergleich zwischen der Bundesrepublik und anderen Ländern eindeutig zeigt!); es ist aber eine andere Sache, ob dem Arbeitgeber, der Rentenversicherung oder – im Fall eines Beamten – dem Staat eine Frühberentung zugemutet werden darf. Im Fall eines Beamten liegen die Dinge insofern noch komplizierter, als das Sorgerecht des Staates dem Beamten schon während seiner Dienstzeit hat Vorteile zukommen lassen, die andere Arbeitnehmer nicht haben; umgekehrt kann der Staat den Beamten (wenn auch nicht in allen Rängen) bei partieller Berufsunfähigkeit eine Umstellung und auch Rückstufung der Tätigkeit und Verantwortung zumuten, bevor der radikalere Schritt der Frühpensionierung genehmigt wird.

In unserem Fall handelt es sich um einen hochqualifizierten Beamten, von dem noch knapp 15 Jahre Arbeit zu erwarten wären und bei dem eine Umwidmung der Stelle oder Reduzierung der Verantwortung vermutlich nicht leicht zu verwirklichen wäre. Der begutachtende Arzt mag seine Überlegung über die jüngeren, stellenlosen Wissenschaftler, denen die Pensionierung seines Patienten zugute käme, nicht in sein schriftliches Gutachten aufgenommen haben. Aber sie haben seine Entscheidung mitbestimmt. Vor allem hat er offenbar keine Veranlassung gesehen, mit Hilfe der Empfehlung einer psychiatrischen oder psychotherapeutischen Behandlung des Patienten auf eine veränderte Ausgangslage hinzuwirken. Er hat das unterlassen, weil sowohl die Biographie des Patienten als auch seine jetzige Willensäußerung eine klare Ablehnung von Therapien dieser Art kundtun. Damit ist noch nicht gesagt, daß der begutachtende Arzt die Erfolge einer Therapie bei diesem Patienten als gering einschätzt. Tatsächlich wäre ja bei einem 51jährigen Akademiker mit einer langjährigen larvierten Depression eine psychotherapeutische oder medikamentöse Behandlung (oder eine Kombination beider) durchaus noch möglich. Aber der Patient fragt nicht nur nicht nach dieser Hilfe, er lehnt sie auch dezidiert ab. So bestimmen den Gutachter die Erkenntnisse über die erfolglosen internistischen Behandlungen und die pessimistische Einschätzung der Therapiebereitschaft des Patienten in der nahen Zukunft. Er will sich darum für die Frühpensionierung aussprechen und gewichtet seine Darstellung der Diagnose entsprechend.

Aufs erste gesehen ist dem begutachtenden Arzt gewiß nicht der Vorwurf zu machen, er habe verantwortungslos gehandelt. Er hat den Patienten vermutlich richtig diagnostiziert, er nimmt die gesamte „story" seines Lebens ernst und mißt ihr genügend Gewicht bei; er handelt im Interesse des Patienten, der den steigenden technischen Anforderungen in seinem Beruf nicht mehr gerecht werden kann und dessen Ehe vermutlich durch die Überforderung im Beruf gelitten hat, jetzt aber mit der Pensionierung neue Inhalte bekommen könnte, weil der Patient dann voraussichtlich weniger Beschwerden und sicher mehr Freizeit haben wird. Ja, der Arzt wirft sogar noch einen Blick auf die soziale Wirklichkeit im Umfeld des Patienten und denkt an die stellenlosen Akademiker. Die Maxime „nihil nocere" ist beachtet worden; höchstens die unpersönliche Figur „Staat" erleidet einen gewissen Schaden – aber auch wieder nicht, denkt man an die zahlreichen in der Industrie erzwungenen Frühpensionierungen von überalterten Spezialisten, deren Kenntnisse und Fähigkeiten von der technischen Entwicklung überholt worden sind. Schließlich ist auch die persönliche Freiheit des Patienten voll respektiert worden, insofern er zu keiner Therapie, die er nicht wünschte, genötigt wurde.

Beim Überdenken zusätzlicher Faktoren kann jedoch ein anderes Bild der medizinethischen Problematik dieses Falles entstehen. Jede Therapie ist ein Eingriff in die Lebens-story eines Menschen (s. 2.1). Durch ärztliche (und andere therapeutische) Eingriffe werden Weichen gestellt und es verändert sich der Verlauf der Lebensgeschichte eines Patienten. Diese Feststellung ist fast trivial, sie gewinnt aber bedrohliche Konturen, wenn man mit ihr zugleich auch an unterlassene Therapieformen denkt, die durch ungeeignete ersetzt worden sind. So wie im menschlichen Leben im allgemeinen – von der politischen Geschichte ganz zu schweigen – die größten ethischen Probleme oft dadurch entstehen, daß sich aus früheren Handlungen oder Unterlassungen Anlässe für Folgeprobleme ergeben, die nun die Situation beherrschen, so geschieht es auch in der medizinischen Ethik im Hinblick auf einzelne Patienten, Familien, Gruppen und ganze Bevölkerungen.

Die Lebensgeschichte unseres Patienten ist in medizinisch-therapeutischer Hinsicht zweifellos eine Geschichte von Versäumnissen. Diese Feststellung kann man ohne Schuldzuweisungen machen: Es trägt nicht viel aus, den Allgemeinpraktiker und die beiden Internisten wegen ihrer für viele Ärzte typischen Ausklammerung oder doch Minimierung der biographischen und psychischen Faktoren zu kritisieren. Ebensowenig nutzt eine Klage über die Halsstarrigkeit des Patienten, die psychotherapeutische Behandlung abzulehnen, von der er letztlich selber gespürt haben mag, daß sie allein in seinem Fall angemessen wäre. Die Versäumnisse sind als Faktum ernst zu nehmen, ihre erste Etappe wird man in der abgebrochenen psychologischen Beratung in der Studienzeit des Patienten sehen, die folgenden in der rein somatischen Orientierung der behandelnden Ärzte, einschließlich der Ärzte der Ehefrau des Patienten.

Die wahren Gründe für diese Versäumnisse liegen freilich nicht bei den beteiligten Personen oder wenigstens nicht ausschließlich bei ihnen, sondern in der Gesellschaft, zu der sie gehören. In ihr scheinen sich Ärzte und sowohl potentielle als auch wirkliche Patienten gleichsam in einer unausgesprochenen Vereinbarung verschworen zu haben, Magen- und Rückenbeschwerden und andere körperlich spürbare Leiden mit allen möglichen Methoden anzugehen, nur nicht mit Hilfe der Klärung der Selbsteinschätzung, des Lebensplanes, der Enttäuschungen, Hoffnungen und Ängste des betroffenen Patienten und der Menschen, die zu ihm in Beziehung stehen. Freilich gibt es auch die umgekehrte Gefahr der einseitigen Kausalerklärung von Beschwerden einzig aus psychischen Gründen.

Die Reflexion über die Geschichte der Versäumnisse im Leben des hier in Frage stehenden Patienten führt zu einer weiteren Überlegung, durch welche die ethische Problematik in ein neues Licht gerückt wird. Der Patient ist erst 51 Jahre alt. Gemessen an den Frühpensionierungen von Spezialisten in der Industrie ist er nicht mehr jung. Im Hinblick auf die heutige Lebenserwartung und die Möglichkeit, Lebenszeit zu füllen, ist er jedoch potentiell auf dem Höhepunkt der Entfaltung seiner Möglichkeiten und Interessen, auch der Sinngebung für sich selber und für andere – und sei es für den recht engen Kreis seiner Verwandten, in welchem er seiner Art entsprechend zurückgezogen lebt. Die Frühpensionierung mag zwar seinen Leidensdruck, der ihn den Abbruch der Berufsarbeit wünschen läßt, mindern. Aber es kommt nun erst recht zu keiner Behandlung. Im Grunde wird der Patient zum „alten Eisen" geworfen. Eine echte Hoffnung für sein weiteres Leben besteht kaum oder nur in dem Maße, in dem erfahrungsgemäß Depressionen dieser Art mit fortschreitendem Alter eventuell an Intensität abnehmen. Aber das Menschenrecht – wenn es denn eines ist – auf einen Neuanfang im Leben, ist diesem Patienten nicht gewährt worden. Er hat seinen wahren Arzt noch nicht gefunden.


### 5.6.4 Handlungsalternativen

Fassen wir diese Beobachtungen zusammen, so zeigen sich folgende Alternativen für den begutachtenden Arzt, die ethisch reflektiert werden müßten oder sollten:
1) Er stellt das gewünschte Gutachten mit Befürwortung der Frühpensionierung aus; seine Maxime ist *nihil nocere*, die er hier so versteht, daß er dem gegenwärtigen Wunsch des Patienten willfährig ist (ein eudämonistisches Modell, wenn auch bei Unterschätzung des langfristigen „Glücks" bzw. der Lebenserfüllung des Patienten, vgl. 3.1.2).
2) Er lehnt im Gutachten die Frühpensionierung ab, weil die psychiatrische Diagnose sie nicht voll rechtfertigt (ein pflichtethisches Modell im Hinblick auf die eigene ärztliche Pflicht, s. 3.1.3, und S. 64 f.): er trifft stützende, medikamentöse Maßnahmen, um den Patienten einigermaßen berufsfähig zu erhalten.

3) Er lehnt die Frühpensionierung wie bei 2. ab, indem er besonders bedenkt, welche Folgen es hätte, wenn alle spezialisierten Beamten in höheren Positionen bei Lebenskrisen eine Frühpensionierung forcierten (ein pragmatisches und zugleich teleologisches Argument im Hinblick auf die Verantwortung gegenüber der Gesellschaft).

Wenn die Kriterien für die Entscheidungsfindung in der medizinischen Ethik nicht nur Varianten verschiedener philosophischer Modelle von Ethik sind, wenn die biblische Orientierung der Juden und Christen einen deutlichen Ausschlag bei den Entscheidungen geben darf (s. 3.2–3.4), dann muß die Hoffnung auf das Entstehen und Erleben einer neuen Sicht, einer neuen Selbsteinschätzung und eines neuen Lebenssinns im Patienten immer als wesentliche Alternative offen bleiben, denn die zentrale Aussage der biblischen Botschaft lautet, daß Neues gegenüber Altem entsteht. Im Fall unseres Patienten heißt dies, daß die wahre ärztliche Kunst darin bestehen würde, ihm diese Zukunft zu erlauben. Letztlich haben in seiner Krankengeschichte die somatischen Ärzte seine Zukunft nicht im Auge gehabt, sondern waren auf die Arretierung der behindernden Beschwerden und auf die *restauratio* eines imaginären Gesundheitszustandes der Vergangenheit konzentriert; der Psychiater sah die Zukunft, glaubte aber nicht an ihre Realisierung und kam zu einem pessimistischen Schluß; und die Ehefrau – vielleicht die wichtigste Figur in seinem Leben und, bedenkt man die späte Heirat, womöglich die jetzige Platzhalterin für eine frühe Mutterbindung – hat ihrerseits die Hoffnung für die Zukunft offenbar auch nicht durchgehalten und ihrem Partner vermitteln können.

Die „Hoffnung auf die Zukunft" im Sinne der biblischen Sicht vom Menschen hat im Fall dieses Patienten eine ähnliche Offerte zu machen wie die Psychoanalyse (die beiden decken sich ja in der Regel nicht so problemlos): Dieser Patient hat vielleicht den schönsten und reichsten Teil seines Lebens noch vor sich. Entscheidungen über seine Pensionierung müßten im Licht dieser Hoffnung gefällt werden, und sei es durch die Verweigerung des Wunsches auf eine gutachterliche Befürwortung der Frühpensionierung, d. h. also durch den dadurch gegebenen Druck auf den Beginn einer angemessenen Therapie.


## Zusammenfassung

Im Fallbeispiel wurden verschiedene Aspekte der Entscheidungsfindung in der medizinischen Ethik deutlich, einer Ethik, die nicht nur die individuellen und gesellschaftlichen Konsequenzen, sondern auch die Hoffnung auf das Entstehen von Neuem beim Betroffenen berücksichtigen muß.

Kriterien für eine Entscheidungsfindung können die Varianten verschiedener philosophischer Modelle von Ethik sein; aber auch die biblische Orientierung der Juden und Christen kann den Ausschlag geben. Die zentrale Aussage der biblischen Botschaft lautet, daß Neues gegenüber Altem entsteht. Die ethische Entscheidung hat dann auch im Blick auf diese möglich Zukunft zu erfolgen, um diese zu ermöglichen.

## 5.7  Ethische Probleme bei der genetischen Beratung

### 5.7.1 Möglichkeiten der genetischen Beratung

Zwei recht verschiedene Techniken sind parallel und unabhängig voneinander etabliert worden: die Chromosomendiagnostik in Bindegewebs- und Blutzellen auf der einen Seite und die Entnahme von Fruchtwasser aus dem Uterus zur Überprüfung von wichtigen Faktoren auf der anderen Seite. Erst die Kombination beider Methoden ergab die vorgeburtliche Diagnostik von Chromosomenkrankheiten und eröffnete weitere Wege für Analysen an fetalen Zellen oder am Fruchtwasser selbst. Beispiel dafür ist die Bestimmung von Alphafetoprotein im Fruchtwasser der 17. Schwangerschaftswoche (SSW) zur Erkennung von überdurchschnittlichem Risiko für einen offenen Rücken des Kindes.

Seit der ersten pränatalen Chromosomendiagnostik Ende der 60er Jahre hat sich diese Methode in den westlichen Ländern durchgesetzt und steht heute in den meisten Industrienationen zur Abklärung von Wiederholungsrisiken für schwere Krankheiten und auch Ersterkrankungsrisiken für Chromosomenstörungen bei erhöhtem mütterlichen Alter zur Verfügung. Etwa 80 – 100 Erbkrankheiten kann man heute vor der Geburt an kindlichem oder extraembryonalem Gewebe bestätigen oder ausschließen und so den Schwangeren helfen, sei es durch die beruhigende Mitteilung eines Normalbefundes, sei es durch Bestätigung der befürchteten Diagnose mit der Möglichkeit eines straffreien Schwangerschaftsabbruches aus kindlicher Indikation bis zur 24. Woche nach der letzten Regel (§ 218a StGB, Abs. 2, Nr. 1).

Über die Möglichkeit der pränatalen Diagnostik wird seit Jahren in der breiten Öffentlichkeit diskutiert. Die Medien, besonders auch das Fernsehen, informieren uns, klären in gewissen Abständen über die Möglichkeiten der vorgeburtlichen Diagnostik auf. Die Ärzteschaft wird in Fortbildungsveranstaltungen und Publikationen immer wieder über die Möglichkeiten und Fortentwicklung der vorgeburtlichen Diagnostik informiert. So nimmt es nicht wunder, daß die aufgeklärten Bürger nach dieser Methode fragen, um heute bei ihrem Wunschkind größtmögliche Sicherheit durch Ausschluß von vorgeburtlich bestimmten Krankheiten zu fordern. Es ist weitgehend bekannt, daß im Zuge der Chromosomendiagnostik auch die Geschlechtschromosomen erkennbar sind und somit eine Auskunft über das Geschlecht des zu erwartenden Kindes möglich ist. Die Vorverlegung der vorgeburtlichen Diagnostik durch die Chorionzottenanalyse (10. – 11. SSW) und der relativ leicht erreichbare Schwangerschaftsabbruch nach der sog. psychosozialen Indikation bis zum Ende der 12. SSW weckte bei mancher Schwangeren die Wünsche nach einem Sohn oder einer Tochter: Nach Feststellung der Geschlechtschromosomen könnte dann bei unerwünschtem Geschlecht ein Schwangerschaftsabbruch aus psychosozialen Gründen erfolgen. Befürworter eines weitgesteckten Selbstbestimmungsrechtes der Frau könnten sich sogar mit einer solchen Geschlechtswahl nach Chorionbiopsie identifizieren, während Humangenetiker sich an die Empfehlungen der Ethikkommission ihrer

Gesellschaft halten und in der Bundesrepublik das Geschlecht des erwarteten Kindes nach Chorionbiopsie nicht bekanntgeben.

Wünsche von Eltern nach einem gesunden Kind oder auch nach einem Kind mit bestimmtem Geschlecht werden einerseits wach durch das Angebot von technisch Machbarem, sie können aber auch innerhalb einer Familie aus einer Notlage erwachsen und sich dann in den Forderungen niederschlagen, die an Wissenschaftler gerichtet werden. Um einen solchen Fall geht es bei der folgenden Schilderung:

## 5.7.2 Fallschilderung

Eine Familie hat ein 10jähriges, geliebtes Kind, das an einer schweren Anämieform (Fanconi-Anämie) leidet und das sich bereits in einem lebensbedrohlichen Stadium dieser aplastischen Anämie befindet, weil das Knochenmark keine Blutzellen mehr produzieren kann. Eine Schwester ist gesund, kommt jedoch nicht als Knochenmarkspender in Frage, weil ihre Zellen im Organismus der Kranken nicht akzeptiert würden. Die Mutter entschließt sich zu einer neuen Schwangerschaft und fordert jetzt von den Fachleuten:

1) Das Kind soll keine Fanconi-Anämie haben; sie hat ein 25%iges Risiko für die Wiederholung. Eine Chromosomenbruchanalyse in kindlichen Zellen kann die Krankheit bestätigen oder ausschließen.

2) Sie fordert, daß es ein Junge sein soll, weil sie bereits zwei Mädchen hat. Bei der Chromosomenanalyse aus Chorionzotten würden die Geschlechtschromosomen ohnehin erkennbar sein, und

3) dieser Junge sollte als Knochenmarkspender in Frage kommen. Das bedeutet, daß seine Knochenmarkzellen vom Organismus der kranken Schwester nicht abgestoßen würden.

Die Mutter ist zu einem Schwangerschaftsabbruch entschlossen, wenn diese Forderungen nicht erfüllt werden können. Sie rechtfertigt ihre Haltung gegenüber dem Ungeborenen damit, daß nach dem jüdischen Glauben, dem sie angehört, ein Embryo erst zur Person wird, wenn es den Geburtskanal verlassen hat und lebt (vgl. 3.3.2). Besonders im frühen Entwicklungsstadium wird ein Embryo oder Fetus als Teil des mütterlichen Körpers aufgefaßt, so daß durchaus auch ein Verfügungsrecht über den Embryo abgeleitet wird. Die Mutter argumentiert, daß ihre Ethik sich an der dringenden Notwendigkeit orientiert, für das kranke und geliebte Kind therapeutische Hilfe herbeizuschaffen, was in diesem Fall nur durch die Geburt eines knochenmarkspendenden Kindes gewährleistet ist. Dem übermächtigen Wunsch, dem lebenden Kind zu helfen, steht die Beziehungslosigkeit zum Ungeborenen gegenüber, die ihren Niederschlag in den Ansprüchen an dieses Kind findet.

Bei dieser Frau wird also eine Chorionbiopsie durchgeführt. Die Chromosomenuntersuchung zeigt, daß es ein gesunder, nichtanämiekranker Junge wird, der aber nicht Knochenmarkspender sein kann. Die Familie akzeptiert das Kind, weil es ein Junge ist. Die Frau wird wieder schwanger, diesmal ist es ein gesundes Mädchen, das aber ebenfalls nicht als Knochenmarkspenderin in Frage kommen kann. Es wird abgetrieben. Die Frau wird erneut schwanger ... Die Geschichte ließe sich jetzt beliebig fortsetzen.

### 5.7.3 Beurteilung

Die Rechtfertigungsgründe sind in diesem Fall reine Zweckgründe, das neue Kind wird zum Zweck der Knochenmarkübertragung gezüchtet und, wenn es nicht dafür taugt, verworfen. Hier wird die Grenze einer Hilfe zum gesunden Kind für jeden erkennbar und überschritten, eine Grenze, die im alltäglichen Umgang mit der gleichen Problematik häufig unscharfe Konturen hat. (vgl. 3.1.3, S. 65).

Der Wunsch der Mutter und ihre Begründungen für ihr Handeln gegenüber dem Ungeborenen sind verständlich, und doch stößt die Forderung dieser Mutter bei uns auf große Widerstände. Primär ist die pränatale Diagnostik entwickelt worden, um schwere Krankheitsbilder so frühzeitig vor der Geburt identifizieren zu können, daß ein Schwangerschaftsabbruch nach den Gesetzen des Landes noch straffrei möglich gemacht wird. Wenn es hier um den Wunsch der Mutter geht, der aus einer verständlichen, aber anders gelagerten Gewichtung ihrer familiären Notlage entstanden ist, dann fragt es sich, wieweit die Ärzte das Ungeborene noch schützen wollen und müssen und wieweit sie bereits im Begriff stehen, den Grundsatz ärztlichen Handelns *salus aegroti suprema lex* in *voluntas aegroti sumprema lex* zu ändern, um dann nur noch nach den Wünschen der Patienten zu fragen, Service zu leisten und damit auch aus einem Teil der Mitverantwortung entlassen zu werden. An Beispielen wie den beschriebenen erkennen wir heutige ethische Probleme allgemeinen Charakters. In bezug auf pränatale Diagnostik haben wir zu fragen: Welche Therapieziele haben wir eigentlich? Wie gehen wir mit Krankheit und Wissen um? Wie können wir Eltern helfen, die ein todkrankes Kind haben und die Forderungen an uns stellen, die wir in bewußter Verantwortung auch für das Ungeborene nicht erfüllen können?

## 5.8   Ethische und rechtliche Probleme eines ärztlichen Kunstfehlers

### 5.8.1 Fallschilderung

Ein 17jähriger Junge fuhr am späten Abend ohne Führerschein mit einem Motorrad und erlitt unter ungeklärten Umständen einen Unfall. In der Nacht wurde er in die chirurgische Abteilung des städtischen Krankenhauses eingeliefert. Er hatte eine offene Oberschenkelfraktur rechts, aber keine Kopfverletzung. Die Wunde klaffte etwa 15 cm auf der Vorderseite des Oberschenkels. Sie wurde von Dr. A., einem 45jährigen Facharzt für Chirurgie, unter Assistenz eines Medizinalassistenten versorgt. In der Tiefe der Wunde fand sich eine ungewöhnlich hartnäckige Sickerblutung, deren Quelle nicht auszumachen war und die schließlich spontan stand. Die Fraktur wurde anschließend – noch in der Nacht – mit einem Nagel versorgt. Fußpulse waren nicht zu tasten. Am nächsten Morgen und am darauffolgenden Tag veränderte sich der Befund nicht: Das Bein war kühl, blaß blaugrau verfärbt, ohne Fußpulse. Als dem Patienten eröffnet wurde, daß das

Bein nicht zu retten sei, zeigte er kaum Bewegung und fragte nichts, auch nach der Amputation behielt er seine freundlich lächelnde Miene. Im Anschluß an die Operation untersuchte der Oberarzt S. noch im Operationssaal das amputierte Bein und präparierte die Oberschenkelarterie. Sie war verletzt. Er zeigte sie Dr. A. und bekräftigte seine Meinung, daß nach dem Unfall zuerst die Arterie hätte versorgt werden müssen.

## 5.8.2 Rechtliche Beurteilung

Untersuchen wir zunächst die Handlungen der Beteiligten unter rechtlichen Gesichtspunkten. Der Patient selbst hat zunächst – Motorradfahren, ohne einen Führerschein zu besitzen – eine Straftat nach § 21 StVG begangen. Wir kennen im übrigen den Unfallhergang nicht, wissen also auch nicht, ob der Patient bei seinem Unfall andere verletzt hat oder ob er etwa das Motorrad gestohlen hatte.

Das Verhalten von Dr. A. war fahrlässig. Er war ein erfahrener Facharzt. Es wäre ihm möglich gewesen, die Arterienverletzung zu erkennen, und es war ihm bekannt, daß der Oberarzt S. möglicherweise erfolgreich diese Verletzung hätte behandeln können. Die Nagelung der Fraktur war weniger dringend als die Versorgung einer möglicherweise verletzten Arterie. Er hätte also den Oberarzt verständigen müssen und hat das unterlassen. Dadurch hat er eine Körperverletzung (§§ 223, 223a StGB) begangen. Diese ist nicht durch Einwilligung gerechtfertigt. Auch eine mutmaßliche Einwilligung liegt nicht vor, da diese allenfalls eine Behandlung *lege artis* abdeckt. Eine Klage bzw. Anzeige des Patienten gegen Dr. A. bzw. die Stadt als Krankenhausträger wegen Körperverletzung bzw. auf Schadensersatz und Schmerzensgeld (Vertragsverletzung §§ 823, 847 BGB – Unerlaubte Handlung) hätte Erfolg. Der Patient (bei dem im Zivilprozeß die Beweislast gelegen hätte) hätte mit dem Beweis zumindest dann keine Schwierigkeiten gehabt, wenn er gewußt hätte, wer beteiligt war. Die Zeugenaussagen des Oberarztes, der die Arterie präpariert hat und des Medizinalassistenten, dem die Blutung aufgefallen war, hätten vermutlich zur Verurteilung bzw. für einen Regreßanspruch des Krankenhausträgers gegen Dr. A. ausgereicht, da durch die Versorgung der Arterie mit Wahrscheinlichkeit die Amputation hätte vermieden werden können. Der Patient wußte allerdings de facto davon nicht nur nichts, sondern hatte, soweit erkennbar, noch nicht einmal Verdacht geschöpft. Keiner der Beteiligten hatte auf der anderen Seite, wenn ich recht sehe, eine Rechtspflicht, dem Patienten davon etwas mitzuteilen (vgl. Schreiber, in: Troschke u. Schmidt 1983, 187 ff.). Andererseits hat der Patient das Recht, Einsicht in die Behandlungsunterlagen zu verlangen.

Dem Medizinalassistenten ist im rechtlichen Sinne nichts vorzuwerfen: Er war nicht entscheidungsberechtigt; die Erkennung einer Arterienverletzung war von ihm nicht zu verlangen; ein Protest oder gar eine Weigerung, an der Nagelung mitzuwirken, solange die Blutungsquelle nicht identifiziert war, wäre möglicherweise eine Dienstpflichtverletzung gewesen.

Dem Oberarzt und dem Chefarzt ist der Vorwurf zu machen, daß sie keine Revision veranlaßt oder durchgeführt haben. Der Fall wurde ihnen während der täglichen Visite bekannt. Zwar besaß die Klinik keine Angiographieeinrichtung (Röntgenkontrastmitteldarstellung der Gefäße); die Diagnose – v. a. die Lokalisation der Arterienverletzung – war also ohne operative Revision nicht zu sichern. Wenn diese und/oder die anschließende Gefäßnaht die Fähigkeiten der hauseigenen Ärzte überstieg, so hätte der Patient in eine gefäßchirurgische Universitätseinrichtung verlegt werden können.

Ob dem Chefarzt bzw. dem Krankenhausträger ein Organisationsverschulden vorzuwerfen ist, ist nicht auszumachen. Es hat möglicherweise sogar eine Anordnung gegeben, daß jedesmal, wenn Verdacht auf eine Gefäßverletzung bestand, Oberarzt Dr. S. zu benachrichtigen sei.

### 5.8.3 Sittliche Gesichtspunkte

Man könnte meinen, daß die Diskussion des Falles mit der rechtlichen Beurteilung erschöpft sei. Er ist auf dieser Ebene eindeutig lösbar, und alle rechtlichen Konsequenzen, welche die geschilderten Handlungen haben können, sind aufgezählt. Gibt es für eine ethische Auseinandersetzung dann noch Stoff?

Wer die Ärzte nicht geradezu für Unmenschen hält, wird sich fragen, wie sie mit dieser nicht nur für den Patienten traumatisierenden Erfahrung fertiggeworden sind. Der Gang der Ereignisse stellt ja den Sinn aller ihrer gemeinsamen Bemühungen in Frage. Ihr Zweck ist auf so offenkundige Weise verfehlt worden, daß ein Nachdenken unausweichlich scheint. Und weiter: Warum sind keinerlei Anstrengungen zur Wiedergutmachung unternommen worden? Keine Bemühungen um Rehabilitationsmaßnahmen, keine finanzielle Entschädigung? Sind hier bestehende Möglichkeiten einfach nicht genutzt worden oder sollte es tatsächlich objektive Hinderungsgründe gegeben haben?

Die erste Frage ist die nach der subjektiven Aufarbeitung dieser Erlebnisse durch das Krankenhauspersonal, gewissermaßen die Frage nach dem Prozeß vor dem eigenen Gewissen. Die zweite Frage ist die nach den objektiven Bedingungen, die für eine eventuelle Wiedergutmachung gelten. Wir wollen diese beiden Fragen im folgenden durchgehen. Wir werden dabei sehen, daß nicht nur die erste eine sittliche Dimension hat.

### 5.8.4 Exkurs: Ethische Reflexion im Dialog

Wir können der ersten Frage nachgehen, indem wir an die Schilderung anknüpfen, die einer der Betroffenen, nämlich der Medizinalassistent, aus seiner Sicht der Ereignisse gegeben hat. Er hat sich Jahre nach dem Ereignis einem ihm vertrauten Frager gegenüber wie folgt geäußert:

Frager: Was war eigentlich so schlimm daran?

M.: Ach weißt Du, man war so hilflos, es war wie ein Spuk: Man konnte gar nicht glauben, daß sich die Dinge mit einer so automatischen Grausamkeit entwickeln ...

Frager: Wieso automatisch?

M .: Ja, nachdem die Sache an einer einzigen Stelle schiefgelaufen war – so sehe ich es heute –, war alles gewissermaßen programmiert, und der Junge verlor sein Bein.

Frager: Ja – aber wieso programmiert?

M.: Also, nachdem Herr A. den Arterienriß nicht diagnostiziert hatte, oder auch sich nicht getraut hatte, den S. zu benachrichtigen, war es passiert. Das Bein blieb kalt, bei keiner Visite waren Fußpulse zu tasten, und A. blieb dabei – oder mußte dabei bleiben, daß an der Arterie nichts gewesen war, und zwei Tage später mußten sie amputieren.

Frager: Ich verstehe nicht – wieso sagst Du, er mußte?

M.: Ja weil er doch sonst eine entsetzlich folgenschwere Fehldiagnose hätte zugeben müssen. Natürlich roch S. am Morgen den Braten sofort. Als er das blaugraue, kalte, pulslose, genagelte Bein sah, dachte er natürlich sofort an eine Arterienverletzung, obwohl das bei der Visite niemand aussprach. Und als das Bein amputiert war, nahm er es sich und präparierte die Arteria femoralis, und dann zeigte er es A. Sie war angerissen.

Frager: Was hätte man denn machen können?

M.: Wenn A. noch in der Nacht S. angerufen hätte, hätte es vielleicht gutgehen können. S. war der einzige im Haus, der Gefäße nähen konnte.

Frager: Und warum holte er ihn nicht?

M.: Ja, das ist es eben. S. war der erste Oberarzt und Liebkind beim Chef. Muß wohl ein sehr guter Chirurg gewesen sein, jedenfalls jünger als A. und Ausländer, Perser. Nicht sehr diplomatisch, vielleicht herrisch. Hatte ein Verhältnis mit der Chefsekretärin – sie siezten sich aber in der Öffentlichkeit. Und die Mißgunst der deutschen Kollegen ... Natürlich wäre der sofort gekommen, aber gerade ihm gegenüber hätte A. seine Unterlegenheit zugeben müssen ...

Frager: Und war es A. denn wirklich möglich, die richtige Diagnose zu stellen?

M.: Der Junge kam nachts. Er war, meine ich, 17 und hatte einen Motorradunfall, war wahrscheinlich verbotenerweise gefahren. Der rechte Oberschenkel war gebrochen, die Verletzung offen, es blutete. Ich mußte assistieren. Vor dem Nageln mußten wir die Wunde versorgen. Ich war ja ein krasser Anfänger in der Chirurgie, aber mir fiel auf, wie schwer die Blutung zum Stehen zu bringen war. Schließlich sagte ich auch was: „Warum blutet das bloß so?" Da blies er mich an. Nach dem Nageln fühlte er sehr sorgfältig nach den Fußpulsen, fand nichts, sagte aber auch nichts, oder nur: „Das kommt schon wieder". Man hatte jedenfalls das Gefühl, daß die Sache ihn weiter beschäftigte. Im Rückblick sind für mich das Schlimmste die Visiten: Das graue, leblose Bein, das be-

deutungsvolle Schweigen von Chef und Oberärzten und das hilflose Grinsen des Jungen
– sogar dann noch, als das Bein amputiert war.

Frager: Das muß ja ein Grauen gewesen sein!

M.: Ja, ja, wie so ein banales Versehen die Sache urplötzlich und unaufhaltsam zum blutigen Ernst macht und wie wir alle dem Jungen das verborgen haben – der Abgrund unmittelbar neben einem ...

Frager: Hast Du Dich denn mitschuldig gefühlt?

M.: Mitschuldig? Ich war eher unruhig, ziel- und planlos aufgeregt, entsetzt, verunsichert, – innerlich, ich weiß nicht, ob man mir etwas angemerkt hat. Aber ich wußte
auch gar nicht, was ich hätte tun sollen. Ich war ja der Dümmste in dem ganzen Team.
Wenn Oberarzt und Chef, die den Jungen mindestens zweimal sahen, nichts unternahmen, war wohl wirklich nichts mehr zu machen. Ich hätte in der Nacht A., der endlich
nageln wollte, stoppen müssen, als die Blutung so lange nicht stand, und ihn zwingen,
Hilfe zu holen. Aber wofür? Daß S. Gefäße nähen konnte, wußte ich, glaube ich, zu diesem Zeitpunkt noch gar nicht. Also: So merkwürdig das klingt, ich weiß einfach nicht,
ob ich mich schuldig fühlen soll.

Frager: Wenn sich die Geschichte wirklich so zugetragen hat, finde ich eigentlich, daß
Du Herrn A. ziemlich schonst. Ist er denn vom Chef auch so geschont worden?

M.: Ach, A. war eigentlich ein Schweinigel. Er hatte so eine Art, erst mit der Faust,
dann mit den Ellbogen des hochgestellten Unterarms auf den Tisch zu schlagen oder zu
klopfen, beim Essen, und mich dann aufzufordern, ich solle doch mal mit ihm nach N.
fahren in eine bestimmte Straße ... Am liebsten operiert er Männer mit Phimosen. Ich
hatte den Eindruck, daß er sich hier in den Operationstechniken wirklich auskannte.
Sonst ging er der Arbeit eher aus dem Weg, wollte schnell fertig sein, ich sollte nur ganz
kurze Briefe schreiben. Ich muß ihm irgendwie zugeteilt gewesen sein, hatte jedenfalls
sehr oft mit ihm zusammen Dienst. Ich weiß auch nicht, ob sich der Chef damals um die
Angelegenheit gekümmert hat. Erfahren hat er es sicher, denn ich kann mir nicht
denken, daß S. sie ihm nicht erzählt hat. Von einem Donnerwetter habe ich jedenfalls
nichts bemerkt – das wäre aber wohl auch kaum in meiner Gegenwart niedergegangen,
obwohl er A. wohl nicht sehr schätzte. Ich glaube eher, er hielt sich raus. Er wollte auch
immer schnell fertig sein, und seine Herrschaft war unangefochten. An der Sache drangeblieben ist nur S. Auch der zweite Oberarzt – der einzig Sympathische übrigens in
dem ganzen Laden – hielt sich raus.

Die „Spannungssituation" von Herrn M. ist deutlich. Das Ereignis hat Spuren in
ihm hinterlassen, die sich auch nach Jahren noch nicht verloren haben. Ohne daß
damit die Gesamtheit dessen, was ihn bewegt, erfaßt sein soll, scheint er
schockiert, daß unmittelbar neben ihm etwas so Entsetzliches passieren konnte
(als ob er dagegen gefeit sei), und er scheint sich zu fragen, inwieweit er in
dieser Handlungskette mit fatalem Ausgang nicht ein Mitakteur gewesen ist.
Insofern stellt er also die klassische Frage: „Was soll ich tun?" – allerdings in
der Vergangenheitsform „was hätte ich tun sollen?", d. h. die Frage nach der
Sittlichkeit überhaupt. Ich möchte versuchen, dieser Frage in einem fiktiven
Überlegungsgang von Herrn M. nachzugehen: Ich unterstelle ihm dazu, daß er

sein Handeln anhand eines rationalen Kriteriums, nämlich der Verallgemeinerbarkeit der Maximen prüft, mit anderen Worten: Ich unterstelle ihm wie Kant
ein Prinzip, welches die gemeine Menschenvernunft „sich zwar freilich nicht so
in einer allgemeinen Form abgesondert denkt, aber doch jederzeit wirklich vor
Augen hat und zum Richtmaß ihrer Beurteilung braucht" (GMS 433).[3]

Das Prüfungsverfahren muß zwei Schritte haben: 1) Es muß zu ermitteln versuchen, welche Maximen dem Handeln tatsächlich zugrunde lagen; 2) es muß
prüfen, ob sie verallgemeinerbar sind. Handlungen nach nicht verallgemeinerba-
ren Maximen sind sittlich unerlaubt (vgl. zu dem ganzen Abschnitt 3.1.3).

Zu 1): M. weiß – kann zumindest wissen -, daß ihm rechtlich nichts
vorgeworfen werden kann. Er hat weder ein Gesetz noch eine sonstige Vorschrift verletzt. Dennoch bleibt seine Beunruhigung. Das erste Glied der
Handlungskette, über das M. nachdenken würde, wäre die Nicht-Revision der
Arterie trotz der auffallenden Blutung. Es ist zwar nicht sicher, daß die Revision
zur Versorgung und die Versorgung zum Erhalt des Beines geführt hätte, es ist
aber möglich, und dies reicht hin. Er wird sich also zunächst fragen: War es
überhaupt möglich für mich, hier anders zu handeln? Denn wenn ich gar keine
alternative Handlungsmöglichkeit, keine Wahlmöglichkeit hatte, ist jede ethische
Prüfung sinnlos. In Wahrheit habe ich doch, wird er sagen, diese angebliche
Handlungsmöglichkeit (auf die Revision dringen) erst nach Ablauf der ganzen
Geschichte entdeckt. De facto gab es für mich zu diesem Zeitpunkt gar keine
alternative Handlungsmöglichkeit. Und gesetzt den Fall, ich irre mich hier: Was
war meine wirkliche Maxime und gibt es denn eine verallgemeinerungsfähige
Maxime, nach der ich dieses Drängen unterlassen konnte? Ich glaube schon,
wird er weiter denken, daß meine wirkliche Maxime die Loyalität war, also:
Wenn nicht ganz exorbitante Fälle auftreten, will ich mich an die Regeln der
Chirurgie und an die Regeln des Hauses halten. Jedenfalls, da dies meine erste
Operation dieser Art war und ich etwas lernen konnte, war meine wirkliche
Maxime sicherlich nicht: Wenn jemand anders die Verantwortung hat, will ich
möglichst schnell und ohne viel Nachdenken durchkommen.

Wenn Ms. Beunruhigung nach dieser Überlegung bestehen bleibt, so wird er
sich fragen, ob er beim letzten Glied der Kette hätte ansetzen sollen. Hätte er
dem Jungen bei der Entlassung zu einer Schadensersatzklage raten und ihn über
seine Beobachtung informieren sollen? Aber auch hier wird er sich sagen müssen: Erst Jahre später bin ich überhaupt darauf aufmerksam geworden, daß es
diese Möglichkeit gibt. Ich kann mich nicht erinnern, jemals während meines
Studiums einen Schadensersatzfall gesehen zu haben. Hier freilich kann ich mich
irren. Nehmen wir dies einmal an. Was hätte ich dann, außer dem besseren
Studieren, tun sollen? Jeder wird das Ziel bejahen, das Unrecht, das dem Jungen
geschehen ist, auszugleichen und ihm sein Schicksal, soweit das durch finanzielle

---

[3] Die Kant-Zitate des Abschnitts entstammen alle der Akademieausgabe der *Grundlegung
zur Metaphysik der Sitten*.

Mittel überhaupt möglich ist, zu erleichtern. Aber wem obliegt diese Pflicht? Soll ich als schwächstes Glied der Institution die Pflichten der Institution übernehmen, die sie nicht wahrnimmt? Welch eine Unkollegialität, wenn ich an Dr. A. vorbei dem Patienten ... Und wenn ich mit Dr. A. selbst spreche? Er wird mich entrüstet in meine Grenzen weisen. Und mit Oberarzt S.? Welch größenwahnsinnige Intrige! Ist überhaupt eine verallgemeinerbare Maxime denkbar, nach der ich das Geheimnis aufdecken könnte? Sie müßte lauten: „Wenn ich der Auffassung bin, daß eine Institution ihre Pflichten nicht wahrnimmt, so will *ich* sie, auch gegen die Institution, wahrnehmen". Aber hat denn eine Institution überhaupt Pflichten, die über ihre genuinen Rechtspflichten hinausgehen, und Rechtspflichten bestehen doch hier offenbar nicht? Spätestens an dieser Stelle wird sich M. fragen, ob die Sache nicht vielmehr umgekehrt liegt: Vergeudet er nicht, sich maßlos überschätzend, seine Zeit, die er für Besseres nutzen könnte, mit Hirngespinsten? Jedenfalls kann er die Maxime: Wenn ich Unrecht in der Welt sehe, will ich mich darum kümmern, auch wenn ich daran nichts ändern kann ebenfalls nicht als allgemeine wollen, ohne zugleich seinen Willen aufzugeben.

Zu 2): Nun zu unserer zweiten Frage (s. S. 167). Nachdem diese schreckliche Geschichte nun einmal passiert ist, wird sich jeder unbeteiligte Beobachter, zumindest jeder Nichtmediziner sagen, kann es doch damit nicht vorbei sein. Gab es keine Möglichkeiten, den Schaden des Jungen zu mindern oder zu lindern, oder wurden sie nur nicht genutzt? Gehen wir einmal davon aus, daß Dr. A. den gleichen Impuls wie wir späteren Beobachter empfindet.

Der nächstliegende Gedanke ist dann, daß er den Jungen (und die Eltern?) besucht, seinen Fehler offen eingesteht und eine finanzielle Entschädigung anbietet in ungefährer Höhe dessen, was in einem Prozeß zu erwarten wäre. Auf ein solches Handeln würde sich aber die Haftpflichtversicherung von Dr. A. kaum einlassen. Sie würden den Jungen entweder mit einer wesentlich kleineren Summe abfinden wollen oder einen Prozeß verlangen mit dem Ziel, die Leistungspflicht überhaupt abzuweisen, einen Prozeß, der allerdings auch mit einem Vergleich enden könnte. Dr. A. könnte also ein solches Angebot nicht machen. Er müßte (wenn er nicht ein sehr vermögender Mann ist) einen Prozeß anheimstellen und versprechen, dabei ohne Rückhalt auszusagen – was ihn allerdings ebenfalls in Konflikt mit seiner Versicherung geraten lassen würde. Aber selbst gesetzt den Fall, hier fände sich ein Weg, so ist es fraglich, ob sein ärztlicher Vorgesetzter und der Krankenhausträger ein solches Verfahren tatenlos hinnehmen würden. Für sie stünde der Ruf des Krankenhauses auf dem Spiel. Dr. A. hätte mit der fristlosen Kündigung wegen Störung des Betriebsfriedens zu rechnen. Dr. A. bliebe also tatsächlich nichts anderes übrig, als seinen ärztlichen Vorgesetzten – wenn er nicht ohnedies von der Sache weiß – über sie zu informieren, sich zur wahrheitsgemäßen Aussage bereitzuerklären, im übrigen aber ihm die Entscheidung über irgendwelche Konsequenzen zu überlassen. Wenn also in unserem hier geschilderten Fall nichts geschah, so dürfte es – so befremdlich das klingt – auf objektiven Hinderungsgründen beruhen.

Dies jedenfalls war die Situation zu der Zeit, als sich unsere Geschichte ereignete (vor über 20 Jahren). Sie hat sich heute in folgendem geändert: Es gibt heute in der Bundesrepublik – gegründet auf Initiative der Landesärztekammern 10 sog. „Ärztliche Schlichtungsstellen"[4], an die sich Patient und Arzt gemeinsam wenden können, die sich um außergerichtliche Einigungen bemühen und deren Sprüche von den jeweiligen Haftpflichtversicherern in der Regel akzeptiert werden. Das Institut der Schlichtungsstelle hat aber erhebliche Lücken: Erstens ist das Verfahren – wie gesagt – davon abhängig, daß es von Patient und Arzt gemeinsam in Gang gesetzt wird. Der Patient muß also von dem Fehler wissen oder ihn vermuten, und der Arzt muß, wenn er Krankenhausarzt ist, die Erlaubnis zur Anrufung der Stelle haben. Zwar gibt die Mehrheit der Krankenhausträger diese Erlaubnis; keine Erlaubnis geben jedoch die Universitätskliniken und die kommunalen Häuser Bayerns und Bremens (deren Träger sog. Selbstversicherer sind). Bei den Schlichtungsstellen in München und in Hannover behalten sich die Haftpflichtversicherer die Erlaubnis vor, da sie die Stellen mitfinanzieren. Auch heute gibt es also, zumindest stellenweise, objektive Hindernisse, die sich dem von uns Dr. A. unterstellten Impuls entgegenstellen würden.

Dem Patienten freilich, vorausgesetzt er vermutet oder weiß von einer Schädigung, stand und steht der Klageweg offen. Es gibt aber keine Pflicht des Krankenhauses, den Patienten über die ihm etwa durch Behandlungsfehler erwachsenen Schäden zu informieren und keine Pflicht des Krankenhauses, Behandlungsfehler zu registrieren. In den Niederlanden hat es in diesem Punkt in jüngster Zeit eine Neuerung gegeben: Hier ist die für den Betrieb eines Krankenhauses erforderliche Genehmigung des zuständigen Ministers unter anderem daran gebunden, daß der Krankenhausträger eine Kommission einrichtet, die Behandlungsfehler registriert und bei Verdacht auf strafbare Handlung den Staatsanwalt oder den aufsichtführenden Minister informiert. Der Patient hat aber auch hier kein Recht auf Information[5].

## Zusammenfassung

1) Methodisch versammelt dieser Fall fast alle möglichen Perspektiven der sittlichen Aufarbeitung eines bereits geschehenen Ereignisses: das Verletzungserlebnis als Anlaß individueller Reflexion, die Analyse der Wirklichkeit, d. h. der tatsächlichen Handlungsdeterminanten einschließlich der psychologischen und sozialen Zwänge, die Isolierung des Sittlichen (getrennt nach Recht und Ethik) und die Richtung möglicher Korrekturen. Zur Vollständigkeit fehlt nur ein formelles Gerichtsurteil.

---

[4] In der Schilderung der ärztlichen Schlichtungsstellen folge ich Schwenk (1986).
[5] Ich verdanke Information und Übersetzung Herrn Prof. Dr. F. van Wijmen, Capaciteitsgroep Gezondheidsrecht der Rijksuniversiteit Limburg, Maastricht.

2) Inhaltlich:

- Der Fall illustriert zunächst das individuelle sittliche Reflektieren anhand eines
  rationalen Prinzips (Verallgemeinerbarkeit der Maximen), allerdings nur bei
  einem Nebenbeteiligten, der sich selbst im Ergebnis freispricht.
- Die übrigbleibenden sittlichen Defekte im Krankenhaus sind ein Kommunika-
  tionsdefizit und ein Organisationsdefizit (klarere Organisation hätte den Kom-
  munikationsdefekt und damit den Kunstfehler weniger wahrscheinlich
  gemacht).
- Der Defekt außerhalb des Krankenhauses liegt in den Versicherungs- und
  Entschädigungsverfahren. Anders als innerhalb des Krankenhauses und anders
  als im Fall 4 (s. 5.5), wo das Problem in der fehlenden organisatorischen
  Sicherung von Kommunikation bestand, sind es hier existierende Regeln, die
  dem sittlich gebotenen Ausgleich (soweit er möglich ist) entgegenstehen.
- Im rechtlichen Sinne ist der behandelnde Arzt, was seinen Kunstfehler angeht,
  durch den genannten strukturellen Defekt des Krankenhauses nicht entschuldigt. Ethisch würde er sich, wenn er dem amputierten Patienten trotz der institutionellen Hindernisse helfen würde, vorbildlich verhalten.

## 5.9  Das indische Mädchen oder „Wie lernt ein System?"[6]

### 5.9.1 Die Schilderung des Falls

Ein Mädchen in einem indischen Dorf litt an den Folgen einer Gehirnhautentzündung.
Die Familie brachte das Kind in das nächste Krankenhaus, ein großes, international be-
kanntes Medical College, das von der Kirche Südindiens getragen wird. Nach einigen
Tagen intensiver Pflege bildeten sich die Sprachstörungen, die Lähmungen der rechten
Hand und des rechten Beins langsam zurück. Im ganzen blieb das Mädchen zwei Monate
im Krankenhaus, obwohl der stationäre Aufenthalt sicher nur in der ersten Zeit
unbedingt nötig gewesen war. Dieser Aufenthalt kostete die Familie einen Betrag, der
dem Familieneinkommen von vier Jahren entsprach. Da die Krankenhausverwaltung
darauf bestand, daß die Rechnung vor der Entlassung völlig beglichen wurde, mußte die
gesamte Barschaft der Familie und enger Freunde einschließlich des Familienschmucks,
der in Indien als Symbol des Glücks und für das weitere Bestehen der Familie angesehen
wird, aufgewendet werden. Der Rest der Rechnung, mehr als 1500 Rupien, mußte vom
Geldverleiher zu 36% Zinsen aufgenommen werden. Die Familie ist dadurch in eine
Schuldknechtschaft geraten, aus der sie mit eigener Kraft nicht mehr herauskommen
kann.

---

[6] Diesen Fall hat Dr. Reinward Bastian (Direktor des Deutschen Instituts für Ärztliche
Mission in Tübingen) erlebt und erzählt.

### 5.9.2 Rückfragen

**Wer hat etwas falsch gemacht?** Die Familie hatte keine andere Wahl und konnte auch nicht beurteilen, wie lange die Krankenhausbehandlung im Interesse des Kindes unbedingt nötig war. Der Chefarzt des Krankenhauses hielt den zweimonatigen Aufenthalt im Interesse der Rehabilitation des Kindes zumindest für günstig. Die Rechnung hatte man bereits aus einem Armenfond gespeist und um 30% gekürzt. In einem rein privaten Krankenhaus wären die Kosten etwa 10mal so hoch gewesen. Die ärztliche Behandlung war also zweifellos im Interesse des Kindes, aber die katastrophale Situation, in die die Familie dadurch gebracht wurde, wollte oder konnte man nicht wahrnehmen. An einem klärenden Gespräch mit der Familie hat es gefehlt, weil man offensichtlich der Meinung war, mit der maximalen Behandlung und Pflege automatisch das Optimale zu tun. Das medizinische Handlungsziel erwies sich als schädlich für das Wohlergehen der Familie, weil die finanziellen Folgen nur als Randbedingungen angesehen wurden.

**Warum müssen Arme so viel zahlen?** Zwar hätte man in einem Einzelfall von der Begleichung der Rechnung absehen können, aber da die meisten Leute in Indien arm sind, wäre dies kein Einzelfall geblieben; wollte man sich so verhalten, müßte man 90% der Patienten umsonst behandeln und unterbringen. Die Ausnahme zugunsten dieser Familie wäre also eine eklatante Ungerechtigkeit gegenüber allen anderen armen Patienten gewesen und hätte das Krankenhaus mit unerfüllbaren Erwartungen der armen Bevölkerung konfrontiert.

**Warum muß ein kirchliches Krankenhaus auf seine Kosten kommen?** Die öffentlichen Krankenhäuser werden von der Regierung getragen und sind grundsätzlich kostenfrei, der medizinische Standard ist allerdings durchweg niedriger, und deshalb sind sie weniger angesehen. Die kirchlichen Krankenhäuser sträuben sich gegen die Unterstützung von Seiten der Regierung, welche sogar ihnen Gratisbehandlungen von Patienten ermöglichen würde, weil sie dann auch bestimmte Auflagen von Seiten der Regierung akzeptieren müßten. Eine dieser Auflagen ist die Bedingung, daß sie zur medizinischen und Krankenpflegeausbildung und zur Anstellung in den Krankenhäusern nicht mehr vorwiegend Christen aufnehmen dürften, sondern sich an den Durchschnitt der Bevölkerung halten müßten. Die Krankenhäuser und mit ihnen die sie unterstützenden Kirchen und Missionsgesellschaften im Westen befürchten, daß damit der christliche Charakter der Krankenhäuser gefährdet würde. Wird also der Streit um gesundheitspolitischen Einfluß auf dem Rücken der Ärmsten ausgetragen? Müßte nicht die „Christlichkeit" der Krankenhäuser gegenüber der Fürsorge für die Armen zurücktreten?

**Was ist das Christliche an den kirchlichen Krankenhäusern?** Es ist nicht von ungefähr, daß kirchliche Krankenhäuser so hohes Ansehen gerade bei den Armen genießen. Sie haben nämlich von Anfang an die Diskriminierung durch die

Kastenordnung aufgehoben und Patienten aller Kasten, insbesondere Kastenlose, aber auch Buben und Mädchen in gleicher Weise behandelt und gepflegt. Auch unter dem Krankenhauspersonal, Ärzten und Pflegepersonen, sind die Angehörigen der unteren Kasten besonders stark vertreten. Weil sie sich so verhielten, wurden die kirchlichen Krankenhäuser nicht nur Träger westlicher Medizin, sondern auch Vertreter westlicher Sozialethik. Weil sie aber ihre Kosten, abgesehen von der Hilfe aus den Heimatländern, selber decken müssen, sind sie im Laufe der Jahre zu Krankenhäusern für die Reichen geworden. Der christliche Geist und damit das Ziel der Gleichbehandlung aller Kasten und Geschlechter fordert inzwischen so hohe Opfer, daß dieses Ziel nicht mehr mit dem christlichen Geist vereinbar scheint. Dazu kommt, daß das moderne Indien einschließlich des gebildeten Hinduismus sich die Überwindung der Kastenschranken selbst zum Ziel gesetzt hat.

**Wie sucht man neue Ziele?** Die Mitarbeiter der kirchlichen Krankenhäuser sind im Laufe der Zeit selber schon auf dringlichere Aufgaben aufmerksam geworden. Die meisten Krankheiten entstehen in Indien innerhalb der fundamentalen Lebensbedürfnisse: Essen und Trinken, Hygiene, Säuglings- und Kleinkinderfürsorge. Deshalb sollen die Mittel der Missionsgesellschaften für soziale Hilfen neu verteilt werden: 90% sollen sich auf den Dorf- und Nachbarschaftsbereich konzentrieren, 8% auf Erste-Hilfe-Posten und kleine Krankenhäuser und nur die restlichen 2% auf große Fachhospitäler. Die Verteilung bedeutet eine radikale Umorientierung, die vermutlich auf zwei Faktoren beruht: Die bisherige Zielrichtung, der Erfolg und das damit verbundene gute Gewissen sind fragwürdig geworden. Man denkt deshalb neu darüber nach, welches die eigentlichen Aufgaben sind. Dabei entdeckt man neue Dringlichkeiten, denen man sich nun mit gutem Gewissen zuwenden kann.

## 5.9.3 Auswertung

Historisch gesehen ist dieser Fall das konkrete Beispiel der langfristigen Umorientierung des europäisch-amerikanischen Kolonialstils („Wir bringen euch christliche Nächstenliebe und westliche Kultur.") zu einer einheimischen diakonischen Kultur. Natürlich hat nicht diese einzelne Erfahrung das gesamte Gesundheitskonzept geändert, sondern viele Fehlerfahrungen und viele Suchaktionen nach Neuem sind zusammengekommen. Dennoch läßt der Fall sehr schön erkennen, daß konkretes Verhalten auf grundsätzliche Entscheidungen zurückgeführt werden kann und v. a., daß auch Grundsatzentscheidungen veränderbar sind. Die Lernfähigkeit eines sog. Wertsystems ist eine ethische Forderung, denn nicht ein Gedankengebäude, sondern einzelne konkrete Menschen sind ethisch verantwortlich.

Schematisch auf einzelne Ebenen projiziert, sieht der Ablauf folgendermaßen so aus:

1) Das Mädchen wurde rein medizinisch behandelt →
2) Die Familie wurde ruiniert:
3) weil alle Patienten zahlen müssen
4) weil das Krankenhaus auf Kostenerstattung angewiesen ist,
5) weil es keine Subventionen von der Regierung erhält,
6) weil es deren Bedingungen nicht akzeptieren will,
7) → um dem Grundsatz der Gleichbehandlung treu zu bleiben.
8) → Dies entspricht christlichem Geist

Der Fehler auf Ebene 2 kommt zustande, weil der Grundsatz der sozialen Gleichbehandlung (keine Kastendiskriminierung) angewandt wird und der christliche Charakter des Krankenhauses gewahrt werden soll (und daher keine Regierungssubventionen angenommen werden).

Der „christliche Geist" sagt: du mußt einen neuen Grundsatz suchen, der den Menschen besser dient.
1) Wende dich den dringendsten Gesundheitsbedürfnissen der Armen zu.
2) → Verbessere die Situation von Ernährung, Wasser, Hygiene, Säuglings- pflege.
3) → Dazu muß die Landbevölkerung ermutigt und instruiert werden.
4) → Lokale Gesundheitsdienste müssen getragen werden von den Dorf- bewohnern.
5) → Dazu braucht man Fachleute, die sie ausbilden und unterstützen.
6) → Das kostet Personal und Geld des Krankenhausträgers.
7) Das Krankenhaus akzeptiert die Bedingungen der Regierung.
8) → Daher wird die Behandlung kostenlos und dem allgemeinen Standard ange- glichen.
9) → Ein solcher Fall (wie der des Mädchens) braucht nicht mehr vorzukommen.

# 6 Der Kontext der Reflexion in der Gegenwart

## 6.1 Tendenzen gesellschaftlicher Entwicklung

Natürlich können im Rahmen dieses Abschnittes und auch nicht einmal im Rahmen dieses Buches alle Trends, die heute zur Entstehung ethischer Probleme in der Medizin beitragen, angegeben werden. Einige Aspekte sind im Verlauf der früheren Abschnitte schon aufgezeigt worden. Hier geht es darum, die in den oben angegebenen Fällen vorhandenen Problembereiche in einen weiteren Kontext einzuordnen.

Drei wesentliche Trends müssen genannt werden:
- die Entwicklung der medizinischen Technik;
- die Wünsche einzelner Menschen, die durch die Entwicklungen der modernen medizinischen Technik vielfach erst entstehen und deren Erfüllung nun möglich wird, und
- individuelle und gruppenspezifische Forderungen, welche die Gesellschaft als Garanten von Gesundheit und Lebensqualität erscheinen lassen.

### 6.1.1 Der Einfluß der Entwicklung der medizinischen Technik

Wie in allen Bereichen technischen Schaffens hat sich auch in der Medizin die Schnelligkeit, mit der neue Geräte auf den Markt gebracht werden, enorm gesteigert. Medizinische Praxis und industrielle Fertigung arbeiten dabei wie in allen anderen Gebieten Hand in Hand; bessere und d. h. genauere und schnellere Diagnostik und effizientere Therapie werden von der ärztlichen Praxis in gleichem Maße gefordert, wie sie von der Industrie angeboten werden.

Von einer kritischen Medizin wird nun allerdings auch die Frage gestellt, ob der mit Hilfe der Technik konstatierte Fortschritt auch wirklich ein Fortschritt sei. Es wird darauf hingewiesen, daß sich die Bekämpfung und Heilung von Krankheiten im wesentlichen auf den Sektor der Infektionskrankheiten beschränkt, daß die Erhöhung des Lebensalters im wesentlichen stagniere, daß die

Heilung chronischer Krankheiten zunehmend schwieriger würde. Man konstatiert v. a. eine erhebliche Diskrepanz zwischen technischem und finanziellem Aufwand einerseits und Behandlungserfolg andererseits. Im Blick auf die Gesamtgesellschaft wird auf die anhaltende Explosion der Kosten im Gesundheitswesen hingewiesen (vgl. 2.2.3).

Das in dieser Kritik angesprochene Problem enthält ohne Zweifel zwei Aspekte, die für die ethische Reflexion wesentlich sind. Einerseits stellt sich dem Arzt immer wieder die Frage, wieviel medizinische Technik der Mensch überhaupt vertragen kann. Gibt es auch in diesem Bereich – übertragen gesagt – „Grenzen des Wachstums", Grenzen des Zumutbaren, Punkte, von denen an jedes „mehr" an Diagnostik und Therapie im Grunde ein „weniger" an Lebensqualität wird? Ähnliche Fragen entstehen aber auch auf der Ebene der Gesamtgesellschaft. Wieviel Investitionen im Gesundheitsbereich kann sich eine Gesellschaft überhaupt leisten? Wieviel Investitionen darf sich eine Gesellschaft leisten, wenn ein Teil dieser Investitionen auf Kosten anderer Länder und Kulturen geht, deren medizinische Versorgung z. T. noch weit unter dem Standard einer medizinischen Grundversorgung liegt?

Auf der anderen Seite muß man nun allerdings auch fragen, ob es in unserem System überhaupt möglich ist, Grenzen den medizinischen Fortschritts zu definieren bzw. zu praktizieren? Würde Medizin sich nicht selber aufgeben, wenn sie generell den Gedanken des Fortschritts nicht mehr denken wollte, wenn sie nicht mehr nach neuen Wegen der Heilung suchen würde? Selbstverständlich erfährt jeder Arzt die Grenzen seiner Möglichkeiten ebenso oft wie er Heilung erlebt. Aber was für den einzelnen Arzt gilt, gilt nicht für die Medizin als System. Medizin als System darf vor keiner Grenze kapitulieren; sie muß immer wieder versuchen, die Grenzen hinauszuschieben, muß immer wieder nach neuen Möglichkeiten und Wegen sinnen, Krankheit und Tod zu überlisten. Der Medizin als System ist der Glaube an die mögliche Unsterblichkeit des Menschen angeboren, so vermessen dieser Glaube dem einzelnen Arzt auch erscheint und so sehr dieser Glaube seiner Erfahrung widerstreitet.


## 6.1.2 Individuelle Wünsche und medizinischer Fortschritt

Medizintechnischer Fortschritt wird einerseits durch das Zusammenspiel von wissenschaftlich-ärztlichem Handeln und industrieller Entwicklung in Gang gehalten, läßt aber andererseits auch neue Wünsche auf Seiten der Menschen entstehen, die in den Genuß eben dieses Fortschritts kommen wollen. Die vielfach in der letzten Zeit gestellte Frage, ob wir dürfen, was wir können, stellt sich auch derart, daß wir fragen müssen, ob wir *wollen* dürfen, was wir können. Die technischen Möglichkeiten stehen nicht nur dem Arzt zur Verfügung, sondern sie werden auch vom Patienten eingefordert. Was möglich ist, wird sehr bald auch gewünscht, und es kann schließlich derart zur Routine werden, daß es als Kunstfehler gilt, wenn nicht alle Möglichkeiten ausgeschöpft werden. Technischer Fortschritt schafft also neue Möglichkeiten, die ihrerseits neue Wünsche wecken. Dieser Zusammenhang interdependenten Fortschritts gilt bis heute als legitim. Aus ethischen Gründen kann gefragt werden, ob der Zusammenhang auch in Zukunft so bestehen darf.

Es ist ein breites Spektrum, innerhalb dessen die ethische Reflexion des Arztes in diesem Zusammenhang gefordert ist. Es kann sich z. B. um das Problem handeln, ob neue Geräte angeschafft werden sollen, obwohl man einerseits weiß, daß sie im Grunde nicht genügend ausgenutzt werden können, weil eine ausreichende personelle Ausstattung fehlt, und andererseits derartige Investitionen zu Lasten anderer Bereiche, z. B. der Pflege, gehen. Es kann sich aber auch um die Frage handeln, wieweit man den Wünschen von Patienten nachgeben darf, wenn der Arzt davon überzeugt ist, daß die eine oder andere Therapie in diesem Fall nicht zuträglich ist. Die Fortpflanzungsmedizin stellt ein eindrucksvolles Beispiel für diese Sache aus jüngster Zeit dar. An diesem Beispiel kann man auch erkennen, wie die Gesellschaft bei der Beurteilung der Notwendigkeit dieser medizinischen Maßnahme geschwankt hat, insofern es einige Zeit dauerte, bis sich Gesetzgeber und Krankenkassen bereitfanden, eine Behandlung als medizinisch indiziert anzuerkennen und die Kosten für die Behandlung zu übernehmen.[1]

### 6.1.3 Individuelle Gesundheit und gesellschaftliche Verantwortung

Die gegenseitige Verschränkung von medizintechnischen Möglichkeiten und Wünschen der Patienten setzt eine Eigendynamik in Gang, die schließlich, z. T. über die Köpfe der Ärzte hinweg, die medizinischen „Standards" bestimmt, die bei der Erhaltung des Lebens und der Gesundheit einzelner erreicht werden müssen. Dieser Prozeß endet dann bei der Forderung nach einem „Recht auf Gesundheit", das jedem Menschen zustehen und, ähnlich wie bei der Forderung nach einem „Recht auf Arbeit", von der Verfassung als Teil der Menschenwürde garantiert werden soll.

Auch bei diesem Trend gibt es zwei wesentliche Aspekte, die für die ethische Beurteilung wichtig sind. Einerseits sind Krankheiten vielfach nicht vom einzelnen Patienten verschuldet, sondern haben überindividuelle Ursachen, andererseits müssen sie individuell verarbeitet und verantwortet werden.

Sozial- und Arbeitsmedizin haben die arbeitsbedingten und auch die allgemein gesellschaftlichen Ursachen vieler Erkrankungen in der Neuzeit herausgearbeitet. In einer Zeit, in der die Bedeutungen der Veränderungen in der Umwelt immer mehr ins Bewußtsein treten, kann man kaum noch eine Zeitung aufschlagen, ohne auch auf die medizinische Dimension dieser Veränderungen hingewiesen zu werden. Vieles in unserer Umwelt macht uns krank; aber auch die Art und Weise, in der wir leben und z. T. auch leben müssen, macht Menschen für Krankheit anfällig. Bewußt oder auch unbewußt wird nun gefolgert: Wer Krankheiten verursacht, trägt auch Verantwortung für die Heilung; wenn die Ursachen

---

[1] Für eine intensive Diskussion dieses Problems vgl. aus jüngster Zeit die Beiträge in der Zeitschrift *Wege zum Menschen*, Heft 2/1990.

nicht einzelnen Verursachern zugerechnet werden können, dann haftet die Gesellschaft als ganze. Diese Haftung wird z. T. auch in unserem System der Krankenversicherung anerkannt und durch dieses System aufgefangen; in ihm tritt die Gesellschaft dem einzelnen als Solidargemeinschaft der Versicherten gegenüber. Wie gebrechlich dieses System jedoch ist, haben die vielfältigen Diskussionen über die Reform des Gesundheitswesens gezeigt (vgl. 2.2).

Die gleiche Tendenz wird von einer anderen Seite her verstärkt. In früheren Zeiten war der Mensch zwar in die Gemeinschaft eingebettet, im Krankheitsfall konnte er aber auch leicht ausgegrenzt werden. Die biblische Gestalt des Hiob zeigt, wie über das Phänomen der Krankheit zwischen dem Menschen und seinem Gott gerungen wurde. Zugleich wird an dem Beispiel deutlich, wie die sozialen Beziehungen zu einem vom Unglück und von der Krankheit Verfolgten abgebrochen wurden, weil man in beidem eine Strafe Gottes sah. Wenn später Kranke von den kirchlichen Orden gepflegt und versorgt wurden, so bedeutete dies nicht, daß man diese Vorstellungen schon überwunden hatte. Krankheit war und blieb lange ein persönliches Schicksal. Wurde die Krankheit – wie im biblischen Weltbild – auch noch der Sünde zugerechnet, so war sie zugleich Ergebnis persönlicher Schuld. In jedem Fall wurde der einzelne für ihre Ursache und ihre Folgen für verantwortlich gehalten.

Der Gott des alten Weltbildes ist verschwunden; die Gesellschaft hat seine Stelle eingenommen. Sie ist anonym, zu ihr bestehen keine persönlichen Beziehungen. Um so leichter kann ihr die Verantwortung für Mißstände und Krankheiten zugeschoben werden; wenn sie Ursache für Krankheiten ist, hat sie dafür zu sorgen, daß die Folgen von Krankheit behoben werden, und sie muß für entgangene Lebensqualität aufkommen. Ihr gegenüber wird das Recht auf Gesundheit eingeklagt.

Diese geistigen und inzwischen auch organisatorischen Zusammenhänge bestehen, und sie sind für unsere Gesellschaft und ihr Gesundheitssystem charakteristisch. Sie heben allerdings die Verantwortung des einzelnen nicht auf. Jeder Mensch lebt sein je einzelnes Leben, dessen Qualität er auf jeden Fall durch seine Entscheidungen wesentlich mitbedingt. Da die Entscheidungen des einzelnen auch die Qualität des Lebens vieler anderer mitbedingen, entgehen wir über der Verantwortung für unser Leben auch nicht der Verantwortung für die Gesellschaft, so daß sich der Kreis wieder schließt.

## 6.2  Der Umgang mit der Macht

### 6.2.1 Macht als gesellschaftliches Phänomen

„Woher nehmen Sie überhaupt das Recht, über einen anderen Menschen zu verfügen? Das ist doch ein sehr schreckliches Recht und dürfte selten zum Guten ausschlagen. Sie sollten Achtung davor haben! Es steht dem Arzt nicht zu", läßt A. Solschenizyn in seinem Roman *Krebsstation* (1968) den Patienten Kostoglotow zu seiner Ärztin, Dr. Donzowa, sagen. Sie antwortet: „Dieses Recht steht gerade dem Arzt zu. Ihm vor allen anderen ... Ohne dieses Recht gäbe es überhaupt keine Medizin" (S. 119–120). Alle Gesellschaften haben ein solches Recht den Ärzten und dem Pflegepersonal, aber auch den Richtern und den Soldaten, den Lehrern und den Sozialberufen in gewisser Weise zugestanden. Sie alle verfügen über menschliches Leben von Berufs wegen in der einen oder anderen Weise und symbolisieren dadurch einen grundlegenden Tatbestand menschlichen Lebens: Menschen haben Macht über anderes Leben, dadurch daß sie sind. Diese Macht nimmt unterschiedliche Formen an; sie tritt auf als Einfluß, Autorität, psychische und physische Gewalt. Sie nimmt Gestalt an in mitmenschlichen Beziehungen, in den Strukturen und der Verfügungsgewalt der Organisationen, in Anwendung von Wissen und Fähigkeiten. Auch wenn der Arzt sich immer wieder als ohnmächtig erlebt und es sicherlich auch häufig gegenüber den Krankheiten ist, so ist ihm Macht über den Patienten sowohl durch die Gesellschaft als auch durch den Patienten selbst zugestanden worden. Die Patienten bestätigen das dem Arzt durch die Gesellschaft zugestandene Recht, Macht auszuüben dadurch, daß sie von ihm gesund ge-„macht" werden *wollen*.

Sowohl im Rahmen der christlichen Überlieferung als auch besonders im Zusammenhang mit den Aussagen der humanistischen Tradition ist unser Verhältnis zur Macht des Menschen über den Menschen problematisiert worden. Der Mensch darf nicht über den Menschen verfügen; dies ist eine Grundüberzeugung des liberalen Rechtsstaates, die allerdings vielfacher Interpretation bedarf. Sie wird zunächst einmal dadurch eingeschränkt, daß das Verfügen über den Menschen zwar nicht dem einzelnen Menschen, aber der Gesellschaft als solcher zugestanden wird. Diese Macht der Gesellschaft drückt sich traditionell im sog. „Gewaltmonopol des Staates" aus. Es ist in der jüngsten Vergangenheit vielfach diskutiert worden. So sehr einerseits die Zuordnung des Gewaltmonopols auf den Staat hin im freiheitlichen Rechtsstaat notwendig ist (– nur der Staat darf dem einzelnen gegenüber Gewalt ausüben –), so sehr muß jedoch andererseits die Gewaltausübung des Staates von Seiten der Gesellschaft kontrolliert und eingeschränkt werden.

Wird in der traditionellen Diskussion das Problem des Verfügens des Menschen über den Menschen auf das Gewaltmonopol des Staates reduziert, so wird dabei leicht vergessen, daß die Macht des Menschen über den Menschen in unserer Gesellschaft viele Formen und Gestalten hat. Das Gewaltmonopol des Staates kann einerseits in unterschiedlicher Weise auf andere Instanzen der Gesellschaft übertragen werden, andererseits konkurriert es mit anderen Formen gesellschaftlicher Macht. Über die Macht der Medien wird heutzutage öfters gesprochen als über die Macht von Wissenschaft und Technik. Wenn es um die Veränderung des Lebens der Menschen geht, ist jedoch die eine so wirksam wie die andere.

Um das Problem von Ausschließlichkeit und Konkurrenz bei der Ausübung der Macht in den Griff zu bekommen, ist eine allgemein anthropologische Ableitung notwendig. Sie geht davon aus, daß es gewissermaßen seit Bestehen der

Menschheit ein Verfügen des Menschen über den Menschen gibt, das sich in unterschiedlichen Formen gesellschaftlich institutionalisiert hat.

### 6.2.2 Macht im therapeutischen Prozeß

„Das schreckliche Recht", verfügen zu müssen, von dem Solschenizyn spricht, ist ein Verfügungsrecht, das den medizinisch Helfenden zugewiesen ist. Man kann diese Machtbeziehungen in vierfacher Hinsicht sehen.

**Physische Macht.** Als *erstes* gibt es die physische Macht, die darin besteht, daß Ärzte und Pflegepersonal Eingriffe am Körper des Patienten vornehmen müssen. Ein solcher Eingriff kann gekonnt und weniger gekonnt vorgenommen werden, ein Patient kann geschickt oder ungeschickt angefaßt, verbunden und versorgt werden. Immer ist der Patient körperlich denen ausgeliefert, die ihn ärztlich behandeln und pflegen.

**Psychische Macht.** Diese Macht kann *zweitens* psychischer Art sein. „Dem Arzt, soweit er eine Persönlichkeit ist, war immer schon ein großer suggestiver Einfluß auf seine Patienten gegeben, der sich zum Guten oder Schlechten auswirken konnte" (Schulten 1966, S. 156). Die Art und Weise, wie mit den Patienten geredet wird, kann den Heilungsprozeß durchaus beeinflussen. Die psychische Machtbeziehung basiert zunächst auf der strukturell vorhandenen Abhängigkeit des Patienten, der vom Arzt die Wiederherstellung seiner Gesundheit wünscht oder verlangt. Diese Abhängigkeit kann sich in ein Autoritätsverhältnis verwandeln, wenn sich Arzt und Pfleger als Menschen erweisen, denen man vertrauen kann. Jedes Autoritätsverhältnis trägt eine Machtbeziehung in sich.

**Macht des Wissens.** Ärzte und Pflegepersonal haben *drittens* die Macht des Wissens. Wieweit sie ihr Wissen oder auch ihr Nichtwissen dem Kranken mitteilen können, bleibt ein oft nahezu unlösbares Problem, das im Zusammenhang seiner rechtlichen Konsequenzen in jüngster Zeit in zunehmendem Maße Gegenstand der öffentlichen Diskussion, aber auch des Streites zwischen den Fakultäten geworden ist. Selbst wenn Ärzte und Pflegepersonal in völliger Offenheit mit den Patienten kommunizieren, bleibt ein Gefälle des technischen Wissens, das die Daten, aber auch das Wesen der Krankheit im weitesten Sinne und die Heilungsaussichten beinhaltet. Dieses Wissen, das die einen haben, die anderen aber vielleicht nur ahnen, weist sich notwendig als Machtgefälle aus. Vielfach können Ärzte und Pflegepersonal aber auch nicht in voller Offenheit mit den Patienten reden, weil die Offenheit die Heilung selbst gefährden könnte.

In diesen Bereich gehört das schwierige Problem der „Wahrheit am Krankenbett", das in zwei Fällen ausführlich behandelt worden ist (vgl. 5.2 u. 5.4). Dabei werden zwei Aspekte der Macht der Ärzte und des Pflegepersonals deutlich, die der Macht auch sonst gelegentlich eigen sind, aber in diesem Kontext eine besondere Qualität erhalten. Ärzte und Pflegepersonal werden sich auf Grund ihrer Kenntnisse häufig gerade nicht als mächtig empfinden, denn zu ihrem Wissen gehört sehr oft gerade das um ihre Ohnmacht. Aber aus der Sicht der Patienten besteht dennoch ein Gefälle, welches diesen das Gefühl vermittelt, ausgeliefert und deshalb ohnmächtig zu sein, denn die anderen haben ein Wissen, welches sie nicht haben. Macht und Ohnmacht stehen hier in einer paradoxen Beziehung. Damit wird deutlich: Wissen ist oft auch eine Last, die derjenige, der sie zu tragen hat, loswerden möchte.

**Organisatorische Macht.** Es bleibt schließlich noch *viertens* die Macht der Organisation, die sich in besonderer Weise in den Krankenhäusern und Kliniken darstellt. Man kann die überkommenen Strukturen in diesem Bereich durchaus als die „Herrschaft im Krankenhaus" kennzeichnen (vgl. Raspe 1981). Solche organisatorische Macht zu fühlen, kann eine für den Patienten zutiefst deprimierende Angelegenheit sein, wenn Schwestern, Pfleger, Röntgen- und technische Assistentinnen die Macht der Institution dem Patienten gegenüber repräsentieren und im Namen dieser Institution und des reibungslosen Ablaufs der Funktionen Gehorsam und Unterordnung verlangen. Mit seinem Eintritt in die Klinik wird der Patient Teil eines großen Apparates, wird er ein kleines Element, das mitfunktionieren muß und deshalb in Abhängigkeit gehalten wird.

Solche Macht kann nur dadurch gerechtfertigt werden, daß die Anordnungen auch dem Patienten sinnvoll erscheinen und dieser das Gefühl hat, daß der Betrieb gut organisiert ist und die Anordnungen einen Sinn haben. Entwickelt sich dieses Gefühl auf Seiten des Patienten nicht, wirkt die Organisationsmacht sehr leicht kontraproduktiv, denn in diesem Fall wollen die Patienten dann entweder nur so schnell wie möglich der Institution entfliehen, oder sie sind nicht motiviert, am Heilungsprozeß mitzuwirken.

## 6.3 Das Dilemma mit dem doppelten Verständnis von Leben

Aus den Diskussionen, die in diesem Buch zusammengetragen worden sind, ergibt sich in vielfacher Hinsicht, warum die medizinethische Diskussion heute mit wachsender Intensität geführt wird. Dabei stellt sich immer wieder als zentrales Problem der Reflexionen und Entscheidungen die Frage nach dem, was menschliches Leben eigentlich ist, eine Frage, deren Beantwortung die Reflexionen ebenso bestimmt wie die aus ihnen abgeleiteten Entscheidungen. Weil wir eben nicht genau wissen, was menschliches Leben eigentlich ist, fehlt uns auch das Gefühl und die Kenntnis dafür, wie wir in Grenzsituationen mit ihm umgehen sollen. Daß wir gar nicht anders können als mit dem Leben umzugehen, über es zu verfügen, Macht auszuüben, haben wir im vorangehenden Abschnitt ausgeführt.

Ungeachtet unseres Nichtwissens in dieser Sache wird den Diskussionen ein hypothetischer Begriff menschlichen Lebens zugrundegelegt. In ihm wird Leben implizit aufgefaßt als das eines integrierten Selbst, das als ein unabhängiges Gegenüber auftritt, dem eine vom Transzendenten her begründete Würde zukommt und das deshalb unantastbar ist. In der theologischen Tradition entspricht dieser Beschreibung der Begriff des Geschöpfes Gottes.

Ein wesentlicher Dissens, der die medizinethischen Diskussionen unserer Zeit durchzieht, hat seinen Grund in dieser anthropologischen Hypothese und der Tatsache, daß diese Hypothese in totalem Gegensatz zu der Wirklichkeit menschlichen Lebens steht[2]. Denn menschliches Leben ist gerade dadurch gekennzeichnet, daß es *Zusammen*leben ist. Jenes getrennte, in sich integrierte und von der Außenwelt weithin abgeschlossene Individuum kommt in dieser Welt gerade nicht vor. Es besteht nicht nur die weithin anerkannte allgemeine Interdependenz zwischen den Lebewesen und ihrer Umwelt, es besteht nicht nur das Aufeinander-angewiesen-Sein der Lebewesen, sondern die Lebewesen gehen vielmehr in der Weise aufeinander ein, daß sie sich gegenseitig beeinflussen, daß sie übereinander verfügen. Diese Tatsache macht menschliches Leben aus.

Phänomenologisch gesehen muß man sogar noch einen Schritt weitergehen und fragen, ob Leben nicht gerade darin besteht, daß wir über anderes Leben verfügen *müssen*. Das Leben beginnt in der innigen Symbiose von Mutter und Kind, in der das Kind von der Mutter nimmt, was es zum Weiterleben benötigt. In dieser Symbiose verfügt einer über den anderen und wir wissen heute mehr denn in früheren Zeiten, daß die Art und Weise, wie die Mutter in der Zeit der Schwangerschaft lebt, über das Schicksal des Kindes mitentscheidet. Das Bild der Symbiose in der Schwangerschaft spiegelt die anthropologische Grundlage einer jeden Ethik wider.

Nun haben sich in den Diskussionen der vergangenen Jahrzehnte über Schwangerschaftsabbruch, Sterbehilfe, humangenetische Beratung und Gentechnologie zwei deutlich unterscheidbare begriffliche Dimensionen menschlichen Lebens herausgestellt. Auf der einen Seite steht die biologische Dimension, die immer gemeint ist, wenn es um das „Recht auf Leben" geht. Auf der anderen Seite gibt es die kulturelle oder geschichtliche Dimension, die man unter dem Stichwort der „Lebensqualität" zusammenfassen kann. Beide Dimensionen haben für das Verständnis des Lebens in der abendländischen Kultur- und Geistesgeschichte, aber dann auch in der Wissenschafts- und Sittengeschichte eine große Rolle gespielt. Sowohl ihre Trennung als auch ihre gegenseitige Zuordnung ist schwierig und führt immer wieder zu erheblichen Unklarheiten und Brüchen in der Argumentation. Für eine disziplinierte ethische Argumentation ist Klarheit in dieser Sache unabdingbar.

---

[2] Die anthropologische Hypothese hat ihren geschichtlichen Geburtsort im 16. und 17. Jahrhundert, in der Zeit der Aufklärung, in der der Mensch der abendländischen Welt seine Freiheit gegen den absoluten Staat erkämpfte. Aus dieser Situation bezieht diese Hypothese auch ihre Rechtfertigung, die ihr auch in jeder Situation wieder zukommt, wo es um die Freiheit des Individuums gegenüber den Ansprüchen des Staates oder der im Staat oder anderen Institutionen (Parteien) Gestalt gewinnenden Gesellschaft geht.

Eine allgemein anerkannte Definition menschlichen Lebens gibt es bis heute nicht. Aus den Diskussionen der 60er und 70er Jahre ergaben sich allerdings zwei Annäherungen an das Problem, die als Umschreibungen des Prozesses von Leben solche fehlenden Definitionen ersetzen können.

Einerseits hat sich als allgemeine Erkenntnis durchgesetzt, daß der Beginn menschlichen Lebens zwar mit einer gewissen Willkür auf einen bestimmten Zeitpunkt festgelegt werden kann, daß dieses Leben aber eigentlich von dem Augenblick der Befruchtung an vorhanden ist, da es sich bei der Verschmelzung von Ei und Samenzelle im Grunde zunächst nur um die Weitergabe vorhandenen menschlichen Lebens handelt. Andererseits hat man sich dem Problem vom Ende des Lebens her genähert. Mit der genauen Bestimmung des Hirntodes (vgl. Kurthen et al. 1989), wie sie sich in vielen Entschließungen und Deklarationen von Ärztetagen finden, hat man festgelegt, wann menschliches Leben aus medizinbiologischer Sicht zu einem Ende gekommen ist. Zwischen diesen beiden Punkten liegt menschliches Leben als *biologisches* Sein. Wenn es um das „Recht auf Leben" geht, geht es um diese Definitionsbestimmung.

Das Dilemma der ethischen Diskussion liegt darin, daß *menschliches* Leben in der biologischen Dimension nach der gesamten abendländischen Überlieferung gerade nicht als Ganzes erfaßt ist. *Menschliches* Leben ist mehr als die physische Existenz eines Zellsystems, das sich nach bestimmten physiologischen Gesetzen entwickelt. Zum *menschlichen* Leben gehört auch die Dimension der Lebensqualität als eines Höchstmaßes an Entfaltungsmöglichkeiten in jeder Hinsicht (vgl. Raspe 1989). Die Geschichte der Kulturen und Religionen beweist, daß alle Menschen in den Kategorien von Lebensqualität in der einen oder anderen Form gedacht haben.

Das Maß der Entfaltung wurde zunächst weitgehend negativ bestimmt. Der Mensch war immer in seiner Lebendigkeit bedroht und eingeschränkt, so wie er es auch heute noch ist. Lebensqualität hängt deshalb davon ab, inwieweit Bedrohung und Einschränkung abgewendet werden können. Nicht hungern, nicht frieren, keine Schmerzen und keine Angst haben zu müssen, sind die grundlegenden Determinanten des Lebens. Sie stellen Grundbedürfnisse dar, die die antike und die mittelalterliche Philosophie in den Naturrechten zusammengefaßt sah.

Aus den Naturrechten entwickelte sich im Verlauf der abendländischen Geschichte die Erkenntnis der allgemeinen Menschenrechte, die heute eine Zusammenfassung von Lebensqualität in den entwickelten Ländern darstellen. Die Freiheitsrechte in ihren unterschiedlichen Auswirkungen auf das Leben des einzelnen wie der Gesellschaft sind damit ebenso gemeint wie der Gesamtkomplex der Menschenwürde (vgl. 3.1.3). Immer handelt es sich um weithin offene Beschreibungen von Forderungen an den einzelnen und die Gesellschaft, die in mühsamen Gesetzgebungs- und Rechtsprechungsprozessen auf die jeweilige geschichtliche Situation hin ausgelegt werden. Vielfach – und das gilt v. a. für den Komplex der Menschenwürde – kommt man allerdings über Negativbeschreibungen, die angeben, was damit nicht gemeint sein kann, nicht hinaus.

Biologische Existenz und Lebensqualität zusammen geben an, was menschliches Leben in unserer Gesellschaft ausmacht, wo es verletzt und wo und wie es geheilt wird. Die beiden Dimensionen werden zwar in der Diskussion und sicherlich auch im individuellen und im gesellschaftlichen Umgang mit menschlichem Leben häufig voneinander getrennt. Wo immer es aber geschieht, da wird menschliches Leben im Vollsinn unserer abendländischen Tradition in Theorie und Praxis verleugnet.

Das ethische Dilemma, welches sich auf den Gesamtkomplex der medizinischen Ethik auswirkt, liegt darin, daß zu den Menschenrechten das „Recht auf Leben" mit der „Unverletztlichkeit" des Lebens gehört, daß aber immer dort, wo eben jenes Recht in besonderer Weise geschützt wird, der umfassende Begriff *menschlichen* Lebens verleugnet wird. Menschliches Leben hat eben nicht nur eine biologische, sondern auch eine geschichtliche Dimension. Beide gehören zusammen und dürfen nicht voneinander getrennt werden. Nur wo sie zusammengehalten werden, ist die Basis einer medizinischen Ethik gewahrt, die in der Tradition der abendländischen Kultur steht.

# 7  Einübung in die Ethik

## 7.1  Medizinische Ethik in regulären Ausbildungsgängen

Weil die medizinische Ethik keineswegs nur die Aufgaben und Probleme der Beziehung zwischen Arzt bzw. Therapeut und Patient betrifft (s. Kap. 2.), weil sie also nicht auf „ärztliche Ethik" reduziert werden kann, sondern auch das ganze Feld der Gesundheitspolitik und der Gesundheitserwartungen sowie des faktischen Gesundheitsverhaltens der Bevölkerung betrifft, kommt natürlich den Massenmedien in der Vermittlung medizinethischer Probleme eine ungeheure Bedeutung zu. Was Fernsehen und Radio, Zeitungen und illustrierte Blätter über Gesundheit und Krankheit, gerechte Ansprüche und ungerechte Bestimmungen, über die Finanzierung des Gesundheitswesens, über die Versorgung der Länder der dritten Welt mit Ärzten, Pflegern und Medikamenten berichten und was sich in den Medien an dramatischen Darstellungen der Probleme um Intensivstation, Retortenbabies und grausige Zukunftsprodukte genetischer Forschung findet, beeinflußt Millionen von Menschen. Diese Einflüsse sind weit größer als die Impulse und Richtlinien, die in der Fachliteratur zur medizinischen Ethik besprochen und von qualifizierten Gremien vertreten werden.

Neben der bleibenden Aufgabe, die Medien durch kompetente Informationen und kritische Analysen zu stützen und zu korrigieren, sind die Anstrengungen um geregelten Unterricht in der medizinischen Ethik in regulären Ausbildungsgängen von hohem Wert. Sie werden mit jedem Jahr dringlicher und wichtiger, weil es immer deutlicher wird, wie unzureichend der ethische „common sense", der „gesunde Menschenverstand" in Sachen Ethik in der Medizin angesichts der immer komplizierter werdenden Probleme ist.

In Frage stehen v. a. die Ausbildungsgänge in den sog. helfenden Berufen der Ärzte, der Kranken- und Altenpflege, der Therapeuten aller Fachrichtungen, der Sozialarbeiter und -arbeiterinnen, der Pfarrer und nicht zuletzt auch der Angehörigen pädagogischer Berufe. Leider gibt es aber Kurse in medizinischer Ethik in den Ausbildungen zu diesen Berufen in deutschsprachigen Ländern nur in seltenen Ausnahmen.

Die Gründe dafür sind gewiß vielfältiger Art und können hier nicht im einzelnen analysiert werden. Einer von ihnen - vielleicht der wichtigste - muß jedoch kurz genannt werden: Das berufsständische Denken ist in den deutschsprachigen Ländern zweifellos stärker als in anderen westlichen Demokratien. Die Abschottung des einen Berufes gegen den anderen, der Akademiker gegen die Nichtakademiker, die Bewahrung von Kompetenzbereich und -anspruch ist hier besonders kraß und traditionsgebunden. Nimmt man zu dieser Hochschätzung der Berufskompetenz noch die traditionelle Reduktion medizinischer Ethik auf ärztliche Ethik hinzu (wiederum ein Ausdruck dieser Einschätzung eines Monopols), so verwundert es nicht, daß man sich dagegen sträubt, die Stimme eines Sozialarbeiters oder der Krankenhauspfarrerin in einem medizinethischen Problemfall wirklich ernst zu nehmen. „Ich mische mich auch nicht in ethische oder kirchliche Entscheidungen ein", meint hierzulande leicht ein Orthopäde oder Kardiologe – eine Ansicht, die man in den USA wohl nie, in den Niederlanden und in Großbritannien selten hören würde.

### 7.1.1 Reguläre Kurse

Ein regelmäßiges Lehrangebot sowie Examina in medizinischer Ethik gab es in den medizinischen Fakultäten, den Schwesternschulen und den Ausbildungsstätten für soziale Berufe in Deutschland, der Schweiz und Österreich bis vor kurzem so gut wie nicht (vgl. Heister u. Seidler 1989). Für Medizinstudenten gibt es an einigen Universitäten Vorlesungen oder Seminare in Medizinethik, die aber unregelmäßig angeboten werden und nicht obligatorisch zum Ausbildungsgang gehören. Sie werden von Medizinhistorikern, Theologen, Sozialmedizinern oder Medizinsoziologen gehalten (u. a. in Freiburg, Tübingen, Heidelberg, Marburg, Bonn, Göttingen, Hannover), gelegentlich in Zusammenarbeit mit Juristen. Ähnliche Angebote bestehen an einigen Schwesternschulen. Auch den Theologiestudenten werden hier und dort Kurse in medizinischer Ethik angeboten, sei es in der Universität gemeinsam mit Medizinstudenten oder in der zweiten Ausbildungsphase im Zusammenhang mit dem sog. Clinical Pastoral Training (CPT) in Krankenhäusern und Heimen. Im Vergleich zu anderen Ländern, besonders den Niederlanden und den USA, sind das Angebot und die Anforderungen in der medizinischen Ethik schwach.

In den USA, auch in Großbritannien und Australien, sowie in Holland ist die Situation günstiger. Mediziner, Theologen und Sozialarbeiter erhalten tieferen Einblick in medizinethische Fragen schon in ihrer Ausbildung. In den USA beginnen die Medizinstudenten meist schon im College mit den vorklinischen Fächern und lassen daher die wünschenswerten Allgemeinbildung in auffälliger Weise vermissen. Um diesen Mangel auszugleichen, sind an den meisten der medizinischen Fakultäten sog. Humanity Departments eingerichtet worden, die der Pflege zumindest der Wissensgebiete gewidmet sind, die in direktem Zusammenhang mit der ärztlichen Ausbildung stehen: Geschichte der Medizin, Rechtsfragen und Soziologie, Psychologie, Sozialpsychologie und Sozialethik, aber eben auch medizinische Ethik. Die Studierenden müssen meist drei oder vier Jahre lang Lehrveranstaltungen in diesen Fächern besuchen und werden in ihnen auch geprüft.

Weil die Ausbildung ohnehin stärker patientenbezogen ist als in Europa, haben auch die wöchentlichen oder gar täglichen Seminarbesprechungen auf einer klinischen Abteilung großes Gewicht. Auch hier werden Probleme der Medizinethik in Gegenwart der Studenten erörtert, oft im Beisein oder gar unter dem Vorsitz der Krankenhauspfarrer, die in den USA ungleich stärker als in Europa von den Ärzten als Kollegen akzeptiert sind. (Es handelt sich bei den Krankenhauspfarrern, die gewöhnlich vom Krankenhaus, nicht von der Kirche bzw. Synagoge finanziert werden, paritätisch um Theologen und Theologinnen der verschiedenen evangelischen Konfessionen, der katholischen Kirche sowie des Rabbinats). Auch die Sozialarbeiter, von den Kliniken bezahlt, werden in die ethischen Entscheidungsprozesse miteinbezogen, zumal sie oft richtungsweisend sind bei der Wiedereingliederung der Patienten in ihr ursprüngliches Milieu, das oft das primär pathogene Feld gewesen ist.

Bei aller Hochschätzung dieser praxisbezogenen Aus- und Weiterbildung der Mediziner (und auch der Theologen) muß man freilich nüchtern sehen, daß wahre Kompetenz und ehrliches Engagement in der medizinischen Ethik nicht einfach durch Kurse und Prüfungen garantiert werden können. Es ist aber notwendig, die Anstöße, die sich aus der immer neuen Begegnung mit einer „Story" der Patienten und ihrer Familien ergeben, systematisch zu verarbeiten und auf Grund einer solchen Verarbeitung Kompetenz durch Einübung zu erwerben.

In den deutschsprachigen Ländern ist in dieser Hinsicht viel nachzuholen. Dabei können wir uns von den anderen Ländern nicht nur Impulse, sondern auch Methoden und Inhalte geben lassen.

## 7.1.2 Sonderveranstaltungen und Institute für medizinische Ethik

Im allgemeinen sind die freiwilligen Lehrveranstaltungen für Mediziner und Theologen in Europa gut besucht, dies gilt noch mehr für Sonderveranstaltungen am Abend oder an Wochenenden. Hier zeigt sich, wie überaus stark das Bedürfnis nach gründlicher und verantwortlich dargebotener Information, nach Reflexion und Diskussion ist. Manche dieser Sonderveranstaltungen finden jedes Jahr statt (z. B. in Basel bei gemeinsamen Konferenzen von Medizinern und Theologen), manche in Form von Ringvorlesungen (z. B. in Heidelberg). Diese Veranstaltungen haben den Vorteil, daß mehrere kompetente Vortragende für neue Informationen und für die Vermeidung von einseitigen Darstellungen bürgen. Das ist v. a. bei strittigen Themen, etwa den neuesten Entwicklungen in der Humangenetik, wichtig. Der interdisziplinäre Charakter dieser Veranstaltungen entspricht der Komplexität medizinethischer Probleme.

In den USA stehen nicht selten Institute für Medizinethik hinter wichtigen Publikationen, Konferenzen und Kurztagungen. Die bekanntesten sind das 1969 gegründete „Institute of Society, Ethics and the Life Sciences" in

Hastings, N.Y., das 1971 gestiftete „Kennedy Institute for the Study of Human Reproduction and Bioethics" in Washington/DC, das „Institute of Religion" im Medical Center in Houston/TX und das 1985 gegründete „Park Ridge Center, An Institute for the Study of Health, Faith und Ethics" in Park Ridge, Chicago, sowie in Australien das „Centre for Human Bioethics" der Monash University in Melbourne. Auch in den Niederlanden gibt es ähnliche Institutionen. In Heidelberg ist 1986 eine Forschungsstelle gegründet worden, zu deren interdisziplinären Aufgaben auch die medizinische Ethik gehört. In einer der Abteilungen der „Forschungsstätte der Evangelischen Studiengemeinschaft" (FESt) in Heidelberg werden seit Jahren medizinethische Forschungen betrieben und eine umfassende, internationale Bibliographie erarbeitet.[1]

Außer über die Ergebnisse publizierter Forschungen haben diese Institute v. a. durch die Organisation von Tagungen und Vorträgen Einfluß auf das Gesundheitswesen und die Öffentlichkeit. Wichtige Multiplikatoren sind die Kirchen und ihre Institutionen (z. B. die evangelischen und katholischen Akademien), sowie die gesamte Einrichtung der „Allgemeinmedizin" mit ihren Dozenten, Konferenzen, Publikationen und natürlich den niedergelassenen Ärzten der Allgemeinmedizin. Auch in den USA sind die Abteilungen für „Family Medicine", die in mancher Hinsicht Ähnlichkeit mit der Allgemeinmedizin hierzulande haben, die besten Verbündeten der Vertreter verantwortlicher Medizinethik (vgl. Ritschl 1988). Bei aller Betonung der Wichtigkeit der Arzt-Patient-Beziehung sehen sie am ehesten über die reine Dualbeziehung hinaus, verstehen die systemische Einbettung eines Patienten in die Familie und das soziale Umfeld und sind politisch-ethischen Fragen gegenüber sehr offen.

## 7.2  Didaktische Hinweise zur medizinethischen Ausbildung von Pflegekräften

### 7.2.1 Pädagogische Umsetzung der Einführung in die Ethik

Im Unterschied zur Ausbildung der Ärzte hat Ethik in der Krankenpflegeausbildung und auch in der Fort- und Weiterbildung von Krankenschwestern und Pflegern traditionell als *Berufsethik* einen festen Platz im Lehrplan und in den Prüfungsordnungen. Wenn man nach den Unterrichtszielen und -inhalten, den Methoden der Unterrichtsgestaltung oder nach der Qualifikation der Lehrkräfte fragt, ist freilich eine fast unübersehbare Vielfalt der pädagogischen Praxis gegeben. Von der historischen Information bis zur Besprechung aktueller Fälle, von der Behandlung berufsethischer Regeln bis zum Gespräch über die

---

[1] Die Zeitschrift *Ethik in der Medizin*, das Organ der Akademie für Ethik in der Medizin, berichtet in regelmäßiger Folge unter der Rubrik „Informationen" über medizinethische Institute und Organisationen im In- und Ausland.

eigene Einstellung im Krankenpflegeberuf findet sich hier so ziemlich alles, was
in irgendeiner Form von Lehrenden und Lernenden mit dem Stichwort *Ethik* in
Verbindung gebracht werden kann. Diese Offenheit und Vielfalt wird verständlich, wenn man sich vergegenwärtigt, daß für diesen Unterricht – von vereinzel-
ten Aufsätzen und Versuchen abgesehen – praktisch kaum Lehrmaterial und begleitende Literatur zur Verfügung steht (vgl. Genewein u. Sporken 1977; ferner
Shelly 1982; Ford et al. 1986; Davis 1986; neuerdings Tschudin 1988 und
Abermeth 1989). Die Unterrichtenden sind auf ihre jeweilige berufliche
Qualifikation, die von Fall zu Fall sehr verschieden sein kann, und eigene schö-
pferische Fähigkeiten angewiesen. Selbst ein Erfahrungsaustausch ist selten.

Nun fehlt es keinesfalls an allgemeiner ethischer Information. Selbst über medizinethische Fragen erscheinen ständig neue Abhandlungen. Der Mangel liegt
offenbar dort, wo es um die Vermittlung zwischen ethischem Nachdenken und
alltäglicher Praxis geht. Für diese Vermittlung können Aus- und Fortbildung
Wesentliches beitragen.

Deshalb soll hier die Einführung in die medizinische Ethik über die Information des interessierten Lesers hinaus weitergeführt werden in Richtung auf ihre
pädagogische Umsetzung. Dabei kann es sich freilich um nicht mehr als „didaktische Hinweise" handeln. Diese sollen jedoch aufzeigen, daß Ethik in der
Tat eine auf das Handeln zielende denkerische Bemühung ist und deshalb selbst
bereits pädagogische Elemente enthält.


### 7.2.2  Wozu Ethikunterricht?

Trotz seiner langen Tradition steht der Ethikunterricht im Bereich der Krankenpflege zunächst einmal vor der Aufgabe, die Teilnehmer motivieren zu müssen.
Nur so besteht die Chance, den Ethikunterricht und das Alltagshandeln in eine
fruchtbare Beziehung zu bringen und damit das Unterrichtsziel zu erreichen: Hilfestellung zu geben für ethisches (ethisch begründetes) Handeln.

Diese Motivation ist nicht zuletzt deshalb schwierig, weil erfahrungsgemäß die
Erwartungen äußerst diffus sind, mit denen der Unterrichtende im Blick auf das
Stichwort „Ethik" konfrontiert wird. Ein denkbarer Einstieg für den Ethikunter-
richt ist deshalb das Ermitteln und Klären dieser Erwartungen.

*Beispiel:*
Zu Beginn wird die Frage gestellt: Was verbindet sich für Sie mit dem Stichwort *Ethik?*
In Form eines Brainstormings werden die Assoziationen der Teilnehmer zunächst
ungeordnet und undiskutiert gesammelt. Später werden sie strukturiert.

So haben Teilnehmer folgende Stichwortassoziationen zum Thema Ethik eingebracht:[2]
– Schwangerschaftsabbruch,
– Sterbehilfe,
– Recht, einen eigenen Standpunkt zu vertreten,
– Medikamentenverordnung,
– Umgang mit Angehörigen,
– Aufklärung,
– Achtung des Patientenwillens,
– Wie gehe ich mit anderen Gewohnheiten, z. B. mit denen des Patienten um?
– Euthanasie.

In der Auswertung können unterschieden werden:
– Themen- oder Handlungsbereiche, in denen offenbar ethische Fragen auftreten;
– Erwartungen, die sich auf Verhaltensregeln beziehen;
– Auseinandersetzung mit „Werten", die im Handeln verwirklicht oder mißachtet
  werden;
– allgemein interessierende Fragen und Probleme des eigenen Verhaltens usw.

Ziel der Auswertung kann dann sowohl eine gemeinsame Auswahl von Handlungsfeldern
sein, in denen nun gezeigt werden soll, womit sich „Ethik" befaßt. Es kann aber auch
darauf abgehoben werden, daß es in diesem Unterricht nicht in erster Linie um interessante Themen, sondern um das eigene Handeln geht. Die enge Verbindung zwischen
„Ethik" und Grenzsituation kann so gelöst werden. Ethik wird herausgefordert in „Span-
nungssituationen", aber auch durch Routinen.

Eine andere Möglichkeit, den Ethikunterricht zu beginnen, liegt in der Anknüp-
fung an Erfahrungen der Teilnehmer. Sie ergibt sich aus der Feststellung
(s. 1.5), daß ethisches Nachdenken nicht selbstverständlich ist. Erst wenn in der
Alltagsroutine Spannungserfahrungen gemacht werden, die häufig als belastend
und verunsichernd empfunden werden, setzt ethisches Fragen ein. So stellt also
das Erleben von Spannungserfahrungen zugleich einen motivierenden Praxis-
bezug für den Unterricht her. Der ethische Ansatz in den Kap. 1 und 2 läßt sich
direkt pädagogisch fruchtbar machen. Dabei kann die Spannungserfahrung
sowohl im eigenen beruflichen Tätigkeitsbereich als auch durch die öffentliche
Diskussion oder eine private Begegnung hervorgerufen worden sein.
  Der Einstieg in den Ethikunterricht mit bestimmten Spannungserfahrungen hat
dabei eine Reihe von Vorteilen:
– Praxisnähe,
– motivierende Wirkung durch Einbeziehen der Teilnehmererfahrungen und
  -einstellungen,
– Anschaulichkeit,
– Ermöglichung einer gemeinsamen Zielfindung im Vollzug ethischen Nachdenkens zur Lösung von Spannungserfahrungen.

---

[2] Die hier und im folgenden aufgeführten Teilnehmerantworten stammen aus den entsprechend durchgeführten Unterrichtsstunden im Rahmen von Fort- und Weiterbildungs-
kursen für Krankenschwestern und -pfleger am Evangelischen Fachseminar Karlsruhe-
Rüppurr.

*Beispiel:*
Um zu klären, wozu der Ethikunterricht bzw. ethisches Nachdenken dienen soll, werden verschiedene Situationen geschildert, in die sich die Teilnehmer leicht hineinversetzen können. Sie sollen gehört und bearbeitet werden mit den folgenden Fragestellungen:

1) Was ist vergleichbar an diesen Situationen?
2) Was ist – jeweils – für mich das Problem?
Die Beantwortung dieser Fragen kann in Kleingruppen oder in Einzelarbeit (schriftlich) erfolgen.

*Spannungserfahrungen:*
1) Auf Station ist eine Schwester von einer wegen ihrer bevorstehenden Operation besorgten und unsicheren Patientin in ein Gespräch gezogen worden. Die Schwester hat sich auf den Bettrand gesetzt und geht auf die Patientin ein. Währenddessen öffnet sich die Tür, eine andere Schwester ruft ihre Kollegin, es müsse dringend einer Patientin im Nebenzimmer Blut abgenommen werden; sie möge hingehen. Die Schwester unterbricht sofort das Gespräch und folgt der Aufforderung.

2) Ein Seelsorger wird von Angehörigen einer schwerkranken Patientin um einen Besuch bei ihr im Krankenhaus gebeten. Er kennt die Patientin. Zunächst erkundigt er sich im Dienstzimmer, wo die Kranke liegt und ob er ihr einen Besuch machen kann. Ein Pfleger nennt die Zimmernummer, fügt aber hinzu, ein Besuch habe wenig Sinn, die Patientin sei nicht ansprechbar, der Pfarrer brauche jetzt nicht hinzugehen. Der Seelsorger besteht auf dem Besuch. Deshalb begleitet ihn der Pfleger zum Krankenzimmer. Dort stellt der Pfarrer fest, daß es sich so verhält, wie der Pfleger gesagt hatte: Die Kranke – an Infusionen und Schläuchen hängend – reagiert nicht auf die Worte des Besuchers. Dieser spricht dennoch zu der ihm bekannten Frau, faßt eine Weile ihre Hand und betet schließlich ein Vaterunser. Nach dem Verlassen des Zimmers ergreift der Pfleger noch einmal das Wort: Der Pfarrer habe sich ja nun davon überzeugen können, daß die Patientin nicht ansprechbar sei. Er fügt hinzu: „Und außerdem ist es ja auch besser, wenn die Patientin keine Schmerzen hat".

3) In einer Gemeinde wird eine alleinstehende ältere Frau von den Schwestern einer Sozialstation täglich beim Waschen und in der Körperpflege unterstützt. Da die Frau keine regelmäßigen Kontakte hat, ist es ihr wichtig, daß die Schwester ihr anschließend etwas vorliest und mit ihr kurz darüber spricht. Eines Tages muß die Schwester unter Zeitdruck ihre Beschäftigung bei der Patientin abkürzen und sagt: „Heute kann ich sie nur waschen, lesen können wir morgen wieder". Die Patientin besteht jedoch auf dem Lesen. Sie brauche nicht jeden Tag gewaschen zu werden. Das habe man früher auch nicht getan. Das Lesen sei ihr wichtiger. – Es fällt der Schwester nicht leicht, aber sie geht auf den Wunsch der alten Dame ein.

Zu den gestellten Fragen sind von Teilnehmern anschließend etwa folgende Antworten gegeben worden:
1) Was ist vergleichbar?
   – Der Patient wird als Objekt gesehen;
   – Patientenprobleme werden abgewertet;
   – Die Kommunikation ist jeweils gestört;
   – Verletzung der Menschenwürde;
   – Zeitmangel;
   – Unsicherheit bei Patient bzw. Pfleger.

2) Was ist für mich problematisch?
- Daß die geistig-seelischen Probleme des Patienten in den Hintergrund geschoben werden;
- die Einstellung des Pflegers (Fall 2);
- daß der Geistliche sich einmischt (Fall 2);
- die Bewertung des Gesprächs als Zeitverschwendung (Fall 1/2/3);
- sich keine Zeit nehmen zu wollen bzw. zu können;
- das Abgehärtetsein (Fall 1), das Abschotten (Fall 3);
- die Unsicherheit der Schwester (Fall 3);
- die Gewissensberuhigung des Pflegers angesichts des Routineverhaltens im Krankenhaus (Fall 2);
- die Krankenhaus- bzw. Berufsroutine;
- die unterschiedliche Wahrnehmung der Probleme (Fall 1/2/3).

In der Auswertung der Antworten kann nun herausgearbeitet werden,
- daß Ethik es mit „Verletzungen" intersubjektiver Ansprüche zu tun hat, mit Situationen, in denen unterschiedliche Sichtweisen (Objekt/Subjekt, Bewertungen z. B. des Gesprächs im Krankenhausalltag usw.) einander gegenüberstehen, in denen eine bestimmte „Routine" in Frage gestellt wird (Fall 2/3);
- daß Ethik es zu tun hat mit dem „Nachdenken" solcher Erfahrungen („Gewissensprüfung") und dem Suchen nach „Lösungen" („was soll sein?") sowie
- dem Handeln aufgrund abgewogener Gründe und Bewertungen.

Schematisch kann dies folgendermaßen dargestellt werden:

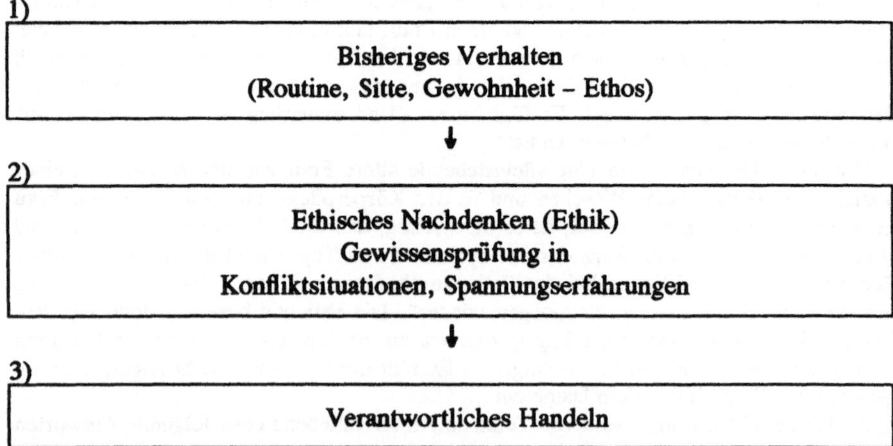


Als Ziel wird in der Bearbeitung von Spannungserfahrungen nicht nur eine Klärung des Begriffs von *Ethik* möglich, sondern auch die Beschreibung des Zusammenhangs, in dem ethisches Nachdenken stattfindet: der Zusammenhang zwischen persönlicher Einstellung und eigenem Erleben, Bedingungen der Arbeit, beruflichen Alltagsnormen, Rechten und Bedürfnissen, Motiven und Zielen Dritter. Letztlich geht es um den Bewertungs- und Entscheidungszusammenhang, der insbesondere durch Überschneidungen zwischen der „interaktionellen"

oder „institutionellen" und der „kulturellen" Ebene charakterisiert ist (s. Kap. 2.).

### 7.2.3 Schritte ethischen Nachdenkens

Als nächstes stellt sich die Frage, wie im Einzelfall nun durch ethisches Nachdenken Lösungen, d. h. Handlungsmöglichkeiten, gefunden bzw. begründet oder bewertet werden können (vgl. 4.1).

Unter Berücksichtigung traditioneller, ausgearbeiteter Modelle ethischen Denkens (s. 3.1–3.3) kann deshalb im Unterricht als nachfolgender Schritt an einem Fall der Versuch gemacht werden, Gesichtspunkte für ethisches Nachdenken einzuführen und zu erproben (s. 4.1). Dabei kann es sich empfehlen, nicht sogleich das gesamte Modell der Entscheidungsfindung einzuführen, wie es oben dargestellt worden ist, sondern sich anhand von Einzelfällen jeweils auf bestimmte Aspekte zu konzentrieren.

Dazu werden z. B. folgende Möglichkeiten (Modelle) vorgeschlagen:

*Modell 1:* Eine Konfliktsituation (Problemfall) wird überprüft unter den Gesichtspunkten:
- Welche Handlungsmöglichkeiten bestehen überhaupt (Ebene des *Könnens*)?
- Welche Motive (Gefühle, Interessen, Ziele) sind bei mir und bei den Beteiligten im Spiel (Ebene des *Wollens*)?
- Welche allgemeinen Bedingungen (Normen, Regeln, Gebote, Rechtsvorschriften usw.) werden berührt (Ebene des *Sollens*)?

Schließlich ist zu fragen: Welche Lösung bevorzuge ich aus welchen Gründen und mit welchen Zielen?

*Modell 2:* Dieses einleuchtende und hilfreiche Modell ergibt sich aus der Unterscheidung zwischen Individualethik, Personalethik und Sozialethik des Schweizer Theologen und Ethikers A. Rich (Rich 1984, S. 56; vgl. auch Kap. 2.).
- *Individualethisch:* Wie kann ich in dieser Situation meiner Überzeugung (welcher?) am besten treu bleiben? (Was kann ich persönlich am besten verantworten?)
- *Personalethisch:* Was kann und will ich in der Beziehung zu Mitbeteiligten verantworten? Wie wirkt sich meine Entscheidung in der Beziehung zu den Mitbeteiligten aus?
- *Sozialethisch:* Was ist meine Verantwortung im Rahmen umfassenderer sozialer Beziehungen, Bedingungen und Zuordnungen? (Berufsgruppe, Kirche, Rechtsgemeinschaft, Krankenhaus, Kulturgemeinschaft usw.).

Auch hier geht es anschließend um die Entscheidung für eine bestimmte Vorgehensweise und Zielsetzung unter Angabe von Gründen.

*Modell 3:* Noch stärker vereinfacht und handlungsorientiert könnten folgende Gesichtspunkte ins Gespräch gebracht werden, um eine Konfliktsituation zu bearbeiten:
- Was möchte ich letztlich erreichen (was ist mir hier am wichtigsten)?
- Was steht meinen Zielen entgegen (Widerstände)?
- Handlungsvorschläge mit Angabe von Gründen.

Alle derartigen Modelle oder Schrittfolgen, die natürlich noch weiter modifiziert werden können, sollten aber beinhalten:
- Klärung des Problems (Was ist verletzt? Worin besteht der Konflikt, die Entscheidungsfrage? Was wird als Spannung erfahren usw.?);
- Beziehung des Problems auf die jeweils unterschiedlich bedeutungsvollen Ebenen medizinethischer Probleme: die interaktionelle, die institutionelle und die kulturelle (zugleich biographische) Ebene;
- Klärung der persönlichen Handlungsorientierung in diesem Rahmen.

Mit Hilfe dieses Instrumentariums kann nun eine Behandlung von Fallsituationen im Sinne der „Horizonterweiterung" erfolgen. Die Auswahl der Fälle läßt sich dabei sowohl an den vielleicht zu Anfang erhobenen Teilnehmererwartungen (vgl. oben) oder auch an bestimmten Arbeits- oder Themenbereichen orientieren. Sie schließt entsprechende Informationsmöglichkeiten ein. Sie sollen jeweils klären helfen, was z. B. die Bedeutung der kulturellen Ebene im Einzelfall beinhaltet, welche Rechtsbestimmungen ggf. berührt werden, aus welchem Therapieverständnis bestimmte Folgerungen abzuleiten sind oder wie bestimmte Vorrangigkeiten mit der biblisch-kirchlichen Tradition bzw. einer persönlichen Einstellung (der eigenen Story) übereinstimmen.

Diese Fallbearbeitung wird sich also von den eingangs besprochenen „Spannungserfahrungen" v. a. dadurch unterscheiden, daß sie
- auf einer verabredeten und bekanntgegebenen Auswahl von Situationen (Themen, Arbeitsgebieten usw.) beruht;
- in bereits bekannten und erläuterten Schritten vorgeht;
- mit der Fallbearbeitung die notwendige Information verbindet (z. B. im Bereich religiöser, kultureller oder rechtlicher Normen, zur Berufsethik, zur Arbeitsorganisation, zum Pflegeverständnis usw.) und
- auf diese Weise die Verallgemeinerbarkeit individueller Entscheidungen und Lösungen (Begründungsfähigkeit) mitbedenkt.

## 7.2.4 Ein Beispiel: Wahrheit am Krankenbett

Der Unterrichtsblock beginnt – entsprechend den Vorüberlegungen – mit einer Situationsschilderung, nachdem das Thema bekannt ist.

## Fallschilderung:

*Situation:*
Ein 79jähriger Patient wird seit 5 Wochen (zum wiederholten Male) in einem Kranken-
haus gepflegt und versorgt.
*Diagnose:*
Lungenkarzinom, Metastasenbildung in der Prostata und im ganzen Skelettbereich (gut
tastbar).
*Biographie:*
Der Patient war bis vor einem Jahr überaus aktiv und geistig sehr rege. Er fuhr noch
Auto.
*Soziale Beziehungen:*
Die Angehörigen kümmern sich sehr um den Patienten und scheinen einen guten Kontakt
zu ihm zu haben.
*Informationsstand:*
Der Patient ist über seine Krankheit nicht aufgeklärt.
*Beobachtungen:*
Seit 2 Wochen wird der Patient zunehmend unruhiger und aggressiver. Er mag sich nicht
anfassen lassen, hat Schmerzen und schreit, sobald ihm jemand zu nahe kommt.
*Therapie:*
Der Stationsarzt verordnet zur Erleichterung des Patienten eine hohe Dosis Morphin so-
wie 40 mg Valium pro Tag.

Zu dieser Fallschilderung wird zunächst die Frage mitgegeben: Was löst der Patient bei mir aus?

Hier kann sich zunächst ein Gespräch über die Realitätsnähe der Schilderung
ergeben. Beispielsweise kann es sein, daß die Schwestern und Pfleger die
Medikation eher ablehnen oder der Stationsarzt eher zurückhaltend ist mit der
Gabe von schmerzlindernden bzw. sedierenden Mitteln.

Des weiteren wird dieser Gesprächsgang, dessen Antworten nach einem Grup-
pengespräch oder einer Überlegungspause formuliert werden, v. a. die Spannungserfahrungen sichtbar machen, unter denen Mitarbeiter in der Krankenpflege immer wieder zu leiden haben.

*Beispiele:*

- Unsicherheit und Hilflosigkeit gegenüber dem Patienten.
- Ich möchte nicht, daß der Patient unaufgeklärt bleibt.
- Ich möchte nicht, daß der Patient so stark sediert wird.
- Ich möchte erreichen, daß der Patient sich auf seinen Tod vorbereiten kann.
- Sorge vor bestimmten Fragen des Patienten.
- Ich möchte helfen.
- Entsetzen.
- Druck, etwas mitzumachen, was ich nicht gut finde.
- Aggression gegen den Patienten – und gegen den Arzt.
- Schuldgefühl: Ich enthalte dem Patienten etwa vor bzw. wirke daran mit.
- Schlechtes Gefühl wegen notwendiger Schauspielerei usw.

In der Auswertung wird deutlich, daß es bei der Frage nach der Wahrheit nicht nur um das geht, was gesagt oder nicht gesagt wird (Informationsebene), sondern ebenso um die Frage: Wo stehe ich? Und was berechtigt mich zum Sprechen bzw. Handeln? (Vgl. Zitat Bonhoeffer.)

> Wie wird mein Wort wahr?
> Indem ich erkenne, wer mich zum Sprechen veranlaßt und was mich zum Sprechen berechtigt.
> Indem ich den Ort erkenne, an dem ich stehe.
> Indem ich den Gegenstand, über den ich etwas aussage, in diesen Zusammenhang stelle (Bonhoeffer 1949, S. 289).

Weiter kann sichtbar gemacht werden, daß das Problem der Wahrheit nicht zu lösen ist von einer Auffassung der Krankheit als eines Abschnitts der Lebensgeschichte des Patienten, den er entweder erlebt (gestaltet, erleidet) oder der ihm vorenthalten wird. Eine solche Einsicht wird leichter verständlich, wenn vor dieser Unterrichtseinheit über das Krankheitsverständnis, das Pflegeverständnis und den Sinn (seelsorgerlicher) Begleitung gesprochen worden ist.

*Information (Stichworte) als Gegenüberstellung:*

Krankheit = funktionelle Störung, Körper und seine Funktionen stehen im Vordergrund.

Krankheit = Krise der Lebensführung. Der Zusammenhang zwischen körperlicher Erkrankung, Erleben und Lebensführung ist wichtig.

Behandlung = Behebung oder Linderung der Störung bzw. ihrer Folgen (z. B. Schmerzen).

Pflege = Hilfe zur (möglichst selbständigen) Lebensführung und Krankheitsbewältigung.

Behandlungspflege (orientiert an entsprechender Diagnose und Therapie).

Pflege orientiert an den „Verrichtungen des täglichen Lebens" und den Ressourcen des Patienten.

Der Behandelnde (Pflegende) orientiert sich an seiner Diagnose, ist der fachlich Überlegene, weiß mehr, als der Patient, ist ihm gegenüber eher sachlich-distanziert.

Der Pflegende kann sich eher als „Begleiter" sehen, beobachtet auch die Handlungsfähigkeit (Lebensführung) des Kranken, zeigt Einfühlung und steht deshalb dem Patienten näher (Partnerschaft auf Zeit).

Der Wille, durch Handeln zu helfen, ist groß. Fehlender Erfolg erscheint als Versagen, Hilflosigkeit führt zum Rückzug vom Patienten.

Die Pflege als Begleitung ist nicht an den „Erfolg" gebunden. Hilflosigkeit erinnert an die Überprüfung der Ziele, ermöglicht Gemeinsamkeit auf der menschlichen Ebene.

Wahrheit erscheint als Minderung des Wissensvorsprungs (Aufklärung), um Behandlung zu ermöglichen (punktuelle Entscheidung).

Wahrheit wird zur Qualität der Begleitung und zur Hilfe, mit dem Krankheitserleben besser umzugehen, Krankheit zu verstehen und zu leben.

*Hinweis*: Die Gegenüberstellungen sind nicht als Alternativen oder Gegensätze zu begreifen, sondern als „Unterscheidungen" zur Klärung des Selbstverständnisses und des eigenen Handelns. Auch auf die Diskussion um das Gesundheitsverständnis kann Bezug genommen werden.

Die Integration der oben angeführten Gegenüberstellungen – bezogen auf den Gesundheitsbegriff – hat z. B. H. Ringeling (1986) herausgearbeitet:

1) „Gesundheit ist die Abwesenheit von Krankheit und Gebrechen.
2) Gesundheit ist der Zustand vollkommenen physischen, psychischen und sozialen Wohlbefindens (vgl. WHO-Definition).
3) Gesundheit ist die Fähigkeit des Menschen, sich in den jeweiligen Lebenssituationen zu bewähren und die private, berufliche und politische Umwelt mitzugestalten. Sie umfaßt den Menschen in seinen biologischen, intellektuellen, ethischen und emotionalen Aspekten."

Bei einer Strukturierung der Äußerungen der Teilnehmer (s. S. 195) in einem der vorgeschlagenen Interpretationsrahmen könnte sich zum Thema „Wahrheit" beispielsweise zusammenfassend ergeben:

1) Die Frage nach der Wahrheit am Krankenbett ist nicht einfach die Frage nach dem Sachverhalt bestimmter Aussagen. Sie fragt vielmehr nach der Bedeutung und der Krankheit und der Möglichkeit, sie in bezug auf die Lebensgeschichte, Situation und Persönlichkeit des Kranken zu verstehen. Sie orientiert sich auch am Patienten.
2) Was Wahrheit am Krankenbett bedeutet, hängt mit meiner eigenen Beziehung und Einstellung zum Patienten zusammen. Ich muß es erfahren, indem ich mich auf den Kranken einlasse, ihn begleite.
3) Wahrheit am Krankenbett hat nicht nur einen Informationsaspekt, der im Rahmen der „Behandlung" dem Arzt vorbehalten ist. Sie bezieht sich v. a. auf die Qualität der Begleitung und das Wahrwerden der Krankheit im Leben des Kranken. Dieses Wahrwerden kann ein erster Schritt auf dem Weg zur „Gesundung" und/oder zur Annahme des Lebens mit dem Leiden sein. Es schließt die Wahrhaftigkeit der Begleitung ein, die in erster Linie Aufgabe und Möglichkeit der Krankenpflege ist.

**Modell 1.** Versucht man, in einem zweiten Durchgang den „Fall" nach dem oben skizzierten *Modell 1* (s. S. 193) stärker handlungsorientiert zu bearbeiten, ergeben sich z. B. folgende Schritte:

1) Die Teilnehmer erhalten die Aufgabe, in kleineren Arbeitsgruppen die folgenden Fragen an dem vorgegebenen Fall zu diskutieren und schriftlich zu
beantworten:
– welche Handlungsmöglichkeiten bestehen überhaupt für die Schwester?
– welche Motive (usw.) sind bei mir und den Beteiligten im Spiel?
– welche allgemeinen Voraussetzungen/Bedingungen werden berührt?
– welche „Lösung" bevorzuge ich – aus welchen Gründen und mit welchem
Ziel?

2) Die Ergebnisse der Arbeitsgruppen werden gesammelt und für alle sichtbar
gemacht (Tafel, Flipchart, Overheadprojektor).
Dabei ergeben sich z. B. folgende Antworten zu den einzelnen Fragen:

*Handlungsmöglichkeiten*:
– Gespräch mit dem Arzt (Beobachtungen der Schwester, Ziel: Änderung der
Medikation);
– Gespräch mit dem Patienten (Ziel: Motivation zur Meinungsäußerung gegenüber dem
Arzt mit der gleichen Absicht);
– Gespräch mit den Angehörigen (Ziel: wie oben);
– Gespräch mit der Ehefrau allein (Ziel: wie oben);
– Absprache mit Kolleginnen;
– heimliche Verweigerung der Medikation im eigenen Sinne;
– Versorgung des Patienten unter den gegebenen Bedingungen (kein Änderungsversuch).

*Motive*:

| | |
|---|---|
| *eigene u. a.:* | – Ich möchte offen sein (ehrlich, echt), dem Patienten Hilfe geben, mit der Wahrheit umgehen zu können. Ich bin unsicher. Ich habe Angst, in das Zimmer des Patienten zu gehen. |
| *Patient:* | – Er hat Angst. Abwehr und Verdrängung werden begünstigt. Seine Würde und Gesundheit sind beeinträchtigt. Er hat den Wunsch, schmerzfrei zu bleiben. Er möchte so weiter leben wie bisher. Er hat Mißtrauen und ist unsicher. |
| *Arzt:* | – Er ist gegen Aufklärung und möchte dem Patienten die Hoffnung nicht nehmen. Er bezieht die Bedeutung der Zuwendung für die Behandlung nicht ein. Er sieht sich allein in der Verantwortung. |

*Allgemeine Regeln/Bedingungen:*
Das Recht des Patienten auf Wahrheit.
Die Pflicht des Arztes zur Aufklärung.
Die Patientenorientierung bezüglich der Pflege (Selbstverständnis).
Das Ziel, dem Kranken zu helfen, „das Beste" aus seiner Situation zu machen u. a.

**3) Die Antworten erlauben**

– eine Klärung der (gegenüber den Erwartungen oft sehr viel breiteren) Handlungsmöglichkeiten;
– eine Klärung der eigenen Ziele und Einstellungen in Abwägung zu anderen;
– eine Information über Sachverhalte wie Aufklärung, Schmerztherapie, berufsethische Regeln und Grundsätze der Ärzte wie der Krankenpflege, Weisungsstrukturen im Krankenhaus u. a.);
– einen Bezug (Begründung) der eigenen Einstellung/Ziele auf Normen/Werte/ Grundsätze z. B. des Rechts, der eigenen Berufsgruppe, der Kirche (Einstellung zum Leben, Leiden, Sterben, Pflege) und
– schließlich die gemeinsame Erarbeitung von ethisch vertretbaren Handlungsvorschlägen.

**Modell 2.** Wird das *Modell 2* (s. S. 193) zur Bearbeitung des Falles verwendet, so ergeben sich folgende Unterrichtsschritte:

**1) Erarbeitung des Problems – in Gruppen oder im Plenum:**

Für die Gruppe visualisiert werden dabei z. B. folgende Formulierungen:

Der Arzt ist *gegen*, die Schwestern sind *für* Aufklärung des Patienten.
(Der Arzt will dem Patienten die Hoffnung nicht nehmen, sich mit dem Problem nicht auseinandersetzen, sich die Aussichtslosigkeit (Handlungsbegrenzung) nicht eingestehen. Die Schwestern haben Angst um ihr gutes Vertrauensverhältnis zum Patienten und den Angehörigen; durch das Verhalten des Arztes wird ihnen allerdings die Pflege erleichtert.)

Der Arzt ist *für* eine Sedierung des Patienten, die Schwestern sind *dagegen*. (Schmerzbehandlung wollen beide). Die Schwestern sehen sie jedoch nicht losgelöst von der Zuwendung durch Angehörige/Krankenpflege und im Widerspruch zur Fähigkeit und Chance des Kranken, sich bei klarem Bewußtsein mit seiner Situation auseinanderzusetzen.)

Der Patient wird in die Entscheidung nicht einbezogen. Die Schwestern wollen nicht, daß über den Patienten verfügt wird. (Dem Patienten werden Lebens-/ (Sterbens)möglichkeiten, d. h. auch Handlungs- und Verfügungsmöglichkeiten genommen. Er hat aber ein Recht darauf: „eigener Tod".)

**2) Erarbeitung der ethischen Beurteilung und ihrer Maßstäbe (in Gruppen und im Plenum). Dazu dient die Frage: Was ist besser? Welche Gründe lassen sich auf den drei erläuterten Ebenen dafür angeben?**

Dazu ergeben sich etwa die folgenden Antworten (Thesen):

*Individualethisch:* Sterben ermöglichen (Auseinandersetzung mit der eigenen Situation) – Beziehungen stärken (Angehörige, Pflege). Hinweis auf die „helfende" Bedeutung auch im biblischen Sinne (Lk. 10, 25ff; Mk. 14, 32ff. usw.). Eigene Wahrhaftigkeit (Glaubwürdigkeit) in der Beziehung zum Patienten.

*Personalethisch:* Achtung vor dem Kranken und seinen „Rechten" – Pflege als Sterbebegleitung – Die Beziehung zwischen Angehörigen und Krankem nicht unterbinden oder stören – Die Pflegebeziehung ehrlich halten (Pflegeverständnis) – Schmerzfreiheit erreichbar bei weitgehender Wachheit.

*Sozialethisch:* Aufklärungspflicht – Anordnungs- und Weisungsrecht des Arztes – Ärztliche Berufsethik – Rolle des Chefarztes im Krankenhaus (der Medizin im Verhältnis z. B. zu christlichen Krankenhauszielen) – Eigenständigkeit der Pflege und ihres Berufsethos.

3) Mögliche Handlungsvorschläge (abgeleitet aus 1. und 2.):
- Der Stationsarzt wird von einer anderen Dosierung der Medikation überzeugt (Sedierung abbauen).
- Der Arzt wird sich auf die Aufklärung einlassen.
- Das Gespräch zwischen Angehörigen und Patient über die  Situation wird ermöglicht.
- Der Patient wird ermutigt, mit dem Arzt zu sprechen.
- Überlegungen einer Verlegung nach Hause werden angestoßen.

Zugleich kann in der Auswertung sichtbar werden,
- daß die Frage der „Wahrheit am Krankenbett" Probleme der persönlichen Einstellung beinhaltet (z. B. Sterben gehört zum Leben, Annehmen des Sterbens – auch seitens der Pflegepersonen, Berufshandeln soll „private", menschliche Beziehungen nicht stören – menschliche Nähe bzw. Gespräch hat im Sinne des Zieles „Hilfe für den Kranken" therapeutische Wirkung, Aussichtslosigkeit der Behandlung bedeutet nicht Verlust jeder Lebenshoffnung);
- daß Krankenpflege Begleitung (Beziehung) einschließt, weil die Wahrheit nicht eine punktuelle Informationsfrage, sondern eine Dimension der Kranken*geschichte* meint und
- daß hier eine Reihe von Bedingungen rechtlicher, berufsethischer und organisationstypischer (Weisungsbefugnis, Verhältnis von Medizin und Pflege usw.) sozialer Regeln und Normen berührt wird, deren Übertretung selbst wieder ein ethisches Problem darstellt.

Wahrheit am Krankenbett kann also auf den verschiedenen Ebenen als Problem der individuellen Glaubwürdigkeit, als Frage nach der Wahrhaftigkeit in der Beziehung ebenso wie als Frage nach der Aufklärung und dem in ihrer rechtlichen Regelung mitgesetzten „Entscheidungsmodell" und seiner anthropologischen Grundlagen einsichtig gemacht werden.

Auch bei diesem Vorgehen können die entsprechenden Informationen über Grundrechte, Aufklärung, berufsethische Grundsätze, Krankenhausstruktur usw. eingebaut werden.

**Modell 3.** Wird schließlich das einfachere *Modell 3* angewendet, wäre als *1. Schritt* zunächst in Gruppen zu erarbeiten:

**Was soll erreicht werden? Was steht den Zielen entgegen?**
Antworten aus den Gruppen sind etwa:

*Zu den Zielen:*
- Wahrhaftigkeit in der Beziehung zum Patienten.
- Achtung der Würde des Patienten, d. h. der Patient soll selbst entscheiden können, er soll sich mit seinem Tod auseinandersetzen können, sich darauf vorbereiten und Bedürfnisse äußern können; der Patient soll gute Beziehungen (zu den Angehörigen, zum Personal) haben können; Zuwendung zu erleben soll ihm ermöglicht werden.
- Das Leben des Patienten soll (als evtl. Nebenwirkung) nicht verkürzt werden.

*Zu den Widerständen:*
- Der Patient soll keine Schmerzen haben (evtl. wichtiger als klares Bewußtsein).
- Dem Patienten soll nicht geschadet werden (z. B. durch Aufklärung).
- Angst, sich stärker mit dem Kranken befassen zu müssen.
- Angst vor Konflikten, z. B. mit Angehörigen, mit dem Arzt.
- Unsicherheit im Umgang mit Patienten (Wie rede ich über Sterben, wie stehe ich selbst zu diesen Fragen?).
- Resignation: Ich kann ja doch nichts ändern, es lohnt sich nicht.
- Gewohnheit: Bei uns wird das immer so gemacht.

*2. Schritt:* In einem Zwischenschritt können hier nun auch ordnend und gliedernd Gesichtspunkte zur Deutung eingeführt werden. Über Aufklärung und das sog. therapeutische Privileg, über berufsethische Grundsätze (nicht schaden usw.) wäre zu sprechen, über die eigene Einstellung zum Beruf und zu den Problemen von Krankheit und Sterben, über die Belastung, welche die Anpassung an Krankenhausstrukturen und -gewohnheiten mit sich bringt.

*3. Schritt:* Ziel könnte schließlich sein, aus Zielen und Widerständen in der Abwägung eine Reihe von Handlungsvorschlägen z. B. in Gruppen zu entwickeln. Frage: Wie gehe ich mit dem Problem um?
Die unterschiedlichen Lösungen, die bereits oben anklingen, könnten dann noch einmal geordnet werden, um die verschiedenen Ebenen sichtbar zu machen und v. a. die ethischen Fragen von denen anderer Qualität zu scheiden. Ein Vorschlag hierzu nimmt folgende Antworten auf:

1) Ich setze mich mit anderen Überzeugungen (Regelungen usw.) auseinander. (Dazu bedarf es der Begründungen, Erfahrungen, einer Bewertung. Hat z. B. der Patient eine bestimmte Meinung oder Befürchtung geäußert? Ist für mich [für die Angehörigen, den Arzt] Schmerzfreiheit höher zu bewerten als die Würde/Selbstbestimmung des Kranken?).

2) Ich dringe auf Klärung von Sachfragen (z. B. Welche Folgen hat eine bestimmte Medikation? Welche Schmerztherapie kommt noch in Betracht? Kann überhaupt zu Hause gepflegt werden?).

3) Ich ändere mein eigenes Verhalten (z. B. ich wende mich dem Patienten anders zu, ich spreche verstärkt mit dem Arzt über den Patienten usw.).

4) Ich schalte Dritte ein (z. B. Kolleginnen im Stationsgespräch, einen Seelsorger, die Angehörigen, die Pflegedienstleitung).

Alle Vorgehensweisen versuchen dabei, die Überlegungen auszurichten auf die Frage: Was sollen wir tun? Sie berücksichtigen, daß es Ethik nicht mit Kasuistik im Sinne vorgefertigter oder nur auszulegender Rezepte, sondern mit einem Verfahren zu tun hat. Sie berücksichtigen die Frage nach dem ethischen Subjekt. Schließlich setzen sie eine Analyse der in der aktuellen Situation wirksamen Ebenen (Kreise), Bedingungen und Werturteile voraus und versuchen abzuschätzen, auf welche Weise welche Wirkungen erzielt werden.

Dieser Ansatz läßt sich im Ethikunterricht vielfältig variieren. Das hat den Vorteil, die Erfahrungen der Teilnehmer einbeziehen zu können, aber auch das ethische Nachdenken entsprechend dem hier gebotenen Ansatz einüben zu können, u. a. auch im Rollenspiel. Schließlich ergibt sich dabei die Gelegenheit, einer weit verbreiteten ethischen Resignation zu wehren, welche gerade im Krankenpflegebereich des Krankenhauses die Verantwortung dem Arzt oder der Leitung zuschiebt oder aus der harten Konfrontation von Soll und Ist ohne Berücksichtigung möglicher Verfahrensschritte die Folgerung ableitet, es lasse sich ohnehin nichts bewegen. Andererseits zeigt die Erfahrung und das oben gegebene Beispiel, daß in der Tat im Krankenhaus ethisches Nachdenken keinen originären Platz hat. Es fehlt vielfach die dazu nötige Zeit und Gelegenheit, um ethische Reflexion als auf konsensfähiges Handeln zielende Bemühung nicht nur individuell, sondern miteinander zu vollziehen. Denn in der ethischen Reflexion und Bemühung sollte ja gerade „jeder vernünftige Mensch mitreden" (s. Kap. 2.) können und umgekehrt auch die Bereitschaft zeigen, sich bei den Konsequenzen seines bzw. ihres Urteils behaften zu lassen. So kann der Ethikunterricht Anregungen geben nicht nur auf der individuellen Ebene, sondern er bezieht in dem hier gewählten Ansatz die interaktionelle und die kulturelle (institutionelle) Ebene mit ein. Auf diese Weise wird ethisches Handeln nicht nur als eine Anforderung an den einzelnen verstehbar, sondern – im Bereich des Krankenhauses – als Zusammenwirken vieler im Rahmen einer Institution unter einer gemeinsam geklärten Zielsetzung. Darin erweist sich – auch für den Unterricht – ein weiterer Vorteil des dargestellten ethischen Ansatzes.

## 7.3 Balint-Gruppen – Zugang zum kranken Menschen

In den USA ist die Frage viel diskutiert worden, wie den Studenten und jungen Ärzten medizinische Ethik nähergebracht werden könne, wie sie ein Gespür für die Realitäten erhalten könnten, die durch wissenschaftliches Können und durch die Kenntnis der Gesetze nicht eingefangen werden. An den meisten Medical Schools werden Pflichtkurse über Medizinethik gehalten. Philosophische sowie christlich und jüdisch bestimmte Ethik werden von paritätisch ernannten Dozenten kompetent gelehrt und an Fallbeispielen verdeutlicht.

Es hat sich jedoch gezeigt, daß das Interesse an medizinischer Ethik bei jungen Studenten zwar stark ist, bei älteren aber abnimmt und erst wieder bei etablierten Ärzten in den Vierzigern wach wird. Offenbar können Kurse im Studium selber allein die ethische Sensibilität und auch das Interesse an der theoretischen Durchdringung von ethischen Problemen nicht hervorbringen – so wünschenswert eine Öffnung unserer hiesigen medizinischen Fakultäten für sinnvolle Kurse in Medizinethik auch wäre.

Ähnliches läßt sich zur elementaren Kenntnis der Psychotherapie und der Kunst der Gesprächsführung sagen. Unsere Ärzte sind in dieser täglich von ihnen im Beruf geforderten Kunst kaum geschult, und ihre Kenntnisse und ihr Können in Psychotherapie sind beklagenswert minimal. Ein sinnvolles Lehrangebot oder gar Pflichtkurse im Studium wären eine Hilfe, sicher aber nicht eine Garantie für die Heranbildung einer patienten- und beziehungsorientierten Ärzteschaft.

Kurse und Prüfungen im formellen Ausbildungsgang der Ärzte und anderer, in Therapie- und Pflegeberufen tätigen Personen in den Fächern der Ethik und Psychotherapie (natürlich ohne damit eine volle Therapeutenausbildung anstreben zu wollen) mögen nützlich und auf lange Sicht hin sogar unverzichtbar sein. Sie müssen aber ergänzt werden durch eigene Lektüre, durch Besuch von Seminaren und Wochenendveranstaltungen und v. a. durch strukturierte Erfahrungen, die vielleicht im Studium schon beginnen, deren besonderer Sinn aber in der jahrzehntelangen, praxisbezogenen Begleitung des Arztes, Therapeuten oder Pflegers liegt. Hier haben die Balint-Gruppen ihren hervorragenden Platz. Die Entstehung dieser Gruppen in England sowie bei uns in ungezählten Großstädten und an vielen Orten in der Provinz und auch auf anderen Kontinenten ist beeindruckend und zeugt von einem echten Bedürfnis der berufstätigen Ärzte und Therapeuten, Sozialarbeiter und Pfarrer. (Nichtmediziner nehmen an gemischten oder an eigens für sie eingerichteten Balint-Gruppen teil.)

### 7.3.1 Das Grundkonzept

Der ungarische Arzt und Psychoanalytiker Michael Balint entwickelte um 1950 in der Tavistock-Klinik in London Gruppenseminare mit Ärzten, bald auch gemeinsam mit nichtärztlichen Therapeuten und Beratern, bei denen die Grunderfahrung der spannungsreichen Beziehung zwischen Arzt und Patient das eigentliche Problem und Thema war. Im folgenden wird der Einfachheit halber der Teilnehmer der Balint-Gruppe „Arzt" genannt.

Bei der Begegnung mit dem Patienten sind die Gefühle und Reaktionen des Arztes eine wesentliche Komponente. Ihre Gründe sind zumeist beiden, dem Arzt und seinem Patienten, nicht bewußt. Sie sind darum aber gerade nicht auszuklammern oder zu vertuschen, so, als sei ein emotions- und reaktionsloser „objektiver" Arzt der ideale Partner für den hilfesuchenden Patienten. Balints Grundkonzept besteht in der Einsicht, daß die Gefühle und Reaktionen des Arztes gegenüber seinen Patienten nicht nur bewußt werden sollen, sondern darüber hinaus ein wichtiges diagnostisches und therapeutisches Instrument darbieten. Dieses Instrument könnte man auch als Bündel von Perspektiven bezeichnen, ohne das die Arzt-Patient-Beziehung ungleich ärmer und nur scheinbar „objektiv" wäre.

Balints grundlegende Einsicht ist so neu natürlich nicht. Neu ist allerdings die frappierend einfache Erfahrbarkeit und Anwendbarkeit dieser Einsicht auf die eigene Person in den jetzt nach Michael Balint benannten Balint-Gruppen. Gewiß weiß man seit den Philosophen des Altertums und der ostasiatischen Weisheit, daß Menschen in ihren Begegnungen einander bedingen, auch wenn ihr Zusammentreffen durch feste Rollenverteilung auf bestimmte Weise formalisiert ist, z. B. in der Schule, beim Militär oder beim Feiern eines Festes. Aber die konkrete Anwendung auf die Arzt-Patient-Beziehung unter Zuhilfenahme psychoanalytischer Einsichten ist doch Balints eigene Leistung, die über die Jahre hin von ihm bis ins Detail ausgearbeitet und durchdacht worden ist. Die These „Der Arzt selber ist die Droge" ist die provokative Summierung einer in viel feinere Einzeleinsichten aufgegliederten Erfahrung und Theorie.

Ärzte und Angehörige anderer beratender Berufe oszillieren in mehr oder minder starken Schwankungen zwischen Omnipotenzgefühlen und den hart empfundenen Erlebnissen von Niederlagen. Die eigene Selbsteinschätzung ist bei wenigen Menschen von Natur aus derart stabil, daß solche Schwankungen nicht auftreten. Wenn sie unter Kontrolle gebracht sind, besteht hingegen zumeist eine einmal erprobte, anscheinend stabile Selbsteinschätzung und vermeintliche Selbsterkenntnis, die im weiteren Berufsleben nicht mehr revidiert wird. Man „weiß" dann, welchen Typ von Menschen man „nicht leiden" kann, welches Verhalten „mich ärgert", welche Menschen „mir mehr liegen" als andere. Auch über seine eigene Einstellung zu Situationen meint man sich im klaren zu sein, z. B. traut man sich zu, offen auf Eheprobleme des Patienten einzugehen, scheut aber vor Generationskonflikten oder vor dem Sprechen über den Tod zurück; man meint zu wissen, daß man in der Sprechstunde besser ist als bei Hausbesuchen, es mit Kindern „immer gut kann". Kurz, die meisten von uns sind die Gefangenen des Bildes, das sie von sich selber haben.

Die Balint-Gruppen wollen gerade von dieser Verengung und Verhärtung befreien und den Arzt schulen, sich auf seine eigenen inneren Vorgänge einzulassen, diese mit den unbewußten Prozessen seiner Patienten zu vergleichen und so zu einem viel tieferen und neuen Verständnis der Patienten und seiner Aufgaben

an ihnen zu führen. Die Selbst- und Fremdwahrnehmung im Umgang mit rat-
und hilfesuchenden Menschen soll von den Teilnehmern der Balint-Gruppe er-
lernt und über die Jahre hin immer wieder neu überprüft und vertieft werden. Sie
sollen auch ihr eigenes Älterwerden erleben und akzeptieren lernen.[3]


### 7.3.2  Die Funktion der Balint-Gruppe

Die Balint-Gruppen sind keine Seminare im eigentlichen Sinn. In ihnen wird
nicht – jedenfalls nicht absichtlich oder systematisch – psychotherapeutisches
Wissen vermittelt. Auch die eigentlich medizinischen Therapieentscheidungen
der anwesenden Kollegen und Kolleginnen werden nicht analysiert oder kritisiert. Dafür gibt es andere Fortbildungsveranstaltungen.

Die Funktion der Balint-Gruppen reicht nahe an die Zielsetzung von Selbst-
erfahrungsgruppen heran, aber es wird viel Mühe darauf verwendet, sie gerade
nicht dahin abgleiten zu lassen. Das gelingt um so einfacher und überzeugender,
je strenger die Grundregeln der Sitzungen beachtet werden, nach denen der Bericht über einen „Fall" als Bericht über einen lebendigen Menschen unbedingt
im Zentrum stehen soll. Alle Abweichungen von dieser Zentrierung, z. B.
persönliche   Bewertung   der   anderen   Teilnehmer   oder   medizinische
Fachdiskussionen (bzw. bei Sozialarbeitern entsprechende Debatten über gesetzliche Möglichkeiten und Bestimmungen) werden vom Leiter der Gruppe abgewendet oder unterbunden.

Die Gruppe besteht im allgemeinen aus 10–12 Mitgliedern. Sie trifft sich
möglichst in gleicher Zusammensetzung über Jahre hin ein- bis zweimal im
Monat für jeweils etwa 1 1/2 bis 2 Stunden. Sie wird von einem eigens dazu
ausgebildeten Psychotherapeuten bzw. einem Arzt mit Zusatzausbildung geleitet.
In einem entspannten und freundschaftlichen Klima sollen die Teilnehmer den
Bericht über einen Patienten – nur einen pro Sitzung – aufnehmen und auf ihn
reagieren. Vom Berichterstatter erfordert dies einigen Mut. Die Erfahrung zeigt
aber, daß sich meistens bald ein Teilnehmer bereit findet, einen heiklen oder
vielleicht auch einen anscheinend ganz unproblematischen Fall darzustellen,
vielleicht einen der Patienten, die als letzte vor der Gruppensitzung noch zur
Konsultation kamen. Auch Studenten, sofern sie in gemischten Gruppen an der
Balint-Arbeit teilnehmen, zeigen sich bereit, über ihre ersten Patient-Beziehun-
gen einen Bericht zu erstatten.

---

[3] Eine einfache Einführung in die Arbeit der Balint-Gruppen bietet Roth (1985). Über die
Internationalen Balint-Treffen in Ascona (auch für Studenten und junge Ärzte) orientiert:
Prof. Dr. med. B. Luban-Plozza, Piazza Fontana Pedrazzini, CH 6600 Locarno; über die
Deutsche   Balint-Gesellschaft   e. V.,   Dr. med. H.-D. Büttner,   Schülerweg 19,
D 4950 Minden. An beiden Adressen können Orte und Zeiten von einführenden und
weiterbildenden Tagungen sowie die Adressen von bestehenden Balint-Gruppen in Eu-
ropa erfragt werden.

Wie wird berichtet? Der Gruppenleiter, der möglichst wenig intervenieren sollte, weist auf das hin, was die Gruppe zu Beginn eines Berichtes immer wissen möchte und sollte:

Wie der Patient aussieht, welche Kleider er oder sie trug, ob dem Berichterstatter noch die ersten Worte beim Eintreten in Erinnerung sind, ob die familiäre und berufliche Situation des Patienten bald oder spät oder gar nicht zur Sprache kam, was der Berichterstatter selber empfunden hat bei der Begrüßung, im Verlauf des Gesprächs oder der Behandlung, beim Verabschieden. Ein solcher Bericht wird in einer geübten Gruppe bald zur Tradition. Während des Berichts und der Antworten auf die Rückfragen ereignet sich etwas Erstaunliches, ja Erregendes, denn es entsteht das Bild des Patienten unsichtbar in der Mitte des Kreises. Zumeist „vertritt" die Gruppe unbewußt den Patienten gegenüber dem Berichterstatter, erklärt sein Verhalten, verteidigt und beschützt ihn. Natürlich kommt es auch zu Kritik, ja vielleicht sogar zur Empörung über das Verhalten des Patienten, etwa über ständige Praxisbesuche ohne ersichtlichen Grund, wiederholte nächtliche Telefonanrufe usw. Nicht selten wechselt auch die Reaktion der Gruppe von der Haltung des Beschützens zur Kritik oder umgekehrt. Eine ambivalente Haltung in der Gruppe spiegelt zumeist einen ambivalenten Patienten wider.

Die Amateurpsychologie der Teilnehmer der Gruppe macht bald tieferen und echteren Einsichten Platz. Das ist ein entscheidender Gewinn für alle und das eigentliche Ziel der Balint-Arbeit. Die Gruppe spiegelt das Verhalten des Berichterstatters gegenüber dem Patienten wider und arbeitet damit die Komponenten des seelischen Konfliktfeldes des Patienten sowie des Arztes in seiner Beziehung zum Patienten heraus. Dadurch eröffnen sich für alle Beteiligten ganz neue Einsichten: eingefahrene Verhaltensmuster des Arztes sowie der Patienten werden aufgelöst, eine neue Distanz des Arztes zum Patienten wird ermöglicht und dadurch eine neue Freiheit der Zuwendung. In der Nacherzählung erlebt der Berichterstatter Details, die in der Begegnung mit dem Patienten übersehen wurden; es entsteht auch ein Gesamtbild des Patienten, das bei aller Beschäftigung mit Details vorher schwer gesehen werden konnte.


### 7.3.3 Eine neue Sicht des Patienten

Unter 2.1 wurde die Notwendigkeit einer gesamtbiographischen Sicht des Patienten, einer Vision der „Gesamtstory" diskutiert. Sie war für das Festmachen von ethischen Kriterien und als eigenes ethisches Orientierungskriterium als wichtig erkannt worden. Die momentane Situation und die Beschwerden eines Patienten sollten nicht wie Einzelbilder aus einem Film verabsolutiert und isoliert gesehen werden. Die Überwindung dieser Separation ist auch das Ziel der Balint-Gruppen. Hier kann der vielbeschäftigte niedergelassene Arzt, auch der Klinikarzt, zu immer neuer Ermutigung gelangen, eine Gesamtschau seiner Patienten anzustreben, die ihn hinter die „Präsentiersymptome" blicken läßt und die er selber nicht zu fürchten braucht, wenn er seine eigenen Emotionen und Reaktionen abzuschätzen gelernt hat. Diese erneuerte Sicht läßt sich kaum oder nur mit Mühe alleine und aus eigenem Antrieb erlangen.

Die Schulmedizin hat die Ärzte dazu ausgebildet, Krankheiten zu diagnostizieren und sachgemäß zu behandeln. Daran gibt es freilich nichts auszusetzen. Die Krankheiten, die ein Patient „hat", werden so in den Brennpunkt der ärztlichen Aufmerksamkeit gerückt. Balint – und gewiß auch anderen, erfahrenen Praktikern – ist jedoch auch die andere „Klasse" von Krankheiten wichtig, die Krankheit nämlich, an der der „Patient selbst" erkrankt ist. Er „hat" nicht eine Krankheit, sondern er ist „selber krank" im tieferen Sinn des Wortes (vgl. 5.6). Freilich ist Balints Unterscheidung idealtypisch; das macht sie aber nicht weniger relevant. In der Balint-Gruppe wird das Gespür für die Krankheit der zweiten „Klasse" geschärft. Der Arzt wird die Krankheit, die einer „hat", deswegen nicht weniger ernstnehmen, er sieht sie aber auf der Folie der Gesamtpersönlichkeit des Patienten und der pathischen Komponenten in ihr. Die Gruppe verhilft ihm dazu, ohne daß er selber eine psychotherapeutische oder gar psychoanalytische Ausbildung machen müßte, woran er als Praktiker vielleicht gar kein Interesse hat. Manche ärztlichen Praktiker empfinden zwar der Psychotherapie in ihrer Methodenvielfalt gegenüber eine gewisse Skepsis, aber haben doch gelernt, die Balint-Gruppen in ihrem Nutzen für die eigene Arbeit voll zu bejahen.

### 7.3.4 Der Nutzen für medizinethische Entscheidungen

Der Nutzen der Sensibilisierung des Arztes für die mögliche Vielschichtigkeit der Krankheit seiner Patienten, der Nutzen der Einsicht in die soziale Vernetzung der Patienten sowie der vielfältigen Beziehungen zwischen der Persönlichkeit des Arztes und der des Patienten liegen auf der Hand. Freilich lassen sich keine ethischen Kriterien aus einer differenzierten Sicht als solcher ableiten. Die neu eröffneten Perspektiven ermöglichen aber eine der Wirklichkeit angemessenere ethische Entscheidung, wenn es zu kritischen Entscheidungen kommen sollte, z. B. zur Frage einer Hospitalisierung eines alten, sterbenden Patienten oder der Anwendung einer riskanten Therapieform als Alternative zu konservativeren Methoden, dem Abbruch einer Schwangerschaft oder der Fortsetzung lebenserhaltender Maßnahmen in der Intensivstation. Der Arzt selber wird einen Prozeß der Reifung und psychischen Stabilisierung in der Balint-Gruppe erlangen können, einer Reifung, die ihn seine eigenen psychischen Konflikte, Stärken und Schwächen annehmen und realistischer einschätzen läßt: Dadurch wird er nicht nur ein „besserer Arzt" sein können, sondern auch für ethische Entscheidungen qualifizierter sein. Relativ lange Erfahrungen mit der Balint-Gruppe haben dieses Ergebnis schon am Beispiel ungezählter Ärzte und Angehöriger verwandter Berufe bestätigt.

Die Befürchtung der überarbeiteten Ärzte, sie könnten sich die zeitlich aufwendige Mitarbeit in einer Balint-Gruppe nicht leisten, ist verständlich. Jeder muß für sich abwägen, wieviel die qualitative Verbesserung der Beziehung zu den Patienten (einschließlich der dort letztlich eingesparten Zeit) und die Vertiefung der Selbst- und Fremdwahrnehmung gegenüber dem zeitlichen Opfer von mehreren Abenden pro Monat wiegt.

# 8 Ethische Kodizes

## 8.1 Hippokratischer Eid[1]

**Der Eid:** „Ich schwöre bei Apollon, dem Arzte, und Asklepios und Hygieia und Panakeia und allen Göttern und Göttinnen als Zeugen, daß ich nach meinem besten Vermögen und Urteil diesen Eid und diese Verpflichtung erfüllen werde:

Den, der mich diese Kunst lehrte, gleich zu achten meinen Eltern, insbesondere mit ihm den Lebensunterhalt zu teilen und ihn mitzuversorgen, falls er Not leidet; seine Nachkommen gleich zu achten meinen männlichen Geschwistern, insbesondere, wenn sie es wünschen, sie diese Kunst zu lehren ohne Entgelt und ohne vertragliche Verpflichtung, und so Ratschlag und Vorlesung und alle sonstige Belehrung zu erteilen, meinen und meines Lehrers Söhnen wie auch den Schülern, die durch den Vertrag gebunden und vereidigt sind nach ärztlichem Brauch, sonst aber niemandem.

Meine Verordnungen werde ich treffen zu Nutz und Frommen der Kranken nach meinem besten Vermögen und Urteil, sie schützen vor allem, was ihnen schaden und Unrecht zufügen könnte.

Nie werde ich, auch nicht auf eine Bitte hin, ein tödlich wirkendes Gift verabreichen oder auch nur einen Rat dazu erteilen; gleicherweise werde ich niemals einer Frau ein fruchtabtreibendes Zäpfchen geben.

Heilig und rein werde ich mein Leben bewahren und meine Kunst.

In welche Häuser ich eintrete, stets will ich eintreten zu Nutz und Frommen der Kranken, mich fernhaltend von willkürlichem Unrecht und jeder anderen Schädigung, insbesondere von Werken der Wollust an den Leibern von Frauen und Männern, Freien und Sklaven.

Was ich auch bei der Behandlung sehe oder höre oder außerhalb der Behandlung im Leben der Menschen, soweit man es nicht ausplaudern darf, werde ich darüber schweigen, in der Überzeugung, daß hier Schweigen heilige Pflicht ist.

Wenn ich nun diesen meinen Eidspruch erfülle und nicht verletze, möge mir im Leben und in der Kunst Erfolg beschieden sein, Ruhm und Ansehen bei allen

---

[1] Deichgräber, K. (1955) Der hippokratische Eid. Hippokrates, Stuttgart.

Menschen bis in ewige Zeiten; wenn ich ihn übertrete und meineidig werde, dessen Gegenteil."

## 8.2  Nauheimer Gelöbnis[2]

Beschlossen auf der Ärztetagung der westdeutschen Landesärztekammern, Bad Nauheim, Juni 1947:

„Ich gelobe, daß ich den Beruf des Arztes als Dienst am Menschen und seiner Gesundheit ausüben, meine ärztlichen Pflichten gewissenhaft erfüllen und in meiner Heiltätigkeit den eigenen Vorteil dem Wohle der Kranken unterordnen werde. Ich werde allezeit für die Freiheit meines ärztlichen Wirkens eintreten und als Richtschnur für mein Handeln keine anderen Gesetze anerkennen als die der Menschlichkeit, der Nächstenliebe und der selbstlosen Hilfsbereitschaft. Ich werde mich keinem anderen Zwange als dem meines ärztlichen Gewissens unterwerfen und die Gebote der ärztlichen Sitte und der Berufsordnung und die Regeln und Erfahrungen meiner Kunst beachten.

Als Lernender will ich meinen ärztlichen Lehrern mit Achtung und Ehrerbietung vor ihrer Verantwortung, ihrem Wissen und ihren Lebenserfahrungen begegnen: Als Erzieher der ärztlichen Jugend ein Vorbild sein und sie mit den Idealen der Menschlichkeit und des Arzttums erfüllen; als Forscher will ich ein Diener der Wissenschaft und der Wahrheit sein und meine Kenntnisse und Beobachtungen der leidenden Menschheit und meinen Berufsgenossen nutzbar machen. In meiner Berufsausbildung will ich danach streben, meine ärztliche Gesinnung lauter zu bewahren, mit allen Kräften nach ihrer Verwirklichung trachten und die Heiltätigkeit nicht um des Gewissens oder des Ruhms willen ausüben. In Ehrfurcht vor dem schöpferischen Walten in der Natur und im Vertrauen auf ihre mir oft verborgenen Kräfte werde ich alles menschliche Leben bewahren und in seinen natürlichen Ablauf auch nach dem Wunsche des Kranken nicht zerstörend eingreifen, das keimende Leben schützen und behüten und die Fortpflanzungsfähigkeit niemals ohne zwingende Gründe zerstören. Gegen seinen Willen und auch nicht mit seinem Einverständnis werde ich weder am gesunden noch am kranken Menschen Mittel oder Verfahren anwenden oder erproben, die ihm an Leib, Seele oder Leben schaden oder Nachteil zufügen könnten. Dem Kranken werde ich mit Rücksicht und Mitgefühl und Achtung vor seinem Leiden begegnen. Über das, was er mir anvertraut, werde ich schweigen und alles, was mir über ihn und seine Krankheit bekannt wird, als Berufsgeheimnis bewahren. Den Bedürftigen und Schwachen werde ich meine besondere Fürsorge zuwenden, alle Bestrebungen zur Erhaltung und Pflege der Gesundheit fördern

---

[2] Bachmann 1952, S. 43–44.

und meine Kräfte mit denen meiner Berufsgenossen vereinigen, um ihr erfolgreiches Wirken zu ermöglichen.

So werde ich in allem den Idealen wahren Arzttums und reiner Menschlichkeit nachleben und mir stets meiner hohen Verantwortung bewußt sein, um mich durch mein Verhalten außerhalb und innerhalb meines Berufes würdig zu erweisen, die mein Beruf erfordert."

## 8.3 Die Genfer Gelöbnisse

### 8.3.1 Genfer Ärztegelöbnis (1949)[3]

„Im Zeitpunkt meines Eintritts in den ärztlichen Beruf verpflichte ich mich feierlich, mein Leben dem Dienste der Menschheit zu weihen. Ich werde meinen Lehrern die schuldige Achtung und Dankbarkeit wahren.

Ich werde meinen Beruf gewissenhaft und würdig ausüben.

Die Gesundheit meines Patienten wird meine erste Sorge sein.

Ich werde das Geheimnis dessen, der sich mir anvertraut, wahren.

Mit allen mir zur Verfügung stehenden Mitteln werde ich die Ehre und die stolzen Überlieferungen des Ärzteberufes aufrechterhalten.

Meine Kollegen sollen meine Brüder sein.

Ich werde es nicht zulassen, daß sich religiöse, nationale, rassische Partei- oder Klassengesichtspunkte zwischen meine Pflicht und meine Patienten drängen.

Ich werde das menschliche Leben von der Empfängnis an bedingungslos achten.

Selbst Drohungen werden mich nicht dazu bringen, meine ärztlichen Kenntnisse entgegen den Pflichten der Menschheit anzuwenden.

Ich gelobe dies feierlich, frei und auf meine Ehre."

### 8.3.2 Genfer Gelöbnis (1968)[4]

In einer vom Weltärztebund 1968 ergänzten und neu formulierten Fassung:

„Wenn ich nun als Mitglied in den Ärztestand aufgenommen werde, so verpflichte ich mich feierlich, mein Leben dem Dienste der Menschheit zu weihen.

---

[3] Seidler 1979, S. 79.
[4] Bayerische Landesärztekammer, München.

Ich werde meinen Lehrern die Achtung und Dankbarkeit entgegenbringen, die ich ihnen schuldig bin.

Ich werde meinen Beruf mit Gewissenhaftigkeit und Würde ausüben.

Die Gesundheit meiner Patienten wiederherzustellen und zu erhalten, wird mein erstes Gebot sein.

Ich werde Geheimnisse, die mir anvertraut werden, auch über den Tod des Patienten hinaus, bewahren.

Ich werde mit allen meinen Kräften die Ehre und die edle Überlieferung des ärztlichen Berufes aufrechterhalten.

Meine Kollegen werde ich achten.

Ich werde nicht zulassen, daß Religion, Nationalität, Rasse, Parteipolitik oder sozialer Stand zwischen meine Berufspflicht und meine Kranken treten.

Ich werde die äußerste Achtung vor dem menschlichen Leben von der Empfängnis an bewahren und selbst unter Bedrohung meine ärztlichen Kenntnisse nicht in Widerspruch zu den Gesetzen der Menschlichkeit anwenden.

Dies verspreche ich feierlich, freiwillig und auf meine Ehre. "


## 8.4  Code of Medical Ethics[5]

angenommen von der Generalversammlung des Weltärztebundes in London, Oktober 1949:

**A. Allgemeine Pflichten des Arztes.**
Der Arzt hat ständig die höchsten Anforderungen an sein berufliches Verhalten zu stellen.

Der Arzt darf sich nicht nur von Erwerbsrücksichten leiten lassen.

Folgende Handlungen gelten als standesunwürdig:

a) Jede Selbstanzeige außer den von den nationalen Standesorganisationen ausdrücklich zugelassenen Anzeigen.

b) Jede Mitarbeit an Krankenpflegeorganisationen oder -institutionen, die nicht ärztliche Berufsfreiheit gewährleisten.

c) Jede Geldannahme für dem Patienten geleistete Dienste, außer der Entgegennahme eines angemessenen Berufshonorars, und jede Geldauszahlung an Dritte ohne Wissen des Patienten.

Unter keinen Umständen darf der Arzt irgend etwas unternehmen, das geeignet wäre, die körperliche oder seelische Widerstandskraft eines Menschenwesens zu schwächen, außer zu streng therapeutischen oder prophylaktischen, im Interesse des Patienten gelegenen Zwecken.

---

[5] Deutsches Ärzteblatt – Ärztliche Mitteilungen, 15/1949, S. 300, 302.

Dem Arzt wird größte Vorsicht bei der Bekanntgabe von Entdeckungen und Forschungsergebnissen angeraten. Dasselbe gilt für Behandlungsmethoden, deren Wert ärztlich nicht anerkannt ist.

Bei Zeugenaussagen oder bei Ausstellung von Zeugnissen soll der Arzt nur seine eigenen Wahrnehmungen bezeugen.

**B. Pflichten des Arztes gegenüber dem Kranken.**
Der Arzt hat sich jederzeit die Wichtigkeit der Erhaltung menschlichen Lebens von der Empfängnis an bis zum Tode vor Augen zu halten.

Der Arzt schuldet seinem Patienten völlige Hingabe sowie die Anwendung aller wissenschaftlichen Hilfsmittel. Übersteigen die diagnostischen oder therapeutischen Anforderungen seine Fähigkeiten, so soll er einen andern, hierfür geeigneten Arzt zuziehen.

Der Arzt schuldet seinem Patienten völlige Verschwiegenheit über alles, was ihm anvertraut oder was ihm dank des bestehenden Vertrauensverhältnisses bekanntgeworden ist.

Der Arzt hat im Notfalle die erforderliche Hilfe zu leisten, es sei denn, er sei sicher, daß diese von andern gewährt werden kann oder will.

**C. Gegenseitige Pflichten der Ärzte unter sich.**
Der Arzt soll sich seinen Kollegen gegenüber so benehmen, wie er es von ihnen sich selbst gegenüber wünscht.

Der Arzt darf seinen Kollegen keine Patienten abspenstig machen.

Der Arzt hat sich an die Grundsätze des vom Weltärzteverband beschlossenen „Genfer Ärztegelöbnisses" zu halten.


# 8.5 Berufsordnung für die Ärzte Bayerns[6]

vom 1. Januar 1978, zuletzt geändert am 9. Oktober 1988.
Diese Änderungen treten mit dem 1. Januar 1989 in Kraft.

**Gelöbnis**
Für jeden Arzt gilt folgendes Gelöbnis:
„Bei meiner Aufnahme in den ärztlichen Berufsstand gelobe ich feierlich, mein Leben in den Dienst der Menschlichkeit zu stellen.

Ich werde meinen Beruf mit Gewissenhaftigkeit und Würde ausüben. Die Erhaltung und Wiederherstellung der Gesundheit meiner Patienten soll oberstes Gebot meines Handelns sein.

Ich werde alle mir anvertrauten Geheimnisse auch über den Tod des Patienten hinaus wahren.

---

[6] Bayerisches Ärzteblatt 12/88 (als Beilage).

Ich werde mit allen meinen Kräften die Ehre und die edle Überlieferung des ärztlichen Berufes aufrechterhalten und bei der Ausübung meiner ärztlichen Pflichten keinen Unterschied machen weder nach Religion, Nationalität, Rasse noch nach Parteizugehörigkeit oder sozialer Stellung.

Ich werde jedem Menschenleben von der Empfängnis an Ehrfurcht entgegenbringen und selbst unter Bedrohung meine ärztliche Kunst nicht in Widerspruch zu den Geboten der Menschlichkeit anwenden.

Ich werde meinen Lehrern und Kollegen die schuldige Achtung erweisen. Dies alles verspreche ich feierlich auf meine Ehre."

### § 1 Berufsausübung

(1) Der Arzt dient der Gesundheit des einzelnen Menschen und des gesamten Volkes. Der ärztliche Beruf ist kein Gewerbe. Er ist seiner Natur nach ein freier Beruf. Der ärztliche Beruf verlangt, daß der Arzt seine Aufgabe nach seinem Gewissen und nach den Geboten der ärztlichen Sitte erfüllt.

(2) Aufgabe des Arztes ist es, das Leben zu erhalten, die Gesundheit zu schützen und wiederherzustellen sowie Leiden zu lindern. Der Arzt übt seinen Beruf nach den Geboten der Menschlichkeit aus. Er darf keine Grundsätze anerkennen und keine Vorschriften oder Anweisungen beachten, die mit seiner Aufgabe nicht vereinbar sind oder deren Befolgung er nicht verantworten kann.

(3) Der Arzt ist verpflichtet, seinen Beruf gewissenhaft auszuüben und dem ihm im Zusammenhang mit dem Beruf entgegengebrachten Vertrauen zu entsprechen.

(4) Der Arzt muß sich vor der Durchführung klinischer Versuche am Menschen oder der epidemiologischen Forschung mit personenbezogenen Daten durch eine bei der Kammer oder bei einer medizinischen Fakultät gebildeten Ethikkommission über die mit seinem Vorhaben verbundenen berufsethischen und berufsrechtlichen Fragen beraten lassen.

(5) Die Erzeugung von menschlichen Embryonen zu Forschungszwecken sowie der Gentransfer an Embryonen sind verboten. Grundsätzlich verboten ist auch die Forschung an menschlichen Embryonen. Der Arzt muß sich vor der Durchführung der Forschung mit vitalen menschlichen Gameten und Embryonen durch eine bei der Kammer oder bei einer medizinischen Fakultät gebildeten Ethikkommission über die mit seinem Vorhaben verbundenen berufsethischen und berufsrechtlichen Fragen beraten lassen.

(6) Bei durchzuführenden Beratungen nach den Absätzen (4) und (5) ist die Deklaration des Weltärztebundes von 1964 (Helsinki) in der revidierten Fassung von 1975 (Tokio) und von 1983 (Venedig) zugrunde zu legen.

(7) Der Arzt ist verpflichtet, sich über die für die Berufsausübung geltenden Vorschriften zu unterrichten und sie zu beachten.

(8) Der Arzt darf seinen Beruf nicht im Umherziehen ausüben. Er darf individuelle ärztliche Beratung oder Behandlung weder brieflich noch in Zeitungen oder Zeitschriften noch im Fernsehen oder Tonrundfunk durchführen.

(9) Der Arzt ist in der Ausübung seines Berufes frei. Er kann die ärztliche Behandlung ablehnen, insbesondere dann, wenn er der Überzeugung ist, daß das notwendige Vertrauensverhältnis zwischen ihm und dem Patienten nicht besteht. Seine Verpflichtung, in Notfällen zu helfen, bleibt hiervon unberührt.

(10) Ärzte sollen sich in der Regel nur durch Ärzte des gleichen Gebietes vertreten lassen.

### § 1a Aufklärungspflicht

Der Arzt hat das Selbstbestimmungsrecht des Patienten zu achten. Zur Behandlung bedarf er der Einwilligung des Patienten. Der Einwilligung hat grundsätzlich eine Aufklärung im persönlichen Gespräch vorauszugehen.

### § 2 Schweigepflicht

(1) Der Arzt hat über das, was ihm in seiner Eigenschaft als Arzt anvertraut oder bekanntgeworden ist, zu schweigen. Dazu gehören auch schriftliche Mitteilungen des Patienten, Aufzeichnungen über Patienten, Röntgenaufnahmen und sonstige Untersuchungsbefunde.

(2) Der Arzt hat die Pflicht zur Verschwiegenheit auch seinen Familienangehörigen gegenüber zu beachten.

(3) Der Arzt hat seine Mitarbeiter und die Personen, die zur Vorbereitung auf den Beruf an der ärztlichen Tätigkeit teilnehmen, über die gesetzliche Pflicht zur Verschwiegenheit zu belehren und dieses schriftlich festzuhalten.

(4) Der Arzt ist zur Offenbarung befugt, soweit er von der Schweigepflicht entbunden worden ist oder soweit die Offenbarung zum Schutze eines höherwertigen Rechtsgutes erforderlich ist. Gesetzliche Aussage- und Anzeigepflichten bleiben unberührt.

(5) Der Arzt ist auch dann zur Verschwiegenheit verpflichtet, wenn er im amtlichen oder privaten Auftrag eines Dritten tätig wird, es sei denn, daß dem Betroffenen vor der Untersuchung oder Behandlung bekannt ist oder eröffnet wurde, inwieweit die von dem Arzt getroffenen Feststellungen zur Mitteilung an Dritte bestimmt sind.

(6) Wenn mehrere Ärzte gleichzeitig oder nacheinander denselben Patienten untersuchen oder behandeln, so sind sie untereinander von der Schweigepflicht insoweit befreit, als das Einverständnis des Patienten anzunehmen ist.

(7) Zum Zwecke der wissenschaftlichen Forschung und Lehre dürfen der Schweigepflicht unterliegende Tatsachen und Befunde nur soweit mitgeteilt werden, als dabei die Anonymität des Patienten gesichert ist oder dieser ausdrücklich zustimmt.

### § 3 Zusammenarbeit der Ärzte

(1) Der Arzt ist zu kollegialer Zusammenarbeit mit denjenigen Ärzten verpflichtet, die gleichzeitig oder nacheinander denselben Patienten untersuchen oder behandeln.

(2) Der Arzt ist verpflichtet, einen weiteren Arzt hinzuziehen oder den Patienten an einen anderen Arzt zu überweisen, wenn dies nach seiner ärztlichen Erkenntnis angezeigt erscheint und der Patient einverstanden oder sein Einverständnis anzunehmen ist.

Den Wunsch des Patienten oder seiner Angehörigen, einen weiteren Arzt zuzuziehen oder einem anderen Arzt überwiesen zu werden, soll der behandelnde Arzt in der Regel nicht ablehnen.

(3) Der Arzt hat einem vor-, mit- oder nachbehandelnden Arzt auf Verlangen die erhobenen Befunde zu übermitteln oder ihn über die bisherige Behandlung zu informieren, soweit das Einverständnis des Patienten anzunehmen ist. Bei Überweisungen, Krankenhauseinweisungen und Krankenhausentlassungen gilt dies auch ohne ausdrückliches Verlangen. Originalunterlagen sind zurückzugeben.

## § 4 Verpflichtung zur Weiterbildung

Der zur Weiterbildung ermächtigte Arzt hat im Rahmen der gegebenen Möglichkeiten einen ärztlichen Mitarbeiter, unbeschadet dessen Pflicht, sich selbst um eine Weiterbildung zu bemühen, in dem gewählten Weiterbildungsgang nach Maßgabe der Weiterbildungsordnung weiterzubilden.

## § 5 Erhaltung des ungeborenen Lebens

Der Arzt ist grundsätzlich verpflichtet, das ungeborene Leben zu erhalten. Der Arzt kann nicht gegen sein Gewissen gezwungen werden, einen Schwangerschaftsabbruch vorzunehmen.

## § 5a Schutz der toten Leibesfrucht

Der Arzt, der einen Schwangerschaftsabbruch durchführt oder eine Fehlgeburt betreut, hat dafür Sorge zu tragen, daß die tote Leibesfrucht keiner mißbräuchlichen Verwendung zugeführt wird.

## § 6 Sterilisation

Für Sterilisationen sind medizinische, genetische oder soziale Gründe zulässige Indikationen.

## § 6a In-vitro-Fertilisation, Embryotransfer

(1) Die künstliche Befruchtung einer Eizelle außerhalb des Mutterleibes und die anschließende Einführung des Embryos in die Gebärmutter ist als Maßnahme zur Behandlung der Sterilität eine ärztliche Tätigkeit und nur im Rahmen der von der Kammer als Bestandteil der Berufsordnung beschlossenen Richtlinien zulässig.

(2) Jeder Arzt, der diese Maßnahme durchführen will und für sie die Gesamtverantwortung trägt, hat sein Vorhaben der Kammer anzuzeigen und nachzuweisen, daß die berufsrechtlichen Anforderungen erfüllt sind.

(3) Kein Arzt kann verpflichtet werden, an einer In-vitro-Fertilisation oder einem Embryotransfer mitzuwirken.

## § 7 Fortbildung

(1) Der Arzt, der seinen Beruf ausübt, ist verpflichtet, sich beruflich fortzubilden und sich dabei über die für seine Berufsausübung jeweils geltenden Bestimmungen zu unterrichten.

(2) Geeignete Mittel der Fortbildung sind insbesondere:

a) Teilnahme an allgemeinen oder besonderen Fortbildungsveranstaltungen (Kongresse, Seminare, Übungsgruppen, Kurse, Kolloquien),

b) Klinische Fortbildung (Vorlesungen, Visiten, Demonstrationen und Übungen),

c) Studium der Fachliteratur,

d) Inanspruchnahme audiovisueller Lehr- und Lernmittel.

(3) Der Arzt hat in dem Umfange von den aufgezeigten Fortbildungsmöglichkeiten Gebrauch zu machen, wie es zur Erhaltung und Entwicklung der zur Ausübung seines Berufes erforderlichen Fachkenntnisse notwendig ist.

(4) Der Arzt muß eine den Absätzen (1) bis (3) entsprechende Fortbildung gegenüber der Kammer in geeigneter Form nachweisen können.

## § 7a Qualitätssicherung

Der Arzt ist verpflichtet, die von der Kammer eingeführten Maßnahmen zur Sicherung der Qualität der ärztlichen Tätigkeit durchzuführen.

## § 8 Haftpflichtversicherung

Der Arzt ist verpflichtet, sich hinreichend gegen Haftpflichtansprüche im Rahmen seiner beruflichen Tätigkeit zu versichern.

## § 9 Ausübung der Praxis

(1) Die Ausübung des ärztlichen Berufes in eigener Praxis ist an die Niederlassung gebunden. Diese ist durch ein Praxisschild entsprechend § 27 kenntlich zu machen. Ort und Zeitpunkt der Niederlassung sowie jede Veränderung hat der Arzt dem zuständigen ärztlichen Kreisverband unverzüglich mitzuteilen.

(2) Dem Arzt ist es nicht gestattet, an mehreren Stellen Sprechstunden abzuhalten. Der zuständige Ärztliche Bezirksverband kann, soweit es die Sicherstellung der ärztlichen Versorgung der Bevölkerung erfordert, die Genehmigung für Zweigpraxis (Sprechstunde) erteilen.

(3) Der Arzt ist verpflichtet, seine Sprechstunden nach den örtlichen und fachlichen Gegebenheiten seiner Praxis festzusetzen und die Sprechstunden auf einem Praxisschild bekanntzugeben und grundsätzlich einzuhalten.

## § 10 Verträge

(1) Anstellungsverträge dürfen von Ärzten nur abgeschlossen werden, wenn die Grundsätze dieser Berufsordnung gewahrt sind. Dabei muß insbesondere sichergestellt sein, daß der Arzt in seiner ärztlichen Tätigkeit keinen Weisungen von Nichtärzten unterworfen wird.

Sofern Weisungsbefugnis von Ärzten gegenüber Ärzten besteht, sind die Empfänger dieser Weisungen dadurch nicht von ihrer ärztlichen Verantwortung entbunden.

(2) Der Arzt soll alle Verträge über seine ärztliche Tätigkeit vor ihrem Abschluß der Kammer vorlegen, damit geprüft werden kann, ob die beruflichen Belange gewahrt sind.

## § 11 Ärztliche Aufzeichnungen

(1) Der Arzt hat über die in Ausübung seines Berufes gemachten Feststellungen und getroffenen Maßnahmen die erforderlichen Aufzeichnungen zu machen. Ärztliche Aufzeichnungen sind nicht nur Gedächtnisstützen für den Arzt, sie dienen auch dem Interesse des Patienten an einer ordnungsgemäßen Dokumentation.

(2) Ärztliche Aufzeichnungen sind zehn Jahre nach Abschluß der Behandlung aufzubewahren, soweit nicht nach anderen gesetzlichen Vorschriften eine längere Aufbewahrungspflicht besteht. Eine längere Aufbewahrung ist auch dann erforderlich, wenn sie nach ärztlicher Erfahrung geboten ist.

(3) Eine nach den Grundsätzen des § 2 zulässige Herausgabe von ärztlichen Aufzeichnungen, Krankenblättern, Sektionsbefunden, Röntgenaufnahmen und anderen Untersuchungsbefunden soll an nichtärztliche Stellen oder an Ärzte, die nicht an der Behandlung beteiligt sind, in Verbindung mit der Erstattung eines Berichts oder Gutachtens erfolgen, wenn es für das Verständnis dieser Unterlagen erforderlich ist.

(4) Der Arzt soll dafür Sorge tragen, daß seine ärztlichen Aufzeichnungen und Untersuchungsbefunde nach Aufgabe der Praxis in gehörige Obhut gegeben werden.

(5) Aufzeichnungen im Sinne des Absatzes 1 auf elektronischen Datenträgern oder anderen Speichermedien bedürfen besonderer Sicherungs- und Schutzmaßnahmen, um deren Veränderung, vorzeitige Vernichtung oder unrechtmäßige Verwendung zu verhindern.

## § 12 Ausstellung von Gutachten und Zeugnissen

Bei der Ausstellung ärztlicher Gutachten und Zeugnisse hat der Arzt mit der notwendigen Sorgfalt zu verfahren und nach bestem Wissen seine ärztliche Überzeugung auszusprechen. Der Zweck des Schriftstückes und sein Empfänger sind anzugeben.

Gutachten und Zeugnisse, zu deren Ausstellung der Arzt verpflichtet ist oder die auszustellen er übernommen hat, sind innerhalb einer angemessenen Frist abzugeben.

Bei Zeugnissen über Mitarbeiter und Ärzte in Weiterbildung sollte eine Frist von vier Wochen nach Antragstellung oder Ausscheiden nicht überschritten werden.

### § 13 Ausbildung von Mitarbeitern

Der Arzt hat bei der Ausbildung seiner Mitarbeiter die für die Berufsausbildung bestehenden gesetzlichen Vorschriften zu beachten.

### § 14 Ärztliches Honorar

(1) Die Honorarforderung des Arztes muß angemessen sein. Für die Berechnung ist die Gebührenordnung die Grundlage. Der Arzt hat dabei die besonderen Umstände des einzelnen Falles, insbesondere die Schwierigkeit der Leistung, den Zeitaufwand nach billigem Ermessen zu berücksichtigen.

Hierbei darf er die üblichen Sätze nicht in unlauterer Weise unterschreiten.

Bei Abschluß einer Honorarvereinbarung hat der Arzt auf die Einkommens- und Vermögensverhältnisse des Zahlungspflichtigen Rücksicht zu nehmen.

(2) Der Arzt kann Verwandte, Kollegen, deren Angehörige und unbemittelte Patienten unentgeltlich untersuchen und behandeln oder diesen Personen das Honorar ganz oder teilweise erlassen.

(3) Der Arzt soll seine Honorarforderungen i. allg. mindestens vierteljährlich stellen. Sie sind aufgrund seiner Aufzeichnungen aufzugliedern, so daß eine Nachprüfung möglich ist.

(4) Der Arzt darf ein Gutachten über die Angemessenheit der Honorarforderung eines anderen Arztes nur im amtlichen Auftrag oder mit Genehmigung der Kammer abgeben.

### § 15 Kollegiales Verhalten

(1) Ärzte haben sich untereinander kollegial und rücksichtsvoll zu verhalten. Die Verpflichtung des Arztes nach § 12 Satz 1, in einem Gutachten, auch soweit es die Behandlungsweise eines anderen Arztes betrifft, nach bestem Wissen seine ärztliche Überzeugung auszusprechen, bleibt unberührt. Unsachliche Kritik an der Behandlungsweise oder dem beruflichen Wissen eines Arztes sowie herabsetzende Äußerungen über seine Person sind berufsunwürdig.

(2) Es ist berufsunwürdig, einen Kollegen aus seiner Behandlungstätigkeit oder als Mitbewerber durch unlautere Handlungsweise zu verdrängen.

(3) Es ist insbesondere berufsunwürdig, wenn ein Arzt, der seine Ausbildung, seine Vorbereitungszeit auf die kassenärztliche Tätigkeit oder seine Weiterbildung ableistet, sich innerhalb eines Zeitraumes von zwei Jahren ohne Zustimmung des Praxisinhabers im Einzugsbereich derjenigen Praxis niederläßt, in welcher er die bezeichneten Tätigkeiten mindestens drei Monate ausgeübt hat.

(4) Ärzte, die andere Ärzte zu ärztlichen Verrichtungen bei Patienten heranziehen, denen gegenüber nur sie einen Liquidationsanspruch haben, sind verpflichtet, diesen Ärzten eine angemessene Vergütung zu gewähren.

(5) In Gegenwart von Patienten oder Nichtärzten sind Beanstandungen der ärztlichen Tätigkeit und zurechtweisende Belehrungen zu unterlassen. Das gilt auch für Ärzte als Vorgesetzte und Untergebene und für den Dienst in den Krankenanstalten.

(6) Nachuntersuchungen arbeitsunfähiger Patienten eines Arztes dürfen von einem anderen Arzt hinsichtlich der Arbeitsfähigkeit nur im Benehmen mit dem behandelnden Arzt durchgeführt werden. Die Bestimmungen über den vertrauensärztlichen Dienst in der Sozialversicherung oder amtsärztliche Aufgaben werden hiervon nicht berührt.

## § 16 Behandlung von Patienten anderer Ärzte

(1) In seiner Sprechstunde darf der Arzt jeden Patienten behandeln. Wird der Arzt von einem Patienten in Anspruch genommen, der bereits in Behandlung eines anderen Arztes steht, so hat er darauf hinzuwirken, daß der vor ihm zugezogene Arzt durch den Patienten oder dessen Angehörige verständigt wird.

(2) Wird ein Arzt in einem Notfall zu einem Patienten gerufen, der bereits in Behandlung eines anderen, nicht erreichbaren Arztes steht, so hat er nach der Notfallbehandlung diesen baldmöglichst zu unterrichten und ihm die weitere Behandlung zu überlassen.

(3) Nach Entlassung aus stationärer Behandlung soll der Patient dem Arzt zurücküberwiesen werden, in dessen Behandlung er vor der Krankenhauseinweisung stand, wenn noch eine weitere Behandlung erforderlich ist. Wiederbestellung zur ambulanten Behandlung oder Überwachung ist nur mit Zustimmung des behandelnden Arztes gestattet.

(4) Der Arzt darf den von einem anderen Arzt erbetenen Beistand ohne zwingenden Grund nicht ablehnen.

(5) Der Arzt soll Patienten, die ihm von einem anderen Arzt überwiesen worden sind, nach Beendigung seiner Behandlungstätigkeit wieder zurücküberweisen, wenn noch eine weitere Behandlung erforderlich ist.

(6) Bei Konsilien sollen die beteiligten Ärzte ihre Beratung nicht in Anwesenheit des Patienten oder seiner Angehörigen abhalten. Sie sollen sich darüber einigen, wer das Ergebnis des Konsiliums mitteilt.

## § 17 Vertreter und ärztliche Mitarbeiter

(1) Der Arzt muß seine Praxis unbeschadet einer zulässigen Vertretung persönlich ausüben.

(2) Die Ärzte sollen grundsätzlich zur gegenseitigen Vertretung bereit sein; übernommene Patienten sind nach Beendigung der Vertretung zurückzuüberweisen.

(3) Die Beschäftigung eines Vertreters in der Praxis ist dem zuständigen ärztlichen Kreisverband anzuzeigen, wenn die Behinderung, die die Vertretung auslöst, insgesamt länger als drei Monate im Kalenderjahr dauert.

(4) Der Arzt, der sich vertreten lassen will, hat sich darüber zu vergewissern, daß die Voraussetzungen für eine ordnungsgemäße Vertretung in der Person des Vertreters erfüllt sind.

(5) Die Praxis eines verstorbenen Arztes kann zugunsten seiner Witwe oder eines unterhaltsberechtigten Angehörigen in der Regel bis zur Dauer von drei Monaten nach dem Ende des Kalendervierteljahres durch einen anderen Arzt fortgeführt werden.

(6) Die Beschäftigung eines ärztlichen Mitarbeiters setzt die Leitung der Praxis durch den niedergelassenen Arzt voraus. Sie ist dem zuständigen ärztlichen Kreisverband anzuzeigen.

### § 18 Verbot der Zuweisung gegen Entgelt

Dem Arzt ist es nicht gestattet, für die Zuweisung von Patienten oder Untersuchungsmaterial ein Entgelt oder andere Vorteile sich versprechen oder gewähren zu lassen oder selbst zu versprechen oder zu gewähren.

### § 19 Gemeinsame Ausübung ärztlicher Tätigkeit

Der Zusammenschluß von Ärzten zur gemeinsamen Ausübung des Berufes, zur gemeinschaftlichen Nutzung von Praxisräumen, diagnostischen und therapeutischen Einrichtungen ist der Kammer anzuzeigen.

Bei allen Formen gemeinsamer Berufsausübung muß die freie Arztwahl gewährleistet bleiben.

### § 20 Ärztlicher Notfalldienst

(1) Der niedergelassene Arzt ist verpflichtet, am Notfalldienst teilzunehmen. Auf Antrag kann ein Arzt aus schwerwiegenden Gründen vom Notfalldienst ganz, teilweise oder vorübergehend befreit werden. Dies gilt insbesondere

1. wenn er wegen körperlicher Behinderung hierzu nicht in der Lage ist,
2. wenn ihm aufgrund besonders belastender familiärer Pflichten die Teilnahme nicht zuzumuten ist,
3. wenn er an einem klinischen Bereitschaftsdienst mit Notfallversorgung teilnimmt,
4. für Ärztinnen mindestens 3 Monate vor und mindestens 6 Monate nach der Niederkunft.

(2) Für die Entscheidung über den Antrag nach Abs. 1 Satz 2 ist der Ärztliche Kreisverband zuständig, dessen Mitglied der Antragsteller ist, soweit die Kammer einen Notfalldienst selbst eingerichtet hat. Satz 1 gilt auch, wenn der Notfalldienst von einem anderen Träger eingerichtet wurde, der Antragsteller aber mit diesem Träger selbst in keinerlei mittelbarer oder unmittelbarer Rechtsbeziehung steht.

(3) Für die Einrichtung und Durchführung eines Notfalldienstes im einzelnen sind die von der Kammer erlassenen Richtlinien maßgebend. Die Verpflichtung zur Teilnahme am Notfalldienst gilt für den festgelegten Notfalldienstbereich.

(4) Die Einrichtung eines Notfalldienstes entbindet den behandelnden Arzt nicht von seiner Verpflichtung, für die Betreuung seiner Patienten in dem Umfange Sorge zu tragen, wie es deren Krankheitszustand erfordert.

(5) Der Arzt hat sich auch für den Notfalldienst fortzubilden, wenn er nicht auf Dauer von der Teilnahme am Notfalldienst befreit ist. § 7 gilt sinngemäß.

### § 21 Werbung und Anpreisung

(1) Dem Arzt ist jegliche Werbung für sich oder andere Ärzte untersagt. Er darf eine ihm verbotene Werbung durch andere weder veranlassen noch dulden.

Dies gilt auch für Ärzte, deren Person oder Tätigkeit in Ankündigung von Sanatorien, Kliniken, Institutionen oder anderen Unternehmen anpreisend herausgestellt wird.

(2) Der Arzt darf nicht dulden, daß Berichte oder Bildberichte mit werbendem Charakter über seine ärztliche Tätigkeit unter Verwendung seines Namens, Bildes oder seiner Anschrift veröffentlicht werden.

### § 21a Information unter Ärzten

Ärzte dürfen über ihr Leistungsangebot nur andere Ärzte informieren. Die Information muß räumlich auf ein angemessenes Einzugsgebiet um den Ort der Niederlassung begrenzt und auf eine Ankündigung der eigenen Leistungsbereitschaft sowie des Leistungsangebots beschränkt sein; jede werbende Herausstellung der eigenen Tätigkeit ist untersagt.

Derartige Hinweise dürfen grundsätzlich nicht häufiger als einmal pro Jahr erfolgen. Für die Ankündigung nach Niederlassung oder Zulassung gilt § 26 Abs. 1 Satz 1 entsprechend.

### § 22 Arzt und Öffentlichkeit

Die Mitwirkung des Arztes an aufklärenden Veröffentlichungen medizinischen Inhalts in Presse, Funk und Fernsehen ist zulässig, wenn und soweit die Mitwirkung des Arztes auf sachliche Information begrenzt und die Person des Arztes nicht werbend herausgestellt wird. Dabei ist der Arzt zu verantwortungsbewußter Objektivität verpflichtet.

### § 23 Arzt und Nichtarzt

(1) Dem Arzt ist es nicht gestattet, zusammen mit Personen, die weder Ärzte sind noch zu seinen berufsmäßig tätigen Mitarbeitern gehören, zu untersuchen oder zu behandeln. Er darf diese auch nicht als Zuschauer bei ärztlichen Verrichtungen zulassen. Personen, welche sich in der Ausbildung zum ärztlichen Beruf oder einem medizinischen Assistenzberuf befinden, werden hiervon nicht betroffen. Angehörige von Patienten und andere Personen dürfen anwesend sein, wenn hierfür eine ärztliche Begründung besteht und der Patient zustimmt.

(2) Ein unzulässiges Zusammenwirken im Sinne von Absatz 1 liegt nicht vor, wenn der Arzt zur Erzielung des Heilerfolges am Patienten nach den Regeln der ärztlichen Kunst die Mitwirkung des Nichtarztes für notwendig hält und die Verantwortungsbereiche von Arzt und Nichtarzt klar erkennbar voneinander getrennt bleiben.

(3) Der Arzt darf sich durch einen Nichtarzt weder vertreten lassen noch eine Krankenbehandlung oder Untersuchung durch einen Nichtarzt mit seinem Namen decken.

### § 24 Verordnung und Empfehlung von Arznei-, Heil- und Hilfsmitteln

(1) Dem Arzt ist es nicht gestattet, für die Verordnung von Arznei-, Heil- und Hilfsmitteln von dem Hersteller oder Händler eine Vergütung oder sonstige wirtschaftliche Vergünstigungen zu fordern oder anzunehmen.

(2) Der Arzt darf Ärztemuster nicht gegen Entgelt weitergeben.

(3) Der Arzt hat die Pflicht, im Rahmen seiner Möglichkeiten dem Arzneimittelmißbrauch entgegenzuwirken, der mißbräuchlichen Anwendung von Arzneimitteln keinen Vorschub zu leisten sowie Vorkehrungen gegen den Diebstahl von Arztstempeln und Rezeptformularen zu treffen. Er soll an der Bekämpfung des Heilmittelschwindels mitwirken.

(4) Dem Arzt ist es nicht gestattet, Patienten ohne hinreichenden Grund an bestimmte Apotheken oder Geschäfte zu verweisen oder mit Apotheken oder Geschäften zu vereinbaren, daß Arznei-, Heil- und Hilfsmittel unter Decknamen oder unklaren Bezeichnungen verordnet werden. Der Arzt soll bei der Verordnung von Arznei-, Heil- oder Hilfsmitteln ohne sachlich gebotenen Grund keine Erzeugnisse bestimmter Hersteller nennen.

(5) Die Tätigkeit ärztlich-wissenschaftlicher Mitarbeiter der Industrie soll sich auf eine fachliche Information von Ärzten über Wirkung und Anwendungsweise von Arznei-, Heil- und Hilfsmitteln beschränken. Es ist diesen Ärzten nicht gestattet, bei Apothekern, Händlern oder anderen Nichtärzten um Bestellungen zu werben.

(6) Der Arzt ist verpflichtet, ihm aus seiner Verordnungstätigkeit bekannt werdende unerwünschte Arzneimittelwirkungen der Arzneimittelkommision der deutschen Ärzteschaft mitzuteilen.

## § 25 Begutachtung von Arznei-, Heil- und Hilfsmitteln

(1) Dem Arzt ist es nicht gestattet, über Arznei-, Heil- und Hilfsmittel, Körperpflegemittel oder ähnliche Waren Werbevorträge zu halten, Gutachten oder Zeugnisse auszustellen, die zur Werbung verwendet werden sollen. Der Arzt hat eine solche Verwendung seiner Gutachten und Zeugnisse dem Empfänger ausdrücklich zu untersagen.

(2) Dem Arzt ist es verboten, seinen Namen in Verbindung mit einer ärztlichen Berufsbezeichnung in unlauterer Weise für gewerbliche Zwecke, z. B. für einen Firmentitel oder zur Bezeichnung eines Mittels, herzugeben.

## § 25a Arzt und Industrie

(1) Soweit Ärzte Leistungen für die Hersteller von Arznei-, Heil-, Hilfsmitteln oder medizinisch-technischen Geräten erbringen (z. B. bei der Entwicklung, Erprobung und Begutachtung), darf das hierfür bestimmte Honorar einen angemessenen Umfang nicht überschreiten und muß der erbrachten Leistung entsprechen.

(2) Dem Arzt ist es untersagt, Werbegaben aller Art von solchen Herstellern entgegenzunehmen. Dies gilt nicht für solche Gegenstände, welche lediglich einen geringen Wert darstellen.

(3) Bei Informationsveranstaltungen solcher Hersteller hat der Arzt zu beachten, daß alleine der Informationszweck im Vordergrund bleibt und ihm keine unangemessene Aufwendung für Bewirtung und vergleichbare Vorteile (z.B. Reiseaufwendungen) gewährt werden.

**§ 26 Anzeigen und Verzeichnisse**

**§ 27 Praxisschilder**

**§ 28 Anbringung der Schilder**

**§ 29 Ankündigung auf Briefbogen, Rezeptvordrucken und Stempeln**

**§ 30 Freier Dienstleistungsverkehr im Rahmen der Europäischen Gemeinschaft**

**§ 31 Übergangsbestimmung**

## 8.6  Allgemeine Erklärung der Menschenrechte der Vereinten Nationen[7]

verkündet am 10. 12. 1948 (bei 10 Enthaltungen).
(Auszug)

**Art. 1:** Alle Menschen sind frei und gleich an Würde und Rechten geboren. Sie sind mit Vernunft und Gewissen begabt und sollen einander im Geiste der Brüderlichkeit begegnen.
**Art. 2,1:** Jeder Mensch hat Anspruch auf die in dieser Erklärung verkündeten Rechte und Freiheiten, ohne irgendeine Unterscheidung wie etwa nach Rasse, Farbe, Geschlecht, Sprache, Religion, politischer und sonstiger Überzeugung, nationaler oder sozialer Herkunft, nach Eigentum, Geburt oder sonstigen Umständen.
**Art. 3:** Jeder Mensch hat das Recht auf Leben, Freiheit und Sicherheit der Person.
**Art. 22:** Jeder Mensch hat als Mitglied der Gesellschaft Recht auf soziale Sicherheit; er hat Anspruch darauf, durch innerstaatliche Maßnahmen und internationale Zusammenarbeit unter Berücksichtigung der Organisation und der Hilfsmittel jedes Staates in den Genuß der für seine Würde und die freie Entwicklung seiner Persönlichkeit unentbehrlichen wirtschaftlichen, sozialen und kulturellen Rechte zu gelangen.

---

[7] Charta der Vereinigten Nationen, Becksche Textausgabe, 6. Aufl., 1973, S. 71.

## 8.7  Konvention über bürgerliche und politische Rechte[8]

Beschlossen von der Generalversammlung der Vereinigten Nationen am
16. Dezember 1966.
(Auszug)

**Präambel:**
In Anbetracht dessen, daß gemäß den in der Satzung der Vereinten Nationen
proklamierten Grundsätzen die Anerkennung der allen Mitgliedern der mensch-
lichen Familie innewohnenden Würde und ihrer gleichen und unveräußerlichen
Rechte die Grundlage der Freiheit, der Gerechtigkeit und des Friedens in der
Welt bildet;

in der Erkenntnis, daß sich diese Rechte aus der den Menschen
innewohnenden Würde herleiten;

in der Erkenntnis, daß im Einklang mit der allgemeinen Erklärung der Menschenrechte das Ideal freier Menschen, die frei von Furcht und Not sind, nur erreicht werden kann, wenn Verhältnisse geschaffen werden, in denen jeder seine
wirtschaftlichen, sozialen und kulturellen Rechte so gut wie seine Bürgerrechte
und politischen Rechte genießen kann;

in der Erwägung, daß die Staaten nach der Satzung der Vereinten Nationen
verpflichtet sind, die allgemeine Achtung und Einhaltung der Menschenrechte
und Freiheiten zu fördern;

in Wahrnehmung, daß der Einzelne Pflichten gegenüber anderen und der Gemeinschaft hat, der er angehört, und sich für die Förderung und Verwirklichung
der in dieser Konvention anerkannten Rechte verantwortlich zu fühlen hat;

kommen die Teilnehmerstaaten dieser Konvention über folgende Artikel überein:
**Art. 6,1:** Jedes menschliche Wesen hat das angeborene Recht auf Leben. Dieses
Recht ist gesetzlich zu schützen. Niemand darf willkürlicherweise seines Lebens
beraubt werden.
**Art. 7:** Niemand darf der Folter oder grausamer, unmenschlicher oder erniedri-
gender Behandlung oder Strafe unterworfen werden. Insbesondere darf niemand
ohne seine freiwillige Zustimmung medizinischen oder wissenschaftlichen Experimenten unterworfen werden.

---

[8] Krauss 1974, S. 130–131.

## 8.8  "Bill of Rights" der American Hospital Association für Krankenhauspatienten in Amerika (1973)[9]

Die zwölf Paragraphen der „Bill of Rights" für Krankenhauspatienten lauten:

1. Der Patient hat das Recht auf sorgfältige und respektvolle Versorgung.
2. Der Patient hat das Recht, von seinem Arzt vollkommene Information über Diagnose, Behandlung und Prognose zu erhalten, und zwar in einer Form, von der zu erwarten ist, daß der Patient sie gut versteht.
3. Der Patient hat das Recht, von seinem Arzt vor Beginn irgendeiner Maßnahme oder Behandlung so informiert zu werden, daß er sie hinreichend beurteilen und ihr zustimmen kann („informed consent"). (Dieser „informed consent" spielt seit einer Reihe von Jahren bei Schadensersatzklagen wegen „malpractice" (Kunstfehlern) eine große Rolle. Der Ausdruck bedeutet, daß der Patient seine Zustimmung (consent) zu einer Operation usw. erst zu geben hat, nachdem er über Folgen und mögliche Komplikationen der Heilmaßnahmen hinreichend unterrichtet (informed) worden ist.)
4. Der Patient hat das Recht, eine Behandlung abzulehnen, soweit das gesetzlich zulässig ist, und über die medizinischen Folgen seiner Handlungsweise unterrichtet zu werden.
5. Der Patient hat ein Recht auf Berücksichtigung seiner Privatsphäre, soweit es seine eigene ärztliche Versorgung betrifft.
6. Der Patient kann erwarten, daß alle Mitteilungen und Aufzeichnungen, die seine Gesundheit betreffen, vertraulich behandelt werden.
7. Das Krankenhaus muß sachgemäß auf die Wünsche um Hilfeleistungen des Patienten reagieren, soweit es dazu in der Lage ist.
8. Der Patient hat das Recht, über das Verhältnis seines Krankenhauses zu anderen Anstalten unterrichtet zu werden, die für seine eigene Fürsorge in Betracht kommen. (Hierbei handelt es sich um Verlegung von einem Krankenhaus in ein anderes oder etwa in ein Rekonvaleszenten- oder Altersheim.)
9. Der Patient hat das Recht, darüber unterrichtet zu werden, wenn sich das Krankenhaus an experimentellen Behandlungsmethoden beteiligt, soweit es seine eigene Fürsorge und Behandlung betrifft.
10. Der Patient kann erwarten, daß seine Versorgung so lange fortgesetzt wird, wie es gesundheitlich angezeigt ist.
11. Der Patient hat das Recht, die Rechnung des Krankenhauses zu prüfen und eine Erklärung für Punkte zu verlangen, die ihm nicht klar sind. Es ist dabei gleichgültig, wer für die Mittel aufkommt. (Das bedeutet: Ob der Patient selbst bezahlt oder eine private oder staatliche Versicherung).
12. Der Patient hat das Recht zu erfahren, welche Krankenhausregeln und -bestimmungen für sein Verhältnis als Patient in Betracht kommen.

---

[9] Schweisheimer 1973, S. 349–350.

## 8.9  Resolutionsentwurf und Empfehlungsentwurf über die Rechte des Kranken[10]

Angenommen vom Europarat am 29. Januar 1976:


**A. Empfehlung (Entwurf):**
(verlegt durch den Sozial- und Gesundheitsausschuß)

Die Versammlung,
1. bedenkend, daß der schnelle und kontinuierliche Fortschritt der medizinischen Wissenschaft in bezug auf die fundamentalen Menschenrechte und auf die Integrität der Kranken Probleme schafft und sogar gewisse Gefahren aufwirft;
2. feststellend, daß die Tendenz zur verbesserten medizinischen Technologie zu einer zunehmend technisierten und manchmal weniger humanen Behandlung der Patienten führt;
3. erkennend, daß die Verteidigung der eigenen Interessen für Kranke schwierig sein kann, speziell wenn sie in großen Spitälern behandelt werden;
4. bedenkend, daß sich in letzter Zeit die allgemeine Übereinstimmung durchsetzte, daß die Ärzte bezüglich der vorgesehenen Behandlungsmethoden in erster Linie den Willen des Kranken selbst respektieren sollen;
5. in der Ansicht, daß das Recht auf persönliche Würde und Integrität sowie das Recht auf Informationen und angemessene Betreuung für jede Person klar definiert und garantiert werden soll;
6. überzeugt, daß eine Lebensverlängerung an sich nicht das Hauptziel der medizinischen Berufsausübung sein soll, welche sich gleicherweise mit der Erleichterung von Leiden befassen muß;
7. betonend, daß eine künstliche Lebensverlängerung zu einem großen Teil von Faktoren wie der Verfügbarkeit wirksamer Apparaturen abhängig ist, und daß Ärzte großer Spitäler mit technischen Apparaturen zur Ermöglichung einer besonders langen Lebensverlängerung oft in einer heiklen Situation bezüglich der Fortführung dieser Behandlung sind, speziell in Fällen, bei denen jede Hirnfunktion irreversibel erloschen ist;
8. darauf dringend, daß die Ärzte in Übereinstimmung mit der Wissenschaft und mit der anerkannten medizinischen Erfahrung handeln sollen und daß kein Arzt oder kein anderes Mitglied der medizinischen Berufe gegen sein eigenes Gewissen zu einer Handlung gezwungen werden darf, die gegen das Recht der Kranken, nicht unnötig leiden zu müssen, verstößt;
9. empfiehlt, daß das Ministerkomitee die Mitgliedsstaaten einlädt:
I. a) alle speziell in Hinsicht auf die Ausbildung des medizinischen Berufspersonals und der Organisation der medizinischen Dienste notwendigen Schritte zu

---

[10] Wunderli u. Weisshaupt 1977, S. 238.

unternehmen, um sicherzustellen, daß alle kranken Personen, sei es in den Spitälern oder in ihrem Heim, eine so wirkungsvolle Linderung ihrer Leiden erhalten, wie es der momentane Stand des medizinischen Wissens erlaubt;

b) den Ärzten einzuprägen, daß die Kranken ein Recht auf volle Information über ihre Krankheit und über die vorgeschlagene Behandlung haben, insofern sie dies verlangen, sowie dafür sorgen, daß die Patienten bei Spitaleintritt eine spezielle Information über die Routine, die Behandlungsarbeiten und die medizintechnischen Apparaturen der Institution erhalten;

c) sicherzustellen, daß alle Personen die Gelegenheit erhalten, sich selber psychologisch auf ihren bevorstehenden Tod vorbereiten zu können, und daß ihnen diesbezüglich die notwendige Hilfe gewährleistet wird, sowohl durch das behandelnde Personal – Ärzte, Krankenschwestern und Spitalhilfen –, welches eine Grundausbildung zur Befähigung einer Diskussion diese Probleme mit den sich ihrem Lebensende nähernden Personen erhalten sollten, als auch durch Psychiater, Pfarrer oder speziell ausgebildetes Fürsorgepersonal der Spitäler;

II. nationale Untersuchungskommissionen, zusammengesetzt aus Juristen, Vertretern aller Stufen des medizinischen Berufspersonals sowie Politikern zu bilden, um die mögliche Konfrontation der Ärzte mit zivil- oder strafrechtlichen Sanktionen zu beraten, wenn die Ärzte in den unten unter a, b, c genau spezifizierten Bedingungen Handlungen unternehmen, welche als Effekt ein Leben verkürzen oder beenden:

a) bei einem unheilbar kranken Patienten – Unheilbarkeit durch zwei unabhängige Ärzte bestätigt –, welcher in noch vollem Besitz seiner Fähigkeiten verlangte, daß eine solche Handlung unternommen oder daß er bei einer solchen Handlung unterstützt werde;

b) bei einem unheilbar Kranken – die Unheilbarkeit von zwei unabhängigen Ärzten bestätigt – und zudem bewußtlosen Patienten, dessen nahe Verwandte eine solche Handlung verlangt haben oder der selber vorher eine solche Handlung in Form einer schriftlichen Erklärung von der unten unter III. erwähnten Form verfaßte;

c) bei einem Patienten, dessen Hirnfunktionen irreversibel erloschen sind und dessen Leben durch künstliche Mittel aufrechterhalten wird;

III. eine angemessene rechtliche Basis zu schaffen, welche es juristisch handlungsfähigen Personen ermöglicht, im voraus eine schriftliche Erklärung zu verfassen, welche jederzeit zurückgezogen werden kann und welche die Ärzte autorisiert, nach IIa. und b. zu handeln;

IV. nationale Berufskommissionen zu schaffen, welche Beschwerden gegen ärztliches Personal über Fehler oder Fahrlässigkeit in ihrer Berufsausübung beurteilen.

**II. Resolution (Entwurf):**
vorgelegt durch den Sozial- und Gesundheitsausschuß:

Die Versammlung,
1. glaubend, aus Gründen dargelegt in der Empfehlung über die Rechte der
   Kranken und erläutert im Rapport ihres Sozial- und Gesundheitsausschusses
   (Dokument 3699), daß den wahren Interessen der Kranken nicht immer durch
   eine übereifrige Anwendung der modernsten Techniken der Lebensverlängerung am besten gedient ist;
2. überzeugt, daß sterbende Patienten v. a. wünschen, in Frieden und Würde zu
   sterben, wenn möglich unter Beistand und Unterstützung ihrer Familie und
   Freunde;
3. beunruhigt, daß unnötige Ängste durch die Unsicherheit über die
   angemessensten Kriterien für die Feststellung des Todes entstehen können;
4. darauf insistierend, daß keine anderen Interessen als diejenigen der
   sterbenden Person zur Feststellung des Todesmomentes in Betracht gezogen
   werden dürfen;
5. lädt die verantwortlichen Gremien der medizinischen Berufe in den
   Mitgliedsstaaten ein, kritisch die Kriterien zu untersuchen, unter welchen
   z. Z. Entscheide bezüglich des Beginnes von Wiederbelebungsmaßnahmen
   und bezüglich der Durchführung von Langzeitbehandlungen der künstlichen
   Lebensaufrechterhaltung getroffen werden;
6. lädt das europäische Büro der Weltgesundheitsorganisation ein, kritisch die
   Kriterien zur Feststellung des Todes, welche z. Z. in den verschiedenen
   europäischen Ländern bestehen, im Licht des momentanen medizinischen
   Wissens und des technisch Machbaren zu untersuchen und Vorschläge für
   deren Übereinstimmung zu machen, und zwar in der Art, daß die Kriterien
   universell anwendbar sind, nicht nur in den Spitälern, sondern generell in der
   medizinischen Praxis.

## 8.10 Deklaration von Lissabon[11]

Beschlossen auf der 34. Generalversammlung des Weltärztebundes in Lissabon
1981

**Die Rechte des Patienten**
Ein Arzt sollte immer, auch angesichts faktischer, ethischer oder rechtlicher
Schwierigkeiten, seinem Gewissen folgen und nur dem Wohl des Patienten die-

---

[11] Deutsches Ärzteblatt 44/1981, S. 2064.

nen. Die folgende Deklaration enthält einige der wesentlichen Grundrechte, welche die Ärzte für die Patienten sicherstellen wollen.

Wenn die Gesetze oder die Regierung eines Landes dem Patienten diese Rechte durch Maßnahmen vorenthalten, sind die Ärzte gehalten, geeignete Mittel und Wege zu suchen, diese Rechte dennoch zu gewähren.

a) Der Patient hat das Recht auf freie Arztwahl.

b) Der Patient hat das Recht, von einem Arzt behandelt zu werden, der seine klinischen und ethischen Entscheidungen frei und ohne Einfluß von außen treffen kann.

c) Der Patient hat das Recht, einer Behandlung nach angemessener Aufklärung zuzustimmen oder sie abzulehnen.

d) Der Patient hat das Recht zu erwarten, daß der Arzt über seine medizinischen und persönlichen Daten Schweigen bewahrt.

e) Der Patient hat das Recht, in Würde zu sterben.

f) Der Patient hat das Recht auf geistige und moralische Unterstützung, die er auch ablehnen kann; das schließt das Recht auf den Beistand eines Geistlichen seiner Religion ein.


## 8.11 Code for Nurses (International Council of Nurses 1973)[12]

**Ethische Richtlinien für Angehörige der Pflegeberufe.**

„Die grundlegende Verantwortung von Angehörigen der Pflegeberufe (im folgenden „Schwester" genannt) ist vierfach: Gesundheit zu fördern, Krankheit zu verhüten, Gesundheit wiederherzustellen und Leiden zu mildern.

Das Bedürfnis nach Pflege ist allgemein. Im Begriff der Pflege ist die Achtung für das Leben, die Würde und die Rechte des Menschen enthalten. Überlegungen zu Staatsangehörigkeit, Rasse, Glaube, Hautfarbe, Alter, Geschlecht, Politik oder den Stand in der Gesellschaft können die Geltung des Pflegebegriffs nicht einschränken.

Schwestern erbringen Gesundheitsleistungen gegenüber dem Einzelnen, der Familie und der Gemeinde und stimmen ihre Leistungen mit denen anderer am Gesundheitsdienst beteiligten Gruppen aufeinander ab.

**Schwester und Patient**
Die vordringliche Verantwortung der Schwester gilt den Personen, die der Pflege bedürfen. In der Pflege achtet die Schwester die Weltanschauung, die Werte und Sitten des Einzelnen.

---

[12] Reich 1978, S. 1788 ff. Deutsche Übersetzung von H. G. von Manz.

Die Schwester behandelt private Informationen vertraulich und wägt sorgfältig ab, an wen sie solche Informationen weitergibt.

### Schwester und Berufsausübung

Die Schwester trägt die persönliche Verantwortung für die Ausübung der Pflege; sie ist dafür verantwortlich, daß sie ihre berufliche Fähigkeit durch ständiges Hinzulernen beibehält.

Die Schwester bemüht sich ständig um die der jeweiligen Situation entsprechende höchstmögliche Qualität in der Pflege.

Beim Übernehmen oder Delegieren von Aufgaben berücksichtigt die Schwester die jeweiligen individuellen Fähigkeiten.

Das persönliche Verhalten der Schwester sollte in ihrer Berufsausübung immer so sein, daß es dem Stand zu Ehre gereicht.

### Schwester und Gesellschaft

Die Schwester teilt mit den anderen Bürgern die Verantwortung, Maßnahmen zu ergreifen und zu unterstützen, die der Befriedigung von Gesundheitsbedürfnissen und sozialen Bedürfnissen der Öffentlichkeit dienen.

### Schwester und andere Mitarbeiter

Die Schwester unterhält eine auf Zusammenarbeit gerichtete Beziehung mit Kolleginnen und Kollegen in der Pflege und Mitarbeitern der anderen Gebiete.

Die Schwester ergreift entsprechende Maßnahmen, um die Person (den Patienten) zu schützen, wenn die Pflege durch einen anderen Mitarbeiter oder eine andere Person gefährdet ist.

### Schwester und Berufsstand

Die Schwester spielt die überwiegende Rolle bei der Festsetzung und Einrichtung wünschenswerter Qualitätsmaßstäbe der Pflege und der Pflegeausbildung.

Die Schwester ist an der Entwicklung des pflegerischen Grundwissens beteiligt.

Vermittelt durch Standesorganisationen nimmt die Schwester teil an der Einrichtung und Aufrechthaltung sozial und ökonomisch gerechter Arbeitsbedingungen in der Pflege."

# 9 Literatur

## Zitierte Werke


Abermeth H-D (1989) Ethische Grundfragen in der Krankenpflege. Vandenhoeck & Ruprecht, Göttingen

Achinger H (1958) Sozialpolitik als Gesellschaftspolitik: Von der Arbeiterfrage zum Wohlfahrtsstaat. Rowohlt, Hamburg

Amudsen DW, Ferngern GB (1982) Philanthropy in Medicine: Some historical perspectives. In: Shelp EE (ed) Beneficence and health care. Reidel, Dordrecht (Philosophy and medicine vol 11, pp 1–31)

Andersen HH, Schulenberg JM von der (1990) Konkurrenz und Kollegialität: Ärzte im Wettbewerb. Ed. Sigma Bohn, Berlin

Arnim HH von (1977) Gemeinwohl und Gruppeninteressen: Die Durchsetzungsschwäche allgemeiner Interessen in der Demokratie. Metzner, Frankfurt am Main

Arnold M (1986) Medizin zwischen Kostendämpfung und Fortschritt. Hirzel, Stuttgart

Arnold M (1989) Die Legitimation und die Grenzen einer ökonomischen Bewertung der Medizin (Manuskript)

Arnold M (1990) HerausforArnoldderungen an die Gesundheitspolitik. Arbeit Sozialpolitik 7:246

Bachmann M (1952) Die Nachwirkungen des hippokratischen Eides. Triltsch, Würzburg

Balint M (1951, 1965) Der Arzt, sein Patient und die Krankheit. Klett, Stuttgart

Becker P (1979) „Wahrheit". In: Seidler E (Hrsg) (1979) Wörterbuch medizinischer Grundbegriffe: Eine Einführung in die Heilkunde in 86 Artikeln. Herder, Freiburg, S 348–352

Bell HI (1948) Philanthropy in the papyri of the Roman period. Hommages à Joseph Bidez et à Franz Cumont. Collection Latomus II, Brussels, pp 31 ff

Bentham J (1975, ¹1789) An introduction to the principles of morals and legislation. London. In: Höffe O (1975) Einführung in die utilitaristische Ethik. Beck, München, S 35–58

Bogs H (1982) Staat und Selbstverwaltung im gesundheitsökonomischen Planungssystem der GKV. In: Bogs H, Herder-Dorneich P, Schenck EK, Wittkämper GW (Hrsg) Gesundheitspolitik zwischen Staat und Selbstverwaltung. Deutscher Ärzte-Verlag, Köln-Lövenich, S 415 ff

Bonhoeffer D ($^{12}$1988, $^{2}$1949) Ethik. Kaiser, München

Bundestag (1988) Zwischenbericht der Enquete-Kommission des Deutschen Bundestages „Strukturreform in der gesetzlichen Krankenversicherung". Drucksache 11/3267, Bonn

Bundestag (1990) Endbericht der Enquete-Kommission des Deutschen Bundestages „Strukturreform der gesetzlichen Krankenversicherung". Drucksache 11/6380, Bonn

Davis A (1986) Das ethische Dilemma in der Krankenpflege. Teil 1. Krankenpflege/Soins infirmiers 1986/8: 38 ff.

Davis A (1986) Das ethische Dilemma in der Krankenpflege. Teil 2. Krankenpflege/Soins infirmiers 1986/10: 81 ff.

Dettling W (Hrsg) (1976) Macht der Verbände: Ohnmacht der Demokratie. Olzog, München

Dührssen A (1981) Die biographische Anamnese unter tiefenpsychologischem Aspekt. Vandenhoeck & Ruprecht, Göttingen

Edelstein L (1969) Der hippokratische Eid. Artemis, Zürich Stuttgart

Ferber C von, Radebold H, Schulenberg JM von der (1989) Die demographische Herausforderung: Das Gesundheitssystem angesichts einer veränderten Bevölkerungsstruktur. Bleicher, Gerlingen (Beiträge zur Gesundheitsökonomie, Bd 23)

Fletcher J (1966) Situation ethics. Westminster Press, Philadelphia

Ford, JAG, Trygstad-Durland LN, Nehus BC (1986) Sich entscheiden lernen – eine Anleitung für Krankenschwestern und Pfleger. Recom, Basel

Freidson E (1975) Dominanz der Experten: Zur sozialen Struktur der medizinischen Versorgung. Urban & Schwarzenberg, München

Freidson E (1979) Der Ärztestand: Berufs- und wissenschaftssoziologische Durchleuchtung einer Profession. Enke, Stuttgart

Frevert U (1984) Krankheit als politisches Problem 1770 bis 1880. Vandenhoeck & Ruprecht, Göttingen

Gäfgen G (1967) Die Marktmacht sozialer Gruppen. In: Ortlieb HD, Molitor B (Hrsg) Hamburger Jahrbuch für Wirtschafts- und Gesellschaftspolitik. Moliv, Tübingen, S 45 ff

Gäfgen G (1986) Die ethische Problematik von Allokationsentscheidungen: Am Beispiel des Ressourceneinsatzes im Gesundheitswesen. In: Enderle G (Hrsg) Ethik und Wirtschaftswissenschaften. Duncker & Humblot, Berlin (Schriften des Vereins für Socialpolitik, NF, Bd 147, S 249 ff)

Gäfgen G (1988) Gesundheitspolitik als Verteilungspolitik. Med Mensch Gesellschaft 2:95 ff

Gäfgen G (Hrsg) (1986) Ökonomie des Gesundheitswesens. Duncker & Humblot, Berlin

Galbraith JK (1954) Countervailing power. Am Econ Rev 44/2:1 ff
Galbraith JK (1956) Der amerikanische Kapitalismus im Gleichgewicht der Wirtschaftskräfte. Walter, Stuttgart, Wien, Zürich
Genewein CM, Sporken P (1977) Menschlich Pflegen: Grundzüge einer Berufsethik für Pflegeberufe. Patmos, Düsseldorf
Goldammer HD (1964) Die Beziehungen zwischen Kassenärztlichen Vereinigungen und Krankenkassen. Dissertation, Universität Würzburg
Hamm W, Neubauer G (Hrsg) (1985) Wettbewerb im Gesundheitswesen: Bleicher, Gerlingen (Beiträge zur Gesundheitsökonomie, Bd 7)
Heister E, Seidler E (1989) Ethik in der ärztlichen Ausbildung an den Hochschulen der Bundesrepublik Deutschland. Ergebnisse einer Umfrage. Ethik Med 1:13–23
Hendler R (1984) Selbstverwaltung als Ordnungsprinzip. Carl Heymanns, Berlin Bonn München
Henke KD (1985a) Die Rolle des Versicherungsprinzips in der gesetzlichen Krankenversicherung. In: Schmähl W (Hrsg) Versicherungsprinzip und soziale Sicherung. Mohr, Tübingen, S 55 ff
Henke KD (1985b) Mehr Markt erfordert einen starken Staat. In: Hamm W, Neubauer G (Hrsg) Wettbewerb im Gesundheitswesen. Gerlingen (Beiträge zur Gesundheitsökonomie, Bd 7, S 297–305)
Herder-Dorneich P (1976) Wachstum und Gleichgewicht im Gesundheitswesen: Die Kostenexplosion der GKV und ihre Steuerung. Westdeutscher Verlag, Opladen
Herder-Dorneich P (1980) Gesundheitsökonomik: Systemsteuerung und Ordnungspolitik im Gesundheitswesen. Enke, Stuttgart
Herder-Dorneich P (1982a) Der Sozialstaat in der Rationalitätenfalle. Kohlhammer, Stuttgart Berlin Köln Mainz
Herder-Dorneich P (1982b) Gesundheitspolitik als Ordnungspolitik. In: Bogs H, Herder-Dorneich P, Schenk EK, Wittkämper GW (Hrsg) Gesundheitspolitik zwischen Staat und Selbstverwaltung. Deutscher Ärzteverlag, Köln-Lövenich, S 481 ff
Herder-Dorneich P (1985) Wettbewerb und Rationalitätenfallen im System der GKV. In: Hamm W, Neubauer G (Hrgs) Wettbewerb im Gesundheitswesen. Bleicher, Gerlingen (Beiträge zur Gesundheitsökonomie, Bd 7, S 13)
Herder-Dorneich P, Wasem J (1986) Krankenhausökonomik zwischen Humanität und Wirtschaftlichkeit. Nomos, Baden-Baden
Höffe O (1975) Einführung in die utilitaristische Ethik. Beck, München
Jacob W (1985) Medizinische Anthropologie: Krehl, Siebeck und V von Weizsäcker. In: Doerr W (Hrsg) Semper apertus: 600 Jahre Ruprecht-Karls-Universität Heidelberg, Bd 4. Springer, Berlin Heidelberg New York Tokyo, S 12–160
Jonas H (1979) Das Prinzip Verantwortung. Versuch einer Ethik für die technologische Zivilisation. Insel, Frankfurt am Main
Jonas H (1985) Technik, Medizin und Ethik. Praxis des Prinzips Verantwortung. Insel, Frankfurt am Main

Jonsen AR (1977) Do no harm: Axiom of medical ethics. In: Spicker SF, Engelhardt HT (eds) Philosophical medical ethics: Its nature and significance. Reidel, Dordrecht, pp 27 f

Kant I (1955, ²1786, 1785) Grundlegung zur Metaphysik der Sitten. Königlich Preußische/Deutsche Akademie der Wissenschaften, Berlin (Gesammelte Schriften, 23 Bde. Berlin Leipzig, 1900–1955)(abgek.: AA)

Kaufmann FX (1981) Gesellschaftspolitische Bedingungen sozialpolitischer Intervention: Staat, intermediäre Instanzen und Selbsthilfe. Z Sozialreform, 1:31 ff

Kirsch G (1974) Die Betroffenen und die Beteiligten. Ehrenwirth, München

Koslowski P (1984) Ethik des Kapitalismus. Mohr, Tübingen

Krämer W (1989) Die Krankheit des Gesundheitswesens: Die Fortschrittsfalle der modernen Medizin. Fischer, Frankfurt am Main

Krauss P (1974) Nedizinischer Fortschritt und ärztliche Ethik. Beck, München

Kurthen M, Linke D, Mopshopp D (1989) Teilhirntod und Ethik. Ethik Med 1:134–142

Luban-Plozza B, Egle U, Schüffel W (1978) Balint-Methode in der medizinischen Ausbildung. Fischer, Stuttgart

Männer L, Sieben G (Hrsg) (1987) Der Arbeitsmarkt im Gesundheitswesen. Bleicher, Gerlingen (Beiträge zur Gesundheitsökonomie, Bd 11)

McClure W (1985) Competition strategy on medical care. In: Hamm W, Neubauer G (Hrsg) Wettbewerb im Gesundheitswesen. Bleicher, Gerlingen (Beiträge zur Gesundheitsökonomie, Bd 7, S 271–296)

Mill JS (1976) Der Utilitarismus. Reclam, Stuttgart

Mittelstraß J (1985) Wirtschaftsethik als wissenschaftliche Disziplin. In: Enderle G (Hrsg) Ethik und Wirtschaftswissenschaft. Duncker & Humblot, Berlin, S 22

Müller AMK (1972) Die präparierte Zeit. Der Mensch in der Krise seiner eigenen Zielsetzungen. Radius, Stuttgart

Neubauer G (Hrsg) (1984) Alternativen der Steuerung des Gesundheitswesens. Bleicher, Gerlingen (Beiträge zur Gesundheitsökonomie, Bd 13)

Neubauer G, Rebscher H (1984) Gemeinsame Selbstverwaltung: Eine ordnungspolitische Alternative für die Gesundheitsversorgung. Wilfer, Spardorf

Olson M (1968) Die Logik des kollektiven Handelns. Mohr, Tübingen

Pedroni G, Zweifel P (1990) Wie mißt man Gesundheit? Pharma-Information, Basel (Studien zur Gesundheitsökonomie, Bd 14)

Pohlmeier H, Biefang S (1977) Kann man Krankheit messen? Med Mensch Gesellschaft 2:158 ff

Rashdall H (1907) The theory of good and evil. Oxford Univ Press, London

Rapse H-H (1981) Herrschaft im Krankenhaus. Evangelische Theologie 41:544f

Raspe H-H (1990) Lebensqualität in der Medizin. Ethik Med 2:1–4

Rebscher H (1989) Die Perspektiven des Medizinischen Dienstes: Seine Einbindung in das System der GKV. Arbeit Sozialpolitik, 8/9:246 ff

Rebscher H (1990) Der Ordnungsrahmen von Qualitätssicherungskonzepten in der GKV: Ziele, Bedingungen, Möglichkeiten und Grenzen In: Oberender P (Hrsg) Umbruch und Neuorientierung im Gesundheitswesen. PCO, Bayreuth, S 19 ff

Rebscher H, Großpietsch R, Laaser U, Schwartz FW (Hrsg) (1991) Beiträge der Sozialmedizin zum Versorgungsmanagement der Krankenversicherung. Asgard, St. Augustin

Reich WT (ed) (1978) Encyclopedia of bioethics, vol 4. Free Press, New York

Rich A (1984, $^3$1987) Wirtschaftsethik. Grundlagen in theologischer Perspektive. Gütersloher Verlagshaus, Gütersloh

Ritschl D (1982) Das „story"-Konzept in der medizinischen Ethik. Z Allgemeinmedizin 3:121–126

Ricken F (1983) Allgemeine Ethik. Kohlhammer, Stuttgart

Ritschl D (1985) Nachdenken über das Sterben. In: Piechowiak H (Hrsg) Ethische Probleme der modernen Medizin. Matthias Grünewald, Mainz, S 144–157

Ritschl D (1988) Medizinische Ethik in der Allgemeinmedizin. In: Zappe HA, Mattern HJ, Petzold E (Hrsg) Brücken von der Allgemeinmedizin zur Psychosomatik. Springer, Berlin Heidelberg New York Tokyo, S 150–154

Ritschl D (1989a) Ethik und psychosomatische Grundversorgung. In: Bergmann G (Hrsg) Psychosomatische Grundversorgung. Springer, Berlin Heidelberg New York Tokyo, S 9–14

Ritschl D (1989b) Glossar: Ethik. Ethik Med 1:63–64

Ritschl D, Luban-Plozza B (1987) Die Familie: Risiken und Chancen: Eine therapeutische Orientierung. Birkhäuser/Springer, Basel Boston Berlin Heidelberg New York Tokyo

Rolf G, Spahn PB, Wagner G (Hrsg) (1988) Sozialvertrag und Sicherung: Zur ökonomischen Theorie staatlicher Versicherungs- und Umverteilungssysteme. Campus, Frankfurt am Main New York

Roth JK (1985) Hilfe für Helfer: Balint-Gruppen. Piper, München

Schaper K (1978) Kollektivgutprobleme einer bedarfsgerechten Inanspruchnahme medizinischer Leistungen. Haag & Herchen, Frankfurt am Main

Schlaudraff U (1989) Folgeprobleme bei Diagnoseverzicht (Anna L.), Kommentar II. Ethik Med 1:110–111

Schicke R (1981) Ökonomie des Gesundheitswesens. Vandenhoeck & Ruprecht, Göttingen

Schmähl W (Hrsg) (1985) Versicherungsprinzip und soziale Sicherung. Mohr, Tübingen

Schneider F (1990) Der Einfluß von Interessengruppen auf gesundheitspolitische Entscheidungen: Einige theoretische Überlegungen mit Hilfe der ökonomischen Theorie der Politik. In: Oberender P (Hrsg) Umbruch und Neuorientierung im Gesundheitswesen. PCO, Bayreuth, S 169 ff

Schulenberg JM von der (1981) Systeme der Honorierung frei praktizierender Ärzte und ihre Allokationswirkungen. Mohr, Tübingen

Schulenberg M von der (1987) Verbände als Interessenwahrer von Berufsgruppen im Gesundheitswesen. In: Männer L, Sieben G (Hrsg) Der Arbeitsmarkt im Gesundheitswesen. Bleicher, Gerlingen, S 373 ff

Schulten H (³1966) Der Arzt. Thieme, Stuttgart

Schumacher EFC (1973) Small is beautiful. A study of the economics as if people mattered. London, dt. (1978) Die Rückkehr zum menschlichen Maß. Alternativen für Wirtschaft und Technik. Rowohlt, Reinbek bei Hamburg

Schweisheimer W (1973) Das Recht auf den Tod. „Bill of Rights" für Krankenhauspatienten in Amerika veröffentlicht. Z Gerontol 6/5:348–350

Schwenk H (1986) Ärztliche Schlichtungsstellen: In jedem vierten Fall wird gegen den Arzt entschieden. Ärztl Prax 38:92–94

Seidler E (Hrsg) (1979) Wörterbuch medizinischer Grundbegriffe. Herder, Freiburg

Selbmann HK (Hrsg) (1984) Qualitätssicherung ärztlichen Handelns. Bleicher, Gerlingen (Beiträge zur Gesundheitsökonomie, Bd 16)

Shelly JA (1982) Ein Kranker braucht mehr als Tabletten. Entscheidungen am Krankenbett. Brockhaus, Wuppertal

Sidgwick H (⁷1907, 1874) The methods of ethics. Macmillan, London

Siebeck R (1949) Medizin in Bewegung: Klinische Erkenntnisse und ärztliche Aufgabe. Thieme, Stuttgart

Smigielski E (1985) Die Bedeutung des Versicherungsgedankens für die gesetzliche Krankenversicherung. In: Schmähl W (Hrsg) Versicherungsprinzip und soziale Sicherung. Mohr, Tübingen, S 76 ff

Solschenizyn A (1968) Krebsstation I. Luchterhand, Neuwied Berlin

Spaemann R (1982) Moralische Grundbegriffe. Beck, München

Thiemeyer T (1986) Das ärztliche Honorar als Preis. In: Gäfgen G (Hrsg) Ökonomie des Gesundheitswesens. Duncker & Humblot, Berlin, S 255 ff

Tödt HE (1977) Versuch einer Theorie der ethischen Urteilsfindung. Z Evang Ethik 21:81 ff

Tödt HE (1984) Die sittliche Urteilsbildung. In: Link C (Hrsg) Die Erfahrung der Zeit. Gedenkschrift für Georg Picht. Klett-Cotta, Stuttgart, S 283 ff

Troschke J von, Schmidt H (Hrsg) (1983) Ärztliche Entscheidungskonflikte. Enke, Stuttgart (Medizin in Recht und Ethik Bd 12)

Tschudin LV (1988) Ethik in der Krankenpflege. Recom, Basel

Wasem J (1989) Grundprinzipien der Sozialpolitik am Beispiel der gesetzlichen Krankenversicherung. Arbeitspapiere des MDS, Reihe A, Nr. 8. MDS, Essen

Weizsäcker V von (1926) Der Arzt und der Kranke. In: Die Kreatur I (69–86). Gesammelte Schriften (1987), Bd 5. Suhrkamp, Frankfurt am Main, S 9–26

Weizsäcker V von (1943, ¹1940) Der Gestaltkreis: Theorie der Einheit von Wahrnehmen und Bewegen. Thieme, Leipzig

Weizsäcker V von (1951) Der kranke Mensch: Eine Einführung in die medizinische Anthropologie. Köhler, Stuttgart

Werner B (1990) Qualitätssicherung in der Medizin: Stand und Probleme. In: Oberender P (Hrsg) Umbruch und Neuorientierung im Gesundheitswesen. PCO, Bayreuth, S 53 ff

Winterstein H (Hrsg) (1983, 1984) Selbstverwaltung als ordnungspolitisches Problem des Sozialstaates, Bd I (1983) und II (1984), Schriften des Vereins für Socialpolitik, Neue Folge Bd 133 I und II, Berlin. Duncker & Humblot, Berlin

Wissenschaftliche Arbeitsgruppe „Krankenversicherung" (1988) Vorschläge zur Strukturreform der Krankenversicherung, Bleicher, Gerlingen

Wittkämper GW (1982) Die Weiterentwicklung des Gesundheitswesens unter einem sozialethisch begründeten Theorieansatz. In: Bogs H, Herder-Dorneich P, Schenck EK, Wittkämper GW (Hrsg) Gesundheitspolitik zwischen Staat und Selbstverwaltung: Zur Ordnungspolitik des Gesundheitswesens. Deutscher Ärzteverlag, Köln-Lövenich, S 521 ff

Wunderli J, Weisshaupt K (1977) Medizin im Widerspruch. Walter, Olten

Zweifel P (1982) Ein ökonomisches Modell des Arztverhaltens. Springer, Berlin Heidelberg New York


## Weiterführende Literatur[1]

### Nachschlagewerke

British Medical Association (1984) Handbook of medical ethics. BMA Publications, London

Duncan AS, Dunstan GR, Welbourn RB (1977) Dictionary of medical ethics. Longman & Todd, London

Eser A, Lutterotti M von, Sporken P (Hrsg) (1989) Lexikon Medizin, Ethik, Recht. (Unter Mitw. von Franz Josef Illhardt u. Hans-Georg Koch). Herder, Freiburg Basel Wien

Reich WT (ed) (1978) Encyclopedia of bioethics. (4 vols.) Free Press, New York London

Seidler E (Hrsg) (1979) Wörterbuch medizinischer Grundbegriffe: Eine Einführung in die Heilkunde in 86 Artikeln. Herder, Freiburg

Thomson WAR (1977) A dictionary of medical ethics and practice. John Wright & Sons, Bristol

---

[1] Es können hier weder Titel zu spezifischen Problemen der medizinischen Ethik aufgeführt werden noch einzelne Artikel. Dafür sei auf die Bibliographien verwiesen und die weiterführenden Angaben in den hier genannten Werken.

**Bibliographien**

BIOETHICSLINE. Elektronische Datenbank (1987– ). Zugang über MEDLINE oder DIMDI. Verwaltet von der Ethics Library des Kennedy Institute of Ethics, Washington/DC
Hasting Center Hasting's bibliography of ethics, biomedicine and professional responsibility. University Publications of America.
MEDLINE. Elektronische Datenbank für die gesamte Medizin der National Library of Medicine. (Zugang über DIMDI oder auf CD-ROMs)
Nevins MM (ed) (1977) Annoted bibliography of bioethics. Information Planning Association, Rockville/MD
Walters L (ed) (1975–1980) Bibliography of bioethics, vol 1–6, Gale Research, Detroit; (1981–1983) vol 7–9, Free Press, New York; (1984– ) vol 10 ff, Kennedy Institute of Ethics, Washington/DC

**Zu den Grundlagen medizinischer Ethik**

Abernethy V (ed) (1980) Frontiers in medical ethics: Applications in a medical setting. Ballinger, Cambridge/MA
Abrams N, Bucker M (1983) Medical ethics: A clinical textbook and references for health care professionals. MIT Press, Cambridge/MA
Agich GJ (ed) (1982) Responsibility and health care Reidel, Dordrecht (Philosophy and medicine vol 12)
Ambroselli C (1988) L'éthique médicale. PUF, Paris
Beauchamp TL, Childress JF ($^2$1983) Principles of biomedical ethics. Oxford Univ Press, New York Oxford
Beauchamp TL, McCullough LB (1984) The moral responsibilities of physicians. Prentice Hall, Englewood Cliffs/NJ
Beauchamp TL, Walters L (eds) (1989) Contemporary issues in bioethic, 3rd edn. Wadsworth, Belmont/CA
Bliss BP, Johnson AG (1975) Aims and motives in clinical medicine. Beckman, London
Brody H ($^2$1981) Ethical decisions in medicine. Little Brown, Boston
Bruaire C (1982) Medizin und Ethik. Patmos, Düsseldorf
Campbell A (1972) Moral dilemmas in medicine. Williams & Wilkins, Baltimore
Cassell E, Siegler M (1985) Changing values in medicine. University Publications of America, Frederick/MD
Downie RS, Calman KC (1987) Healthy respect: Ethics in health care. Faber & Faber, London Boston
Eibach U (1976) Medizin und Menschenwürde: Ethische Probleme der Medizin aus christlicher Sicht. Theologischer Verlag Brockhaus, Wuppertal
Engelhardt TH (1986) The foundations of bioethics. Oxford Univ Press, New York Oxford

Fletcher J (1960) Morals and medicine. Little Brown, Boston
Fletcher J (1979) Humanhood: Essays in biomedical ethics. Prometheus Books, Buffalo/NY
Francoeur R (1983) Biomedical ethics. Wiley, New York
Gillon R (1985) Philosophical medical ethics. Wiley & Sons, Chichester
Gorovitz S, Macklin R, Jameton A ($^2$1983) Moral problems in medicine. Prentice Hall, Englewood Cliffs/NJ
Graber G, Beasley A, Eaddy J (1985) Ethical analysis of clinical medicine. Urban & Schwarzenberg, Baltimore
Häring B (1972) Heilender Dienst: Ethische Probleme der modernen Medizin. Matthias Grünewald, Mainz
Hirsch E (1990) Médicine et éthique. Le devoir d'humanité. CERF, Paris
Hunt R, Arras J (eds) (1979) Ethical issues in modern medicine. Mayfield, Palo Alto/CA
Illhardt FJ (1985) Medizinische Ethik. Ein Arbeitsbuch. Springer, Berlin Heidelberg New York Tokyo
Isambert F-A, Terrenoire G (1986) Éthique des sciences de la vie et de la santé. La Documentation Francaise, Paris
Jakobovits I (1975) Jewish medical ethics: A comparative and historical study of the Jewish religious attitude to medicine and its practice. Bloch, New York
Jonsen AR, Siegler M, Winslade WJ ($^2$1986) Clinical ethics: A practical approach to ethical decisions in clinical medicine. Macmillan, New York, Toronto, London
Kleeberg J (1979) Eide und Bekenntnisse in der Medizin. Eine Anthologie. Karger, Basel München
Luther E (1986) Ethik in der Medizin. Verlag Volk und Gesellschaft, Berlin
May WF (1983) The physician's covenant: Images of the healer in medical ethics. Westminster, Philadelphia
Munson R (1979) Intervention and reflection: Basic issues in medical ethics. Wadsworth, Belmont/CA
Piechowiak H (Hrsg) (1985) Ethische Probleme der Modernen Medizin. Matthias Grünewald, Mainz
Purtilo RB, Cassel CK (1981) Ethical dimensions in the health professions. Saunders, Philadelphia London Toronto Mexico City Rio de Janeiro Sydney Tokyo
Ramsey P (1976) The patient as person: Explorations in medical ethics. Yale Univ Press, New Haven London
Reiser SJ, Dyck AJ, Curran WJ (eds) (1977) Ethics in medicine. Historical perspectives and contemporary concerns. MIT Press, Cambridge/MA London
Robison WL, Pritchard MS (eds) (1979) Medical responsibility. Humana, Clifton/NJ
Rössler D (1977) Der Arzt zwischen Technik und Humanität. Religiöse und ethische Aspekte der Krise im Gesundheitswesen. Piper, München

Sailer M (1982) Medizin in christlicher Verantwortung. Sittliche Orientierung in päpstlichen Verlautbarungen und Konzilsdokumenten. Schöningh, Paderborn München Wien Zürich

Sass H-M (Hrsg) (1989) Medizin und Ethik. Reclam, Stuttgart

Schaefer H ($^2$1986, 1983) Medizinische Ethik. Fischer-Verlag für Medizin, Heidelberg

Shannon TA (ed) (1976) Bioethics. Paulist, New York

Shelp EE (ed) (1981) Justice and health care. Reidel, Dordrecht. (Philosophy and medicine vol 8)

Shelp EE (ed) (1982) Beneficence and health care. Reidel, Dordrecht (Philosophy and medicine vol 11)

Shelp EE (ed) (1985) Theology and bioethics. Exploring the foundations and frontiers. Reidel, Dordrecht (Philosophy and Medicine vol 20)

Siegler M (ed) (1986) Paying the price of medical progress. Univ of Michigan/Health Administration Press, Ann Arbor

Singer P (1984) Praktische Ethik. Reclam, Stuttgart

Smith HL (1970) Ethics and the new medicine. Abingdon, Nashville/TE

Spicker SF, Engelhardt HT (1977) Philosophical medical ethics: Its nature and significance. Reidel, Dordrecht, Boston (Philosophy and medicine vol 3)

Sporken P (1977) Die Sorge um den kranken Menschen: Grundlagen einer neuen medizinischen Ethik. Patmos, Düsseldorf

Thomas J-P (1990) Misère de la bioéthique. Pour une morale contre les apprentis sorcies. Albin Michel, Paris

Vaux K (1974) Biomedical ethics: Morality for the new medicine. New York

Veatch RM (1981) A theory of medical ethics. Harper & Row, New York

Veatch RM (1989) Cross cultural perspectives in medical ethics: Readings. Jones & Bartlett, Boston Portola Valley

Warner R (1980) Morality in medicine. Alfred, Sherman Oaks/CA

Wunderli J, Weisshaupt K (Hrsg) (1977) Medizin im Widerspruch. Für eine humane und an ethischen Werten orientierte Heilkunde. Walter, Olten Freiburg

## Zur hippokratischen Tradition

Bachmann M (1952) Die Nachwirkungen des hippokratischen Eides. Med. Dissertation, Universität Mainz

Bethke H (1965) Eid, Gewissen, Treuepflicht. Stimme, Frankfurt am Main

Deichgräber K (1955) Der hippokratische Eid. Hippokrates, Stuttgart

Edelstein L (1969) Der hippokratische Eid. Artemis, Zürich, Stuttgart

Liechtenthäler C (1979) Geschichte der Medizin. Deutscher Ärzteverlag, Köln

Percival T (1803, 1975) Medical ethics: Or, a code of institutes and precepts, adapted to the professional conduct of physicians and surgeons. Johnson & Bicker, London New York (Reprint 1975: Huntington, New York/Krieger Publishing)

Roth G (1962) Die ärztlichen Gelöbnisse heute: Eine weltweite Umfrage. Arzt und Christ 8:11–34
Shelp EE (1982) Beneficence and health care. Reidel, Dordrecht (Philosophy and medicine vol 11)
Siefert H (1973) Der hippokratische Eid und wir? Plädoyer für eine zeitgemäße ärztliche Ethik: Ein Auftrag an den Medizinhistoriker. Kohlhauer, Frankfurt am Main Feuchtwangen


**Zur Tradition der jüdischen medizinischen Ethik**

Bleich JD (1977) Contemporary Halakhic problems. Ktav, New York
Bleich JD (1981) Judaism and healing. Ktav, New York
Feldman DM (1974) Marital relations, birth control and abortion in Jewish law. Schocken, New York
Green RM (1985) Contemporary Jewish medical ethics: A critical assessment. In: Shelp EE (ed) Theology and bioethics. Exploring the foundations and frontiers. Reidel, Dordrecht (Philosophy and medicine vol 20 pp 245–266)
Jakobovits I (1975) Jewish medical ethics: A comparative and historical study of the Jewish religious attitude to medicine and its practice. Bloch, New York
Preuss J ($^3$1921) Biblisch-Talmudische Medizin. Karger, Berlin
Rosner F (1972) Modern medicine and Jewish law. Yeshiva Univ Press, New York
Rosner F, Bleich B (1979) Jewish bioethics. Sanhedrin, New York
Tendler M (1975) Medical ethics: A compendium of Jewish moral, ethical and religious principles in medical practice. Committee on Religious Affairs or the Federation of Jewish Philanthropies, New York


**Zur katholischen medizinischen Ethik**

Ashley BM, O'Rourke KD (1978) Health care ethics: A theological analysis. Catholic Hospital Association, St. Louis
Böckle F (1977) Fundamentaltheologie. Kösel, München
Handbuch der christlichen Ethik (1978, 1982) 3 Bde. Herder, Freiburg (Bd 2, 1. Teil: Leben und Gesundheit; 2. Teil: Ehe und Familie)
Häring B (1972) Heilender Dienst. Ethische Probleme der modernen Medizin. Matthias Grünewald, Mainz
Häring B (1979 – 1981) Frei in Christus. 3 Bde. Herder, Freiburg (Bd 3: Die Verantwortung des Menschen für das Leben, Teil 1: Bioethik)
Healy E (1956) Medical ethics. Loyola Univ Press, Chicago
Kelly G (1953) Medico-Moral problems. Catholic Hospital Ass., St. Louis

McCormick RA (1984) Health and medicine in the catholic tradition. Tradition in transition. Crossroad, New York (Health & Medicine in Faith Tradition Ser.)
McFadden CJ (1967) Medical ethics. Davis, Philadelphia


## Zur medizinischen Ethik im Protestantismus

Barth K ($^6$1975) Die kirchliche Dogmatik. Bd 1,2: Die Lehre vom Wort Gottes (Allgemeine Ethik). Theologischer Verlag, Zürich
Barth K ($^3$1969) Die kirchliche Dogmatik. Bd 3,4: Die Lehre von der Schöpfung (Spezielle Ethik, § 55: 1. Die Ehrfurcht vor dem Leben, 2. Der Schutz des Lebens). Theologischer Verlag, Zürich
Becher W (Hrsg) (1979) Medizinische Ethik in der evangelischen Theologie und Ökumene. Evangelischer Presseverb. in Hessen und Nassau, Frankfurt am Main
Fletcher J (1954, 1960) Morals and medicine. 1954: Princeton Univ Press, Princeton/1960: Beacon, Boston
Fletcher J (1966) Situation ethics: The new morality. Westminster, Philadelphia
Hübner J (1986) Die neue Verantwortung für das Leben. Ethik im Zeitalter von Gentechnologie und Umweltkrise. Kaiser, München
Köberle A (1973) Heilung und Hilfe: Christliche Wahrheitserkenntis in der Begegnung mit Naturwissenschaft, Medizin und Psychotherapie. Wissenschaftliche Buchgesellschaft, Darmstadt
Ramsey P (1970) The patient as person. Yale Univ Press, New Haven
Rössler D (1977) Der Arzt zwischen Technik und Humanität. Religiöse und ethische Aspekte der Krise im Gesundheitswesen. Piper, München
Thielicke H (1968–1974) Theologische Ethik, Bd 1: Prinzipienlehre (bes. Kapitel 29 und 31). Mohr, Tübingen
Thielicke H (1970) Wer darf leben? Ethische Probleme der modernen Medizin. Goldmann, München
Thielicke H (1979) Wer darf sterben? Herder, Freiburg
Vaux K (1974) Biomedical ethics: Ethics for a new medicine. Harper & Row, New York


## Zur medizinischen Ethik im Islam

Schacht J, Bosworth CE (eds) ($^2$1974) The legacy of Islam. Clarendon, Oxford
Rispler-Chaim V (1989) Islamic medical ethics in the 20th century. Journal of medical ethics 15:203–208

**Zur medizinischen Ethik im Sozialismus**

Becher G (1973) Arzt und Patient im sozialistischen Recht. Verlag Volk und Gesellschaft, Berlin
Ehmann G, Spaar H (1974) Das ärztliche Ethos in der entwickelten sozialistischen Gesellschaft. Akademie für ärztliche Fortbildung in der DDR, Berlin
Hoppe G (Hrsg) (1972) Lebensweise und Moral im Sozialismus. Dietz, Berlin
Luther E (1986) Ethik in der Medizin. Verlag Volk und Gesellschaft, Berlin
Philosophische Probleme der Ärztlichen Ethik (1963) Wissenschaftliche Zeitschrift der Karl-Marx-Universität, Mathematisch-Naturwissenschaftliche Reihe, Bd 1. Karl-Marx-Universität, Leipzig
Yeo C (1975) Psychiatry, the law and dissent in the Soviet Union, Rev Int Commission Jurists 14:34–41


**Zur Pflegeethik**

Abermeth H-D (1989) Ethische Grundfragen in der Krankenpflege. Vandenhoeck & Ruprecht, Göttingen
Benjamin M, Curtis J (1981) Ethics in nursing. Oxford Univ Press, New York Oxford
Brenner G (1990) Rechtskunde für das Krankenpflegepersonal einschließlich Alternpflegepersonal und andere Berufe im Gesundheitswesen. Fischer, Stuttgart
Brenner G, Adelhardt M (1987) Rechtskunde für das Krankenhauspersonal. Fischer, Stuttgart
Curtin L, Flaherty MJ (1982) Nursing ethics: Theories and pragmatics. Appleton & Lange, Bowie
Jameton A (1984) Nursing practice. The ethical issues. Prentice Hall, Englewood Cliffs
Muyskens JL (1982) Moral problems in nursing. A philosophical investigation. Rowman & Littlefield, Totowa
Sporken P, Genewein CM (1975) Menschlich Pflegen: Grundzüge einer Berufsethik für Pflegeberufe. Patmos, Düsseldorf
Thompson IE, Melia KM, Boyd KM (1983) Nursing ethics. Macmillan, Edinburgh
Tschudin LV (1988) Ethik in der Krankenpflege. Recom, Basel
Veatch RM, Fry ST (1987) Case studies in nursing ethics. Lippincott, Philadelphia

**Zu den Grundlagen und Theorie medizinischen Handelns**

Anschütz F (1982) Indikation zum ärztlichen Handeln. Lehre, Diagnostik, Therapie, Ethik. Springer, Berlin Heidelberg New York Tokyo

Anschütz F (1987) Ärztliches Handeln. Grundlagen, Möglichkeiten, Grenzen, Widersprüche. Wissenschaftliche Buchgesellschaft, Darmstadt

Depner R (1974) Ärztliche Ethik und Gesellschaftsbild. Eine soziologische Untersuchung zur Entwicklung des Selbstverständnisses von Medinzinstudenten und Ärzten. Enke, Stuttgart

Hartmann F (1984) Patient, Arzt und Medizin. Vandenhoeck & Ruprecht, Göttingen

Kliemt H (1986) Grundzüge der Wissenschaftstheorie. Eine Einführung für Mediziner und Pharmazeuten. Fischer, Stuttgart New York

Pellegrino ED, Thomasma DC (1981) A philosophical basis of medical practice. Oxford Univ Press, New York Oxford

Rothschuh KE (Hrsg) (1975) Was ist Krankheit? Wissenschaftliche Buchgesellschaft, Darmstadt (Wege der Forschung Bd 362)

Rothschuh KE (1978) Konzepte der Medizin in Vergangenheit und Gegenwart. Hippokrates, Stuttgart

Schaefer H (1979) Plädoyer für eine neue Medizin. Piper, München Zürich

Schipperges H, Seidler E, Unschuld P (1978) Krankheit, Heilkunst, Heilung. Karl Alber, Freiburg München

**Zu Medizin und Recht, Medizin und Gesellschaft**

Brazier M (1987) Medicine, patients and the law. Penguin, Harmondworth

Doerr W, Jacob W, Laufs A (Hrsg) (1982) Recht und Ethik in der Medizin. Springer, Berlin Heidelberg New York Tokyo

Mason JK, McCall Smith RA (1987) Law and medical ethics. Butterworths, London

Narr H (1987) Arzt – Patient – Krankenhaus. Beck, München (Beck-Rechtsberater)

Strobowa FF ($^2$1989) Die ärztlichen Organisationen - Entstehung und Struktur - Ämter und Organisationen der Bundesrepublik Deutschland. Droste, Düsseldorf

Wieland W (1986) Strukturwandel der Medizin und ärztliche Ethik. Philosophische Überlegungen zu Grundfragen einer praktischen Wissenschaft (Abhandlungen der Heidelberger Akademie der Wissenschaften, Philosophisch-historische Klasse). Winter, Heidelberg

**Fallsammlungen**

Levine C, Veatch RM (eds) ($^2$1984, 1982) Cases in bioethics from the Hastings Center Report. The Hastings Center, Hastings-on-Hudson

Thomas JE, Waluchow WJ (1987) Well and good: Case studies in biomedical ethics. Broadview, Lewiston/NY

Troschke J von, Schmidt H (Hrsg) (1983) Ärztliche Entscheidungskonflikte. Enke, Stuttgart (Medizin in Recht und Ethik Bd 12)

Veatch RM (1977) Case studies in medical ethics. Harvard Univ Press, Cambridge/MA London

Yezzi R. (1980) Medical ethics: Thinking about the unavoidable questions. Holt, Rinehart & Winston, New York

**Zur Didaktik der medizinischen Ethik**

Boyd KM (1987) Report of a working party on the teaching of medical ethics. IME Publications, London

Clouser KD (1980) Teaching bioethics: strategies, problems, and resources. The Hastings Center, Hastings-on-Hudson

Gorovitz S (1973) Teaching medical ethics: A report of one approach. Case Western Reserve Univ, Cleveland

Veatch RM, Gaylin W, Morgan C (eds) (1973) The teaching of medical ethics. The Hastings Center, Hastings-on-Hudson

**Zur Einführung in die Ethik, z. T. mit Bezug zur medizinischen Ethik**

Birnbacher D, Hoerster N (Hrsg) ($^5$1984, 1976) Texte zur Ethik. Dtv, München

Höffe O (Hrsg) (1975) Einführung in die utilitaristische Ethik. Klassische und zeitgenössischen Texte. Beck, München

Höffe O (Hrsg) ($^3$1986, 1979) Lexikon der Ethik. Beck, München

Jonas H (1979) Das Prinzip Verantwortung. Versuch einer Ethik für die technologische Zivilisation. Insel, Frankfurt am Main

Jonas H (1985) Technik, Medizin und Ethik. Praxis des Prinzips Verantwortung. Insel, Frankfurt am Main

Kant I (1961, $^2$1786, 1785) Grundlegung zur Metaphysik der Sitten (mehrere Ausgaben erhältlich, z. B.: Reclam, Stuttgart)

Kant I (1961) Kritik der praktischen Vernunft. Reclam, Stuttgart

Krings H, Baumgartner HM, Wild C (Hrsg) (1974) Handbuch philosophischer Grundbegriffe. Kösel, München

Ramsey IT (1973) Christian ethics and contemporary philosophy. Study edn. SCM Press Ltd., Study Edition. London

Ritter J (Hrsg) (1971- ) Historisches Wörterbuch (bisher Bd 1-7: A-P erschienen). Wissenschaftliche Buchgesellschaft, Darmstadt

Singer P (1984) Practical ethics. Cambridge Univ Press, Cambridge (dt. 1982 Praktische Ethik. Reclam, Stuttgart)
Spaemann R (1982) Moralische Grundbegriffe. Beck, München
Ross, David (1930) The Right and the good. Oxford Univ Press, Oxford


## Zeitschriften für medizinische Ethik

Arzt und Christ. Verlag Arzt und Christ, Wien; Schwabenverlag, Ostfildern (vierteljährlich)
Bioethics. Blackwell, Oxford New York
Ethics and Medicine. A christian perspective. Rutherford House Medical Ethics Project, Edinburgh
Ethik in der Medizin. Springer, Heidelberg New York London Paris Tokyo (Organ der Akademie für Ethik in der Medizin)
Hastings Center Report. The Hastings Center, Briarcliff Manor/ NY
Journal of Medical Ethics. The journal of the Institute of Medical Ethics, London
Journal of Medicine and Philosophy
Linacre Quarterly. A journal of the philosophy and ethics of medical practice. The National Federation of Catholic Physicians' Guilds (850 Elm Grove Road, Elm Grove/WI 53122, USA)
Man and Medicine. The journal of values and ethics in health care
Medical Humanities and Bioethics. Institute of Medical Humanities, Univ of New England. Human Sciences Press, New York
Medicina e morale. Rivista bimestrale di Bioetica, Deontologia, Università Cattolica del S. Cuore, Roma
Medicine and Law. International Centre of Medicine and Law, Haifa/Israel; Mmabatho/South Africa
Medizin, Mensch, Gesellschaft. Enke, Stuttgart


## Zeitschriften mit medizinethischen Beiträgen

Diakonie. Zeitschrift des Diakonisches Werkes
Ethics. Univ of Chicago, Chicago/IL
Forum Philosophie. Materialien für den Unterricht.
Herderkorrespondenz. Herder, Freiburg im Breisgau
Journal of Applied Philosophy. Univ of Hull Carfax Publishing, Hull
Journal of Religions Ethics. Rutgers Univ, publishing by Scholars Press
Osservatore Romano. Roma
Stimmen der Zeit. Herder, Freiburg im Breisgau
Wege zum Menschen. Vandenhoek & Ruprecht, Göttingen
Zeitschrift für evangelische Ethik. Gütersloher Verlagshaus, Gütersloh